**의사를
믿지 말아야 할
72가지 이유**

◆당신은 언제나 옳습니다. 그대의 삶을 응원합니다. ― 라의눈출판그룹

의사를 믿지 말아야 할
72가지 이유

초   판1쇄 2013년 3월 14일
개정판1쇄 2015년 6월 22일
       3쇄 2023년 5월 25일

지은이 허현회
펴낸이 설응도 편집주간 안은주
영업책임 민경업

펴낸곳 라의눈

출판등록 2014년 1월 13일(제 2019-000228 호)
주소 서울시 강남구 테헤란로 78길 14-12(대치동) 동영빌딩 4층
전화 02-466-1283 팩스 02-466-1301

문의 (e-mail)
편집 editor@eyeofra.co.kr
마케팅 marketing@eyeofra.co.kr
경영지원 management@eyeofra.co.kr

ISBN : 979-11-86039-28-1 13510

이 책의 저작권은 저자와 출판사에 있습니다.
저작권법에 따라 보호를 받는 저작물이므로 무단전재와 복제를 금합니다.
이 책 내용의 일부 또는 전부를 이용하려면 반드시 저작권자와 출판사의 서면 허락을 받아야 합니다.
잘못 만들어진 책은 구입처에서 교환해드립니다.

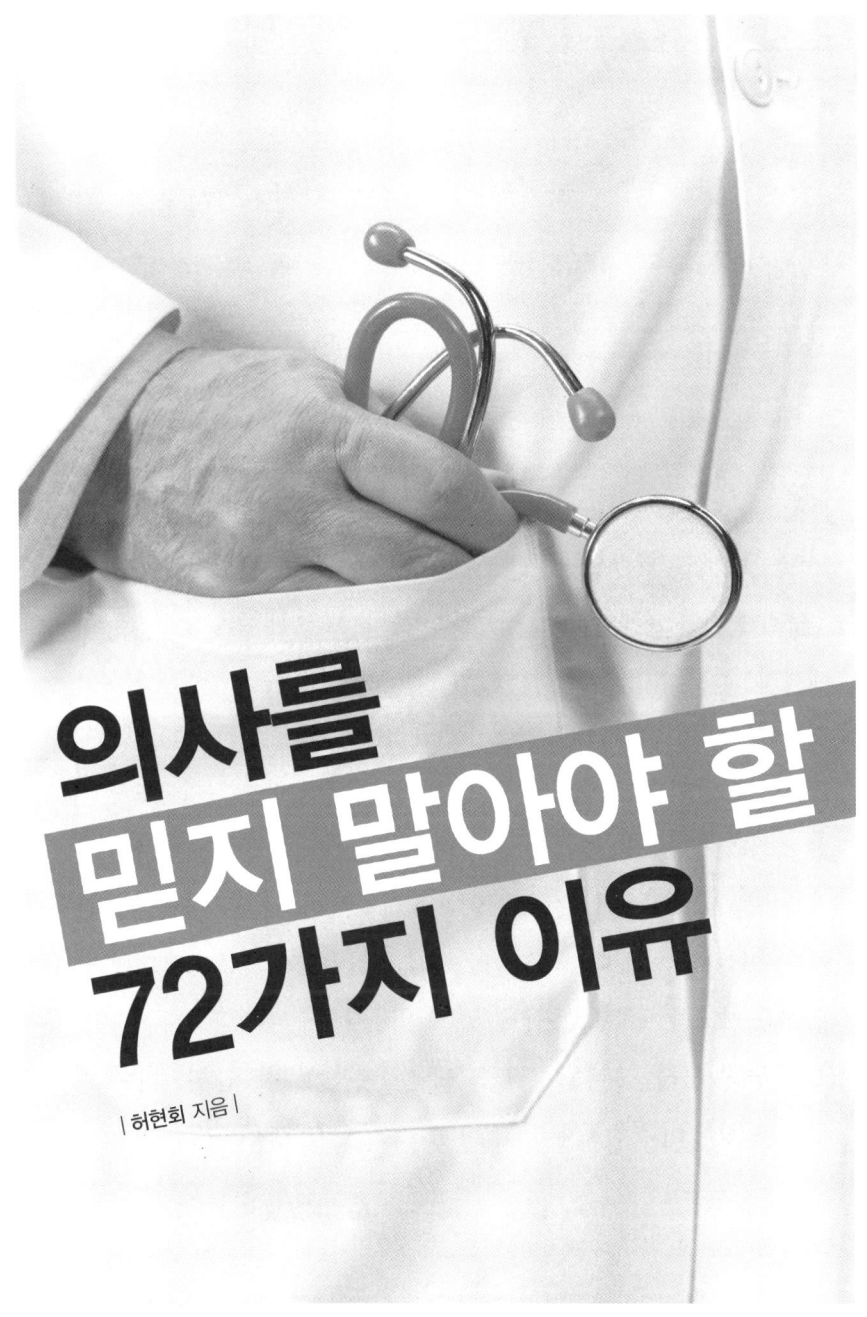

의사를 믿지 말아야 할 72가지 이유

| 허현회 지음 |

라의눈

■ 들어가며

　우리는 지금 규제완화라는 유령이 하늘을 덮어 태양을 보지 못하는 세계에서 살고 있다. 전문가라는 탐욕에 젖은 무리들은 우리의 이성을 짓누르는 이데올로기를 계속해서 만들어내고, 그 대가로 지하 창고에 황금탑을 쌓고 있다. 주류의사들을 위시한 주류학자들은 지금도 인류의 평화와 생명, 자연의 질서를 무너뜨리는 거짓 연구들을 발표하고, 그것들을 서로 인용하면서 세계화의 교리로 만들고 있다. 그런데 이런 거짓이 너무도 쉽게 대중의 의식 속에 스며들어 통념으로 자리 잡는 것은 부를 최고의 가치로 평가하는 '일그러진 자본주의' 때문이다.

　주류의사들은 오랫동안 합성화학물질에 합성 마약인 암페타민(히로뽕)을 섞어 이를 진통제라고 팔아왔고, 2차 세계대전 중 무차별 살포했던 독가스(살충제, 강력농약)를 항암제로 둔갑시켰다. 화학자들은 우리의 자연을 악마에게 팔아넘기고, 정치인들과 법조인들은 그들의 거대한 지원세력이 되었다. 산업은 잘못된 과학인 환원주의에 바탕을 두고 식량문제를 해결한다는 미명 아래 생태계에 석유를 들이부었다.

논과 밭에 유전자조작작물, 합성비료, 살충제, 제초제를 쏟아 부으며, 두 배 이상 생산량이 증가했다고 한다. 그러나 부족해진 영양소와 조화를 잃은 음식으로 많은 사람들이 만성질병의 고통을 겪게 되자, 그들은 종합비타민 등의 합성 보충제를 만들어냈다. 이제 인류는 자멸의 위기에 놓여 있다. 영국의 의학자 폴라 베일리헤밀턴이 "식인종의 입장에서, 인육은 식용으로 부적합하다."라고 말했을 정도로 인체는 합성화학물질 범벅이 되었다.

 중요한 사실은 이런 위기의 근원에 주류의사들이 있다는 것이다. 그들은 철저히 진실을 숨긴 채 오로지 합성약과 수술, 방사선만이 질병을 치료할 수 있다고 소리친다. 그들이 자연치료를 거부하는 까닭은 그것이 거대한 황금탑으로 이어지지 않기 때문이다. 자신들의 거짓이 세상에 드러날 때마다 그들은 늘 앵무새처럼 '음모론'을 들고 나온다.

 이제 속지 말자. 이 책을 읽는 독자들은 악마에게 영혼을 판 주류의사들이 만든 거짓 이데올로기가 결국 인류를 고통과 불행으로 몰고 갈 것임을 알게 될 것이다. 선조로부터 물려받은 몸과 지구를 다음 세대에 온전하게 물려주고 건강한 삶을 즐기기 위해서는 진실에 대한 깨달음과 획기적 전환점이 필요하다. 부디 이 책이 인류의 건강을 지키는 일에 작은 발걸음이 되기를 소망한다.

 '진실을 알지니 진실이 너희를 자유롭게 하리라.'

2013년 4월 허현회

◆ 개정판에 들어가며

    2013년 8월 경, 속초에 산다는 한 중년 독자로부터 전화가 왔다.
    "선생님, 저는 14년째 당뇨약을, 10년째 혈압약을, 6년째 콜레스테롤 약을, 3년 전부터는 아스피린을, 작년부터는 관절염약을, 올해부터는 간질환치료제를 의사에게 처방받아 복용하고 있습니다. 그런데 며칠 전 선생님이 쓴 <병원에 가지 말아야 할 81가지 이유>를 읽고 충격을 받았습니다. 계속 늘어나고 악화돼가는 저의 질병들이 약의 부작용이라는 사실을 알게 됐습니다. 약을 중단해야겠다는 판단이 서긴 하는데 사실 두렵습니다. 의사는 약을 중단하면 바로 실명, 심근경색, 뇌졸중, 간경화 등을 유발시켜 사망으로 이어진다고 합니다. 정말 끊어도 아무 문제가 없을까요?"
    "네, 무지와 탐욕에 젖은 의사들의 말을 무시하십시오. 건강했던 선생님을 기계가 나타나는 수치를 기준으로 공포심을 유발시킨 후 약을 처방해 진짜 환자로 만들고 있는 겁니다. 합성약이 증상을 유지시키고, 약을 중단하면 실명이나 심근경색 등이 일어난다는 의사의 말은 제약회사 팜플렛에 그렇게 쓰여 있기 때문입니다. 속지 마세요. 용기를 내세요. 약을 일체 중단해도 아무 일 없습니다. 오히려 약을 끊으면 악화돼가던 건강이 다시 회복됩니다. 친환경음식과 천일염을 적절히 섭취하세요. 햇빛도 자주 쬐시고요.."

필자는 독자에게 확신에 찬 어조로 조언을 해줬다.

그로부터 20일 정도가 지나서 다시 그로부터 전화가 왔다.

"선생님 말을 듣고 약을 끊으려고 해도 겁이 나서 아직 끊지 못하고 괴로워하고 있습니다. 약이 떨어질 때쯤이면 의사가 전화를 해 '약을 끊으면 큰일 난다. 당신 죽으려고 작정한 거냐?'며 야단을 치니 다시 약을 받아오게 됩니다. 지금은 간이 더 악화돼서 다음 주에 큰 병원에서 간검사를 예약한 상태입니다."

이에 필자는 지난번과 비슷한 내용의 조언을 해줬다.

그리고 두 달쯤 지난 11월 경, 지방 강연을 마치고 휴게소에서 체조를 하며 몸을 풀고 있을 때 그 독자에게서 다시 전화가 왔다. 이번에는 목소리가 전에 비해 다소 흥분된 상태였다.

"선생님, 용기를 내서 당뇨약, 고혈압약, 콜레스테롤약 등을 모두 끊었습니다. 조금씩 줄여도 이상이 없음을 알고 모든 약을 끊은 상태로 한 달쯤 됐습니다. 어제 다른 병원에 가서 검사를 해보니 혈당도, 혈압도, 고지혈도 모두 정상입니다. 무릎 통증도 사라졌습니다. 지금은 간질환치료제만 복용하지만 그것도 서서히 줄이고 있습니다."

필자는 간검사를 예약했다는 말이 떠올라 간 검사 결과는 어떠냐고 물었다.

"간 검사 받지 않았습니다. 선생님 책을 통해 검사할 때 복용하는 마취제와 조영제와 방사능의 위험을 알게 되어 고민하다가 검사를 받지 않았습니다. 선생님, 간 치료제를 서서히 줄여도 아무 일 없겠지요?"

필자는 그 독자를 격려하며 더욱 용기를 불어넣어 줬다.

"많은 약을 끊은 것은 정말 잘하셨습니다. 이제 빠른 속도로 이전의 건강을 회복하실 겁니다. 간치료제도 가능한 한 빨리 끊으세요. 아무 일 없습니다. 필요할 때는 약초 등을 섭취하세요."

그 후 시간이 많이 흐른 2014년 4월에 택배가 배달됐다. 열어 보니 상자에는 더덕과 함께 메모가 들어 있었다.

"선생님, 고맙습니다. 전에 몇 번 전화했던 속초의 독자입니다. 작년 8월부터 모든 약을 끊은 결과 건강이 점점 좋아지고 있습니다. 감사합니다. 감사의 마음으로 야생 더덕을 보냅니다."

과학이 아니라 신흥종교로 대중을 세뇌하고 있는 현대의학의 실상을 낱낱이 파헤친 <의사를 믿지 말아야 할 72가지 이유>가 발간된 지 2년여가 지났다. 그전에 출간한 필자의 전작들이 의료계에 신선한 파문을 일으키고 있는 상황에서 계속 이어지는 현대의학의 실상 공개는 논쟁에 다시 한번 불을 댕겼다. 그리고 현재도 그 불은 꺼지지 않고 있다. 무지와 탐욕에 젖은 주류의사들은 그들의 실체가 세상에 드러나자 필자를 고발하겠다고 지금도 협박하고 있다.

그동안 철저히 숨겨져 왔던 진실을 의학논문, 의학서적, 언론기사 등 풍부한 자료와 취재를 거쳐 실증했기 때문이다. 필자 역시 현대의학에 속아 비염, 빈혈, 방광염, 맹장염, 당뇨병, 오십견, 간질환 등으로 죽음의 문턱까지 내몰렸던 적이 있었다. 40년간 되풀이되는 약처방과 수술! 그러나 40대 말에 현대의학의 실체를 알고 병원에서 벗어나 약과 수술, 검진을 일체 중단하고 자연에 가까운 생활을 이어가니 건강이 회복되었고, 5년이 지난 지금은 아주 건강한 상태를 유지하고 있다.

　개정판에서는 초판에서 발견된 오류 및 어색한 문장을 수정하고, 새롭게 수집된 의학 자료와 취재 자료 등을 추가해 보강했다. 현대의학을 장악하고 있는 주류의사들의 거짓 연구, 우리의 식탁을 점령하고 있는 복제가축의 실상, 미국산 수입밀가루의 위험, 소금과 햇빛의 중요성 등을 추가했다. 그리고 각주를 보강해 독자들의 이해를 돕고자 노력했다. 특히 취재과정에서 객관적으로 확인된, 민간에서 널리 사용되고 있는 약초에 관한 내용을 각주 형태로 추가했다. 반면 추가된 내용과 새로운 자료로 인해 책의 분량이 너무 두꺼워지는 것을 피하기 위해 일부 항목의 내용을 수정했음을 밝혀둔다.

2015년 5월 허현회

CONTENTS

- 들어가며 _ 4
- 개정판에 들어가며 _ 6

1장 비타민이 진짜 몸에 좋을까?

01 합성 비타민C는 방부제다 _ 16
02 약국에는 천연이 없다 _ 22
03 대부분의 영양보충제는 가짜다 _ 26
04 합성 비타민에 의한 암 치료는 실패로 끝났다 _ 29
05 합성 비타민은 암을 유발한다 _ 38
06 종합 비타민과 가공 미네랄은 독이다 _ 44
07 천연 비타민C는 시지 않고 노랗지도 않다 _ 47
08 햇빛은 가장 훌륭한 치료제다 _ 52

2장 세균 때문에 병이 생기는 걸까?

09 박테리아와 바이러스는 적이 아니다 _ 62
10 세균과 인체는 서로 도우며 공존한다 _ 68
11 기생충은 자연치유력을 회복시켜준다 _ 74
12 항생제는 면역체계를 파괴한다 _ 78
13 건강을 위해서는 적당한 감염이 필요하다 _ 88
14 인류는 항생제로 멸망할지 모른다 _ 94
15 항생제는 천식과 아토피를 유발한다 _ 99
16 염증과 열이 자연치유력을 키워준다 _ 104
17 소염진통제는 백혈병을 유발한다 _ 113

3장 아이에게 고기와 우유를 먹여야 할까?

- **18** 복제 가축이 식탁을 점령했다 _ 120
- **19** 5년 키워야 할 소를 14개월 만에 키워낸다 _ 125
- **20** 우유는 불량식품이다 _ 130
- **21** 가짜 고기, 가짜 우유가 병의 원인이다 _ 134
- **22** 유령저자가 현대의학을 지배한다 _ 138

4장 유전자조작 작물을 먹어도 괜찮을까?

- **23** 죽음의 밥상이 차려지다 _ 144
- **24** 미국산 밀가루는 발암물질이다 _ 150
- **25** 유전자조작의 결과는 끔찍하다 _ 155
- **26** 콜레스테롤은 심장병의 원인이 아니다 _ 163
- **27** 딸기향 우유는 수십 가지 첨가물 범벅이다 _ 171
- **28** 일일섭취허용량은 사기다 _ 176

5장 천연과 합성은 효과가 비슷할까?

- **29** 분자구조가 같다고 같은 물질이 아니다 _ 182
- **30** 마늘과 알리신은 전혀 다른 물질이다 _ 185
- **31** 자연에서 일부만 추출하면 독이 된다 _ 188
- **32** 청산가리도 음식으로 섭취하면 안전하다 _ 192
- **33** 탄수화물, 지방, 단백질만으로는 살 수 없다 _ 196
- **34** 합성 영양보충제는 안 먹느니만 못하다 _ 198
- **35** 천연의 커피는 질병을 예방한다 _ 201
- **36** 무카페인 커피가 훨씬 위험하다 _ 205
- **37** 나노입자는 최악의 합성첨가물이다 _ 208
- **38** 소금은 생명 그 자체이다 _ 212

CONTENTS

6장 치과 검진을 받으면 충치가 안 생길까?

39 충치는 인간에게만 발생한다 _ 226
40 칼슘 보충제가 충치를 유발한다 _ 231
41 스케일링할수록 치아 건강이 나빠진다 _ 236
42 치약과 수돗물의 불소는 발암물질이다 _ 241
43 아말감 충전재는 림프구를 파괴한다 _ 247
44 임플란트의 위험은 한두 가지가 아니다 _ 251

7장 의사들이 우리의 건강을 지켜줄까?

45 매일 먹는 음식으로 건강을 지킬 수 있다 _ 258
46 자연과 전통으로 돌아가면 저절로 건강해진다 _ 263
47 자연음식이 약이다 _ 266
48 만성질병은 병원에서 치료되지 않는다 _ 272
49 활성산소를 줄이려면 채식이 답이다 _ 278
50 의사들은 제약회사의 꼭두각시다 _ 281

8장 술을 끊으면 건강이 좋아질까?

- **51** 천연의 발효술은 건강에 이롭다 _ 288
- **52** 의사가 처방하는 숙취해소제는 위험하다 _ 291
- **53** 발효술은 심장질환을 예방한다 _ 294
- **54** 발효술은 간 기능을 강화시켜준다 _ 297
- **55** 발효술은 당뇨 환자의 혈당을 내려준다 _ 300
- **56** 발효술은 뇌졸중의 원인이 아니다 _ 303
- **57** 발효술은 자연치유력을 강화시킨다 _ 306
- **58** 청교도 사상이 음주를 죄악으로 만들었다 _ 309
- **59** 천연의 에틸카바메이트는 걱정할 필요 없다 _ 312
- **60** 발효술이 아니라 합성첨가물이 문제다 _ 315
- **61** 무알코올 맥주는 치명적이다 _ 317
- **62** 발효술은 장수의 비결이다 _ 319

9장 정말 담배가 폐암의 원인일까?

- **63** 폐암의 진짜 원인은 숨겨져 있다 _ 324
- **64** 담배는 억울한 희생양이다 _ 328
- **65** 히틀러의 초강력 금연정책엔 음모가 있었다 _ 333
- **66** 흡연과 폐암의 인과관계는 조작되었다 _ 337
- **67** 담배공포를 조작하는 배후세력이 있다 _ 342
- **68** 주류의사들이 담배공포를 세뇌시켰다 _ 348
- **69** 간접흡연이 위험하다는 것은 코미디다 _ 352
- **70** 공해 지역의 비흡연자가 10배 더 위험하다 _ 359
- **71** 흡연자는 줄어드는데, 폐암은 늘고 있다 _ 364
- **72** 천연 니코틴은 항산화제다 _ 370

- ■ 마무리하며 _ 381
- ■ 참고문헌 _ 387

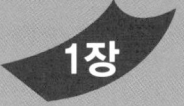

비타민이 진짜 몸에 좋을까?

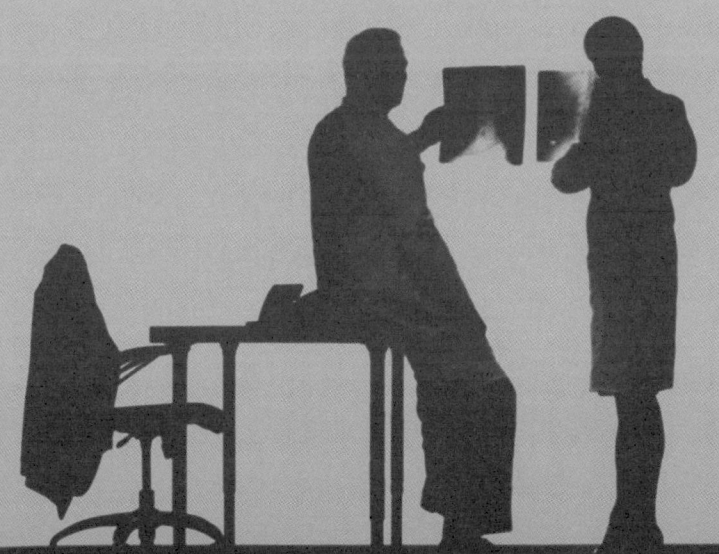

01
합성 비타민C는 방부제다

비타민은 영양소인 단백질, 탄수화물, 지방과는 달리 에너지를 만들거나 신체 구성 물질로 작용하지는 않지만 효소, 미네랄과 함께 대사를 원활하게 하고, 면역체계를 형성하는 데 반드시 필요한 미량 영양소다. 우리가 각종 가공식품을 통해 가장 많이 섭취하는 식품첨가제는 석유폐기물에서 추출하는 방부제인 아스코르브산(합성 비타민C, 화학식 $C_6H_8O_6$)과 감미료인 아스파탐, 보존료인 프로필렌글리콜이다. 합성 비타민C는 대부분의 가공식품에 방부제와 착색제 등으로 쓰이는데 면역력을 빠르게 약화시키면서 두통, 감기, 알레르기부터 류마티스관절염, 신부전증, 뇌졸중, 심장질환, 각종 암 등을 유발한다.

반면 천연의 비타민C는 자연치유력을 회복시키면서 위장 내에서 음식에 들어 있는 질산염이 독성의 아질산나트륨으로 전환되는 것을 막아주고, 암세포가 더 이상 확산되지 않도록 주변의 콜라겐 조직을 강화한다. 한편 아스파탐은 뇌종양, 뇌신경 파괴 등을 유발하는 것으로 알려져 있다. 합성 프로필렌글리콜은 식품을 오래도록 촉촉하게 해주고, 식품에 들어가는 다른 화학첨가제를 용해시켜 주는 기능을 하는 습윤제다. 가공식품이 오랜 시간이 지나도 촉촉하게 유지되는 것은 이 습윤제 때문이다.

아스코르브산은 다른 모든 첨가제와 같이 석유의 탄화수소를 변형시켜 만드는 합성물질*로, 가공식품의 방사선조사에 쓰이는 코발트 60과 같이 자연에 존재하지 않는 물질이다. 화장품, 부동액, 왁스 등 전 분야에서 일반적으로 사용되지만, 한편으로는 치명적인 발암물질로 분류되어 많은 나라에서 철저히 사용량을 제한하고 있다. 한마디로 단일물질인 합성 아스코르브산은 비타민C가 아니다. 야채, 과일, 천일염, 발효음식 등에 풍부하게 들어 있는 천연 비타민C는 다른 영양소, 효소, 미네랄 등과 복합적으로 상호작용하는 물질이다. 천연 비타민C가 부족하면 뼈가 약해지고, 치아가 흔들리며, 잇몸에서 피가 나고 궤양이 나타나는 괴혈병**에 걸릴 수 있다.[1]

10만 가지가 넘는 합성물질은 석유폐기물의 분자구조를 변형시켜 만드는 것으로 분자구조를 기준으로 서로 다른 이름을 붙였을 뿐 자연

---

* 미국의 화학자인 로버트 B. 우드워드는 석유폐기물에서 추출해낸 물질의 분자구조를 인공적으로 변형시켜 천연물질과 동일하게 만드는데 성공하여, 1965년에 노벨화학상을 수상했다. 그 후 노벨상의 권위에 의지해 '합성으로 변형시킨 물질의 분자구조가 천연물질과 같으면 그 효능은 천연물질과 동일하다.'는 현대과학의 교리를 만든다. 그는 말라리아 특효약인 퀴닌, 생리화학물질인 비타민 B12, 콜레스테롤, 코르티손(스테로이드) 등 복잡한 유기화합물을 합성해냈다. 그 후 합성물질인 퀴닌, 비타민, 코르티손 등이 약으로 만들어졌지만 사람에게 투여한 결과 간과 심장, 폐, 뇌 등을 파괴한다는 사실이 확인되어 의학계에서 커다란 문제가 되고 있다.

** 괴혈병은 약, 합성 비타민C와 같은 가공식품을 중단하고 야채나 과일, 효소, 발효음식 등 자연의 음식을 적절히 섭취하면 쉽게 치료되는 가벼운 질병이다.

에 존재하지 않는 물질이라는 점에서 동일하다. 이러한 합성물질은 다른 합성물질과 상승작용을 일으켜 새로운 독성을 유발한다. 2006년 3월에 발생한 '벤젠 음료수 사건'도 방부제로 사용하는 안식향산나트륨과 비타민C라는 이름으로 음료수에 첨가된 아스코르브산이 상승작용을 일으켜 치명적인 1급 발암물질인 벤젠을 생성해 일어난 것이다.[2]

한 연구에 의하면 현대인이 하루 동안 의약품, 가공식품, 화장품, 생활용품 등을 통해 섭취하는 합성물질은 80종으로, 티스푼 2개 정도의 분량이고, 평생 동안 섭취하는 양으로 환산하면 200킬로그램에 해당한다고 한다. 이렇게 엄청난 합성물질이 체내에 쌓이게 되어, 자연치유력이 무너져 관절염이나 신부전증, 암 등 각종 만성질병을 유발시키고, 혈류가 막혀 불임[***]으로 고통을 겪기도 하며, 사람이 죽으면 시체가 제대로 썩지 않는 경우도 흔하다.[3]

시체가 썩지 않아 다시 흙으로 돌아가지 않으면 생태계에 교란을 일으켜 인류의 생존을 크게 위협할 수 있다.

각종 천연 비타민은 야채와 과일, 천일염, 계곡물 등에 풍부하게 들어 있는 영양소로 항암작용뿐만 아니라 각종 질병을 막아주는 기능을 한다. 우리가 매일 영양제로 섭취하고, 혹은 가공식품에 방부제와 보존제로 쓰이는 합성 비타민C는 야채, 과일 등에서 얻는 천연의 비타민C

[***] 복숭아씨를 한의학에서는 도인(桃仁)이라고 하는데 피를 맑게 해 월경을 순조롭게 하기 때문에 임신에 효과도 좋다. 복숭아씨를 반으로 갈라 그 안에 있는 씨앗을 약으로 쓰는데 익히면 약효가 사라지기 때문에 반드시 날 것으로 섭취해야 한다. 약재상이나 견과류를 판매하는 곳에서 쉽게 구입할 수 있다. 복숭아꽃이나 잎, 줄기, 뿌리를 말려 보관해 두었다가 물에 달여 꿀을 섞어 차로 마셔도 효능이 좋다. 변비와 오줌소태, 여드름에도 효과가 뛰어나다. 다만 불임, 변비 등 만성질병을 치료하는 동안에는 일체의 병원 약을 중단해야 한다.

와 전혀 다른 물질이다. 그럼에도 불구하고 잘못된 환원주의 과학을 배운 의사들에 의해, 또 제약회사와 식품회사가 수행한 거짓 연구를 통해, 인체 내에서 천연과 합성물질이 동일하게 작용한다고 잘못 알려져 있다.

일그러진 자본주의는 이윤의 극대화를 위해 자연에서 얻는 천연 비타민C를 공장에서 대량생산하는 합성 아스코르브산으로 대체했다. 천연 비타민은 식품을 부패시키는 반면, 합성 비타민은 썩지 않도록 하는 작용을 한다. 합성 비타민C가 방부제와 색을 유지시켜 주는 보존제 기능을 하기 때문에 가공과정을 통해 식품에서 천연 비타민을 제거하고, 합성 비타민C를 다시 첨가한다. 그리고 제품 라벨에 자랑스럽게 '비타민C 첨가'라고 기재한다.

아스코르브산은 유전자를 조작한 박테리아(에르위니아 헤르비콜라)로부터 대량생산되는 물질에 전기를 이용해 탄소와 수소, 산소를 결합시킨 합성물질이다. 아스코르브산은 다른 대부분의 합성물질과 같이 강산성을 띠기 때문에 점막세포를 파괴시켜 염증을 일으키고, 젖산균등 좋은 박테리아를 전멸시킨다. 자연치유력을 크게 무너뜨려 위궤양을 유발하고, 대사와 뇌신경물질 효소에도 관여한다. 임신부와 태아에게 꼭 필요하다는 비타민B2(리보플라빈)도 합성물질이어서 구토, 우울증, 결막염, 기형아출산, 신부전증, 암 등을 유발시킬 위험이 높다.

가공식품에서 과자, 빵 등이 노릇하게 변해 먹음직스럽게 되는 현상이나 과일 주스가 오래 지나도 변색되지 않는 이유는 합성 비타민C인 아스코르브산이 첨가되었기 때문이다. 판매용 새우나 젓갈이 선명하게 색을 유지할 수 있는 것도 방부제인 합성비타민C 용액으로 처리했기 때문이다. 합성 비타민B는 리보플라빈이란 이름으로 주로 푸딩, 치즈, 수프, 과자, 주스 등에 달콤한 맛과 먹음직스러운 색을 내는 첨가제로 쓰인다. 합성 비타민A는 베타카로틴이란 이름으로 오렌지색을 내는 첨가제 겸 방부제로 쓰인다. 합성 비타민E는 토코페롤이란 이름으로 방부제로 쓰인다. 비타민 열풍 속에서 거의 대부분의 가공식품에는 합성 비타민이 첨가된다.

비타민D를 제외하고, 인간은 비타민을 스스로 생성하는 능력이 없으므로 균형 잡힌 섭생을 통해 외부로부터 비타민을 섭취해야 한다. 비타민은 대부분 특정 효소의 작용을 도와주는 역할을 한다. 이러한 비타민과 모든 미네랄(인, 황, 철, 구리, 칼륨, 셀레늄 등)은 채소와 과일, 천일염, 발효음식, 계곡물 등에 풍부하게 들어 있다. 비타민이나 미네랄은 미량만이 필요하고, 한 번 들어온 비타민은 몸 밖으로 쉽게 빠져나가지 않는다. 즉 우리 몸이 필요로 하는 정도의 비타민과 미네랄은 음식을 통해 충분히 섭취할 수 있기 때문에 합성 보충제를 별도로 섭취할 필요가 전혀 없다. '음식으로는 비타민의 필요량을 채우지 못하기 때문에 별도로 비타민 보충제를 복용해야 한다.'는 주류의사와 제약회사의 주장은 인류의 건강을 해쳐서라도 탐욕을 채우겠다는 거짓 선전이다.

반면 비타민B12나 엽산은 동물만이 합성해낼 수 있어 육식을 통해서만 섭취 가능하다. 그러나 채식주의자라 할지라도 별도로 합성 비타민B12 보충제나 엽산 보충제를 섭취할 필요는 없다. 야채나 과일의 표면에 기생하는 미생물을 통해 필요량을 충분히 섭취할 수 있다. 특히 야채나 발효음식에는 미생물이 풍부하기 때문에 된장, 고추장, 간장,

김치, 효소, 술, 식초 등을 섭취하면 이들을 충분히 공급받을 수 있다. 전 세계 모든 민족에게 공통적으로 존재하는 발효식품인 효소, 술, 식초는 선조들이 남겨준 탁월한 지혜의 산물로 각종 미네랄이나 비타민 등을 섭취할 수 있는 좋은 음식이다.

02
약국에는
천연이 없다

우리가 흔하게 섭취하는 비타민은 대부분 자연에는 존재하지 않는 합성 비타민이다. 라벨에 기재돼 있는 '천연'이라는 문구는 효능을 자연에서 찾았다는 의미일 뿐 재료가 천연이라는 의미가 아니다. 과일 등에서 비타민, 코엔자임Q10, 섬유소 등과 같은 특정 성분을 추출하려면 화학약품인 합성 알코올이나 독성이 강한 헥산, 염산 등을 사용해 삼투압 원리를 이용해 추출해야 한다. 건조, 원심분리, 압축, 분쇄와 같은 전통적인 제조방법으로는 특정 성분만을 별도로 분리해낼 수 없다. 결국 공장에서 대량생산해 약국이나 슈퍼에서 판매하는 물질에는 천연이 있을 수 없다.

약국에서 판매하는 비타민 보충제는 비타민C가 아니라 방부제로 쓰이는 합성물질이다. 천연물에서 화학처리를 통해 추출해내는 비타민이나, 단지 분자구조가 같다는 이유로 석유폐기물에서 추출한 합성물질은 비타민이 아니라 독극물이다. 이는 천일염*에서 염화나트륨이나 나트륨만을 별도로 추출하면 소금이 아니라 독극물인 방부제인 것과 마찬가지다. 모든 합성물질은 자연에 존재하지 않는 인공물이며, 부패하지 않는다는 공통점이 있어 방부제로 사용된다. 소비자에게는 '비타민C 첨가'라는 선전 문구를 곁들여 가격을 인상할 수 있고, 동시에 '무방부제'라는 라벨을 사용할 수 있어 천연 식품으로 혼동하게 하는 효과도 있다.

합성 비타민을 포함해 대부분의 영양보충제는 유통기한을 늘리고, 변색을 막고, 또한 복용 시 체내에서 잘 용해되도록 하기 위해 수은, 비소, 납, 알루미늄 등의 유해금속과 살충제 성분 등을 첨가한다. 이는 많은 연구에 의해 암, 알츠하이머, 관절염, 정신질환 등 치명적인 질병을 유발하는 것으로 밝혀진 합성물질이다. 약국에서 파는 비타민, 스테로이드뿐만 아니라 아스피린, 글루코사민, 레티놀 등도 모두 자연에 존재하지 않는 합성물질이다. 이 같은 합성물질로 만들어진 건강보조식품을 자주 섭취할 경우, 가장 흔하게 나타나는 부작용이 변비**다.

---

* 우리나라는 1962년 '염관리임시조치법'을 제정하여 천일염을 광물로 규정해 음식에 첨가할 수 있는 첨가제에서 제외하고 화학공장에서 바닷물을 전기분해해 대량으로 생산하는 염화나트륨과 나트륨 등 정제염만을 식용으로 규정했다. 이는 잘못된 과학인 환원주의를 공부한 주류의사들이 칼슘, 마그네슘, 황, 인, 코발트 등의 미네랄을 불순물로 판단했기 때문이다. 그 후 2008년에 법이 개정되어서야 천일염도 식용이 가능한 식품첨가물에 포함됐다.

** 변비는 약과 가공식품 등에 들어 있는 합성물질에 의해 근육의 탄력이 약해지면서 장의 연동작용이 제대로 이루어지지 않아 나타나는 증상이다. 따라서 변비를 치료하기 위해 다시 합성물질로 된 변비약을 복용하게 되면 근육의 탄력은 더욱 약화되어 변비는 더 악화되고 나아가 고혈압, 심장질환, 대장암 등을 유발시킬 위험이 커진다. 약과 가공식품을 중단하고, 섬유소가 풍부하게 들어 있는 채소와 과일을 자주 섭취하며, 천일염과 물을 적절히 섭취하면 근육의 탄력은 쉽게 회복되고 변비 증상도 쉽게 호전된다. 고기와 가공우유에는 합성 항생제, 합성 성장호르몬이 다량

설령 약국에서 비싸게 팔리는 천연 비타민 제품이 간혹 있다고 해도, 중요한 사실은 항암작용을 하는 것은 채소나 과일, 천일염이지 거기에 들어 있는 비타민C가 아니라는 것이다. 비타민C만을 별도로 추출해내면 다른 성분들과 조화를 이루지 못하기 때문에 독으로 작용할 수 있다. 뮌헨대학의 귄터 볼프람은 "과일과 야채가 몸에 좋은 이유는 단지 그 안에 함유된 각각의 물질 때문이 아니라 많은 자연의 성분들이 적절하게 상호조화를 이루고 있기 때문이다."고 한다.[4] 인간의 신진대사에 영향을 미치고 있는 자연의 물질 중 과학이 밝혀낸 것은 4천 가지도 되지 않는다. 게다가 이런 물질들이 어떻게 상호작용을 하고, 이러한 상호작용이 어떠한 효과를 내는지는 거의 밝혀져 있지 않다.

마운트 시널 의과대학 교수인 빅터 허버트도 "우리는 음식을 통해 60가지 미네랄과 16가지 비타민, 12가지 필수아미노산 그리고 3가지의 필수지방산을 충분히 섭취할 수 있다. 보충제를 통해 이를 추가로 섭취한다 해도 건강에 아무런 도움을 주지 못하고 단지 비싼 오줌을 만들 뿐이다."라고 지적한다.[5] 예컨대 비타민A를 섭취한다고 야맹증이 치료되는 것이 아니라 각종 영양소와 60가지 미네랄과 16가지 비타민 등이 골고루 조화를 이룬 야채, 과일 등의 음식을 섭취해야 한다. 마찬가지로 괴혈병을 치료하는 것은 비타민C가 들어 있는 야채나 과일이지, 단일 성분이자 합성물질인 비타민C가 아니다.

사실 당뇨병은 크롬과 바나듐이 부족한 가공식품이나 병원약의 부

들어 있고, 미국산 밀가루는 유전자가 변형되어 유해한 글루텐이 많이 들어 있기 때문에 변비 증상이 있을 때에는 고기와 우유, 밀가루를 특히 중단해야 한다.

작용에서 오는 질병이고, 암을 비롯한 모든 질병이 영양부족과 약의 부작용으로 유발된다. 다양한 종류의 영양소가 인체 내에서 조화를 이루면 합성화학물질로 약해진 면역체계도 회복되어 모든 질병을 막아낼 수 있다. 물론 우리가 채식 위주의 건강한 식단을 유지한다 해도 비료와 단작 농법(경작지에 한 가지 종류의 농작물만 재배하는 것)에 의해 이미 토양의 50퍼센트가 소실된 상황에서 각종 영양소가 부족한 것은 사실이다. 그러나 부족한 영양소는 유기농 등 자연식 재배로 생산된 먹거리로 보충해야 되고, 합성화학물질인 보충제나 약, 가공식품으로 해결할 문제는 아니다.

 면역체계가 무너지게 되는 것의 50퍼센트는 약 때문이고 20퍼센트는 가공식품 때문이고, 10퍼센트는 화장품이나 향수 때문이다. 그밖에 대기오염과 수질오염이 10퍼센트, 기타가 10퍼센트 정도 영향을 미친다. 대기오염이나 수질오염***은 도시생활을 영위하는 한 피할 수 없는 부문이니 어쩔 수 없지만 약과 가공식품, 화장품 등은 피할 수 있다.

*** 피임약, 비옥스(관절염치료제), 리덕스(비만치료제), 프로작(우울증치료제), 리탈린(주의력결핍장애치료제) 뿐만 아니라 각종 유기 살충제, 공업용 화학물질 등이 개울과 강을 거쳐 모든 수질을 오염시키고 있다.

03
대부분의
영양보충제는 가짜다

노화방지, 암 예방, 심장기능과 혈압유지, 피로 회복 등에 효능이 있다는 이유로 최근 열풍이 일고 있는 조효소 코엔자임 Q10도 음식을 통해서 섭취하지 않으면 아무런 소용이 없다. 코엔자임 Q10은 박테리아 또는 유전자를 조작한 담배의 '소라네소르' 성분을 화학처리해서 대량생산하는 물질이다. 원래 코엔자임Q10은 일본에서 심장병 치료제 '유비디카레논'으로 판매되다가 피부발진, 구토, 저혈당, 저혈압, 심장질환, 뇌졸중, 암 등의 부작용이 심해 판매가 금지된 물질이다. 이 합성물질에 대한 특허를 인수한 미국 제약회사가 규제가 거의 없는 미국에서 건강보조식품으로 다시 승인을 받아 판매하고 있는 것이다.

야채, 과일, 발효술 등에는 아질산나트륨이 다량 들어 있지만, 이 천연의 아질산나트륨은 가공식품에 방부제로 첨가되는 합성 아질산나트륨과는 전혀 다른 물질이고, 체내에서 대사작용도 전혀 다르다. 천연의 아질산나트륨은 악성 박테리아를 막아주면서 인체에 아무런 해를 미치지 않고, 오히려 자연치유력을 회복시켜 주고 빠른 시간 내에 체외로 배출된다. 그러나 석유폐기물에서 추출한 합성 아질산나트륨은 체내에서 쉽게 배출되지 않고 지방층에 축적되어 각종 암, 심장질환, 당뇨병, 고혈압, 신부전증 등을 불러온다. 이에 대해 주류의사들은 합성 아질산나트륨이 암 등 질병을 유발하는 것은 사실이지만 음식의 부패를 막아주어 보툴리누스 독소(보톡스*)와 같이 치명적인 독으로부터 생명을 보호해준다고 변명한다. 그러나 보툴리누스 독소도 비타민과 같이 별도로 추출해내면 치명적인 독이지만 음식 속에서는 여러 가지 성분의 상호작용에 의해 독성이 대부분 중화된다.

천연의 효소인 알파 아밀라제는 빵을 부풀어 오르게 해 더 부드러운 식감을 제공해준다. 그러나 시판 중인 대부분의 빵이나 과자에 첨가하는 이 효소는 유전자를 조작한 박테리아에서 대량생산된다. 주류학자들은 섭씨 170도의 고온에서 구워낸 빵은 효소가 모두 파괴되어 더 이상 기능을 하지 않기 때문에 인체에 아무런 영향을 미치지 않는다고 한다. 그러나 한 연구에 의하면 천연의 효소는 보통 섭씨 70도 이상에서

---

* 보톡스는 보툴리누스균(BTX)이라는 강력한 세균이 만들어 내는 독소로 100만분의 1g만 마셔도 폐가 파괴돼 즉사한다. 주름을 펴거나 턱의 괄약근을 줄일 때 사용하는 보톡스 독소는 10억분의 1g으로 희석해 사용하며, 이렇게 희석된 독소는 피부 밑에서 주름을 만드는 신경전달물질인 아세틸콜린의 분비를 막아 정상적인 신경을 마비시키는 작용을 한다. 이 약제는 처음 근육이 수축되는 경련 증세를 보이는 환자를 치료하는 데 사용할 목적으로 FDA에서 승인을 받았지만 현재는 주름을 펴는 약으로 많이 사용하고 있다. 이를 오프 라벨이라고 하는데 의사들에게는 모든 약을 모든 증상에 이용할 수 있는 권한이 인정된다. 그러나 보톡스의 약효는 3~4개월밖에 유지되지 않기 때문에 주기적으로 계속 주입해야 하며 장기적으로 사용하면 다른 근육까지 마비되는 부작용이 보고되고 있다.

모두 파괴되지만, 유전자가 조작된 알파 아밀라제 효소는 섭씨 170도에서 구워낸 빵에서도 일부가 남아 인체 내로 흡수된다고 한다. 이 효소는 특이단백질 분자를 함유하고 있고, 특히 유전자가 조작된 효소는 자연에 존재하지 않는 합성물질이므로 면역체계가 이물질로 받아들여 비염, 천식, 아토피, 류머티스 관절염, 다발성경화증 등의 질병을 일으킨다.

체내의 박테리아가 섬유소를 분해해 에너지로 이용하면서 분비하는 천연의 프로피온산은 대장암, 위암, 폐암 등을 예방해 주는 작용을 하지만, 합성화학물질로 만들어 빵의 방부제로 첨가하는 합성 프로피온산은 오히려 대장암, 위암, 유방암 등 각종 암을 유발한다. 자연에 존재하는 천연물질은 특허의 대상이 되지 않아 황금탑으로 이어지지 않기 때문에 기업과 주류의사들은 자연에 존재하지 않는 합성물질을 만들어 내려고 모든 노력을 기울인다. 합성물질만이 특허의 대상이 되어 부와 명예를 쌓을 수 있기 때문이다.

합성물질로 가공식품의 부패를 막아 유통기간을 늘리는 방법보다는 조금은 불편해도 천연의 신선한 음식을 자주 요리해서 섭취하는 것이 생명을 건강하게 유지하는 좋은 방법이다. 조금 느리게, 그러나 자연스럽게 사는 것이 필요하다. 불편함 속에 참된 행복이 깃들어 있다. 사실 합성화학물질과 천연의 물질에 동일한 이름을 붙이는 까닭은 천연과 합성을 구별하지 못하게 하려는 주류의사와 주류화학자들의 기만행위다.

04
합성 비타민에 의한 암 치료는 실패로 끝났다

1954년에 노벨화학상을, 1962년에 노벨평화상을 수상한 라이너스 폴링은 합성 비타민C로 암을 치유할 수 있다는 확신을 갖고 오랜 기간 동안 연구를 수행했지만 모두 실패했다. 폴링은 일찍이 현대의학의 허구를 간파했다. 무지와 탐욕에 젖은 주류의사들이 아무런 과학적 근거 없이 마구 행하는 수술과 항암제, 방사선 투여의 실체를 직시한 것이다. 그는 현대의학으로부터 고통 받는 수많은 환자들을 구하려고 노력했지만 방향을 잘못 택했기 때문에 실패할 수밖에 없었다.

라이너스 폴링은 유전자조작의 기초학문인 분자생물학을 완성시킨 환원주의* 과학자의 대가였다. 그러나 20여 년에 걸친 그의 노력은 헛

---

* 복잡한 체계도 그것을 이루는 가장 단순한 부분에 의해 설명이 가능하다는 입장. 유기체는 자신을 구성하는 유전자나 세포에 의해, 무기체는 분자에 의해, 사회는 그 사회를 이루는 구성원들에 의해 완전하게 설명된다는 이론이다. 즉 나무를 보고 숲을 판단할 수 있다는 입장이다. 록펠러대학교에서 발전시킨 분자생물학은 환원주의에 바탕을 두고 있는 학문이며 그 연구 대상이 유전자

수고로 끝나고 그의 환자들은 모두 고통 속에서 죽어갔다. 그는 마지막으로 합성 비타민C로 감기를 치료하겠다는 꿈을 꾸었지만, 감기에도 아무런 효능을 발휘하지 못하고 오히려 증세만 악화시키는 역효과를 불러왔다. 결국 그의 부인도 위암과 유방암으로 사망하고, 폴링 자신도 전립선암으로 사망했다. 비타민과 같은 미량영양소는 음식 속에서 다른 영양소와 상호조화를 이룰 때에만 효능을 발휘하는데, 합성 비타민은 단일성분이고 또한 합성물질이기 때문에 상호작용을 일으키지 못하고 오히려 생명체에 부작용만 일으킨 것이다.

그나마 다행인 것은 그의 부인인 에바 헬렌이 위암 진단을 받은 후, 암세포를 잘라내는 수술만 받고 항암제와 방사선 투여를 거부한 것이다. 그녀에게는 면역체계가 남아 있었기에 합성 비타민C의 치료 효과가 처음에는 약간 나타나는 듯 보였다. 그러나 결국 합성물질인 비타민C의 부작용으로 유방암[**]이 발병하고 결국 죽음을 맞게 되었다. 폴링의 순수한 의도와는 달리 잘못된 과학인 환원주의에 의한 합성 비타민의 허구가 밝혀지자, 역시 환원주의에 젖어 천연과 합성을 구분하지 못하는 주류의사들은 "음식이나 영양으로 면역체계를 회복시키면 암을

다. 생명체를 전체로 이해하는 것이 아니라 세포와 분자로 이해하려는 입장이다. 따라서 유전자 조작은 분자생물학의 산물이다. 반면 자연과학, 인문과학, 사회과학을 통합하여 이를 전체로 이해하려는 입장이 '통섭'이다.

[**] 여성이 유방에 통증을 느끼는 경우 대부분은 단순한 물혹(양성종양)으로, 물혹은 거의 100퍼센트 저절로 사라진다. 유방암의 경우 통증이 느껴지는 경우는 5퍼센트 미만이고 나머지 95퍼센트 이상은 단단한 혹이 잡혀도 통증이 느껴지지 않는다. 물혹이 생기는 까닭은 합성화학물질에 의해 에스트로겐 등의 호르몬이 정상적으로 분비되지 않기 때문이다. 특히 물혹으로 통증이 느껴지는 것은 커피, 스포츠음료, 콜라 등 음료수에 첨가하는 메틸잔틴이라는 기관지확장제의 부작용으로 나타나는 경우가 많으므로 가공음료를 중단하고 야채, 과일 등으로 식단을 바꾸는 노력이 필요하다.

치료할 수 있다는 전통의학의 허구가 밝혀졌다. 비타민과 같은 물질로는 어떤 질병도 치료할 수 없다. 암은 수술, 항암제, 방사선 투여만이 유일한 치료방법이다."라고 주장하기 시작했다.[6]

반면 합성 비타민의 효능을 강조하는 제약회사나 주류의사들은 대부분 폴링의 연구를 근거로 삼는 경우가 많다. 폴링의 연구가 실패했음에도 불구하고 유명 학자인 폴링이 비타민C를 연구했다는 사실을 내세워 마치 합성 비타민C의 효능이 밝혀진 것처럼 언급하는 것이다. 한편 폴링이 DNA구조를 연구하며 주장했던 "인체 내에서 효소의 작용을 방해하거나 조작하는 물질은 모두 약으로 사용할 수 있다."는 환원주의 이론은 모든 의약품을 만들어내는 근거가 되었다. 사실 제약회사가 합성화학물질로 만들어내는 모든 약은 효소억제제의 일종이기 때문이다.

폴링은 천연 비타민C와 합성 비타민C의 분자구조($C_6H_8O_6$)가 같기 때문에 인체 내에서 동일한 작용을 할 것이라는 환원주의에 몰입해 있었다. 그러나 결코 분자식이 같다고 동일한 물질이 아니다. 쉬운 예를 들어보자. 정상 프리온과 변형 프리온은 1개의 단백질 분자로 이루어져 있어 분자식이 동일하다. 그러나 정상 프리온은 직선인 반면 변형 프리온은 굽은 모양이며, 이 변형 프리온이 치명적인 인간광우병을 일으키는 것으로 확인되고 있다. 합성 비타민은 천연 비타민에 비해 분자 크기가 작다. 그리고 모든 합성화학물질은 손대칭성***으로 되어 있어 분자식은 같아도 성질이 전혀 다르다. 두 물질이 동일하려면 분자식뿐만 아니라 분자의 크기, 위치, 모양, 색깔, 수, 무게 등 수만 가지 항목이 모두 동일해야 한다. 그러나 합성으로는 천연과 수만 가지 항목이 동일한 물질을 만들어내는 것이 불가능하다.

폴링은 자신이 신부전증에 걸렸을 때 현대의학을 거부하고 오렌지 등 천연의 음식으로 치유했고, 그것을 비타민C의 효과로 판단했다. 그 결과로 천연과 합성이 동일하게 작용할 것이라고 확신했던 것이다. 사실 그의 신부전증을 치료해준 것은 여러 가지 성분이 상호작용을 하는 채소와 과일, 발효음식이지 비타민C라는 특정 성분이 아니었다. 게다

*** 화학식 분자구조는 같지만 마치 오른손과 왼손의 형태처럼 같은 방향으로는 그대로 포개지지 않는 형태를 '손대칭성' 혹은 '이성질체(키랄성, chirality)'라고 한다. 예컨대 천연 아미노산과 합성 아미노산의 형태는 아래와 같이 좌우가 뒤바뀐 형태를 띠고 있다.

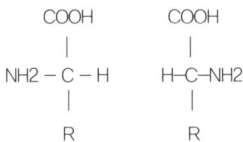

모든 천연물질과 합성물질은 손대칭성을 띠고 있다. 화학적으로 분자의 구조와 모양, 크기, 맛, 색깔 등이 같더라도 생물학적으로는 전혀 다른 성질을 띠기 때문에 인체 내에서 분해되는 과정 역시 전혀 다르다. 분자구조를 거울에 비쳤을 때는 왼손(천연)과 오른손(합성)이 서로 동일하게 겹쳐질 수 있으나 이것은 단지 머릿속의 상상일 뿐이다. 예컨대 과당 '프룩토스'와 합성으로 만드는 '타가토스'는 분자구조가 동일하지만 손대칭이어서 타가토스가 프룩토스보다 단맛은 더 강한 반면 체내에서는 전혀 소화되지 못한다.
체내의 천연 아미노산은 모두 L-형이고, 포도당은 D-형이다. 사람뿐만 아니라 대부분의 자연은 L-형의 아미노산과 D-형의 포도당만을 이용할 수 있다. 실험실에서 만든 손대칭성인 아미노산과 포도당은 아무리 많이 먹어도 몸 안에서 효소인 수용체와 결합할 수 없으므로 소화되지 못한다. 화학자 또는 주류의사들은 합성화학물질이 체내에서 분해되지 않기 때문에 아무런 부작용을 일으키지 않는다고 하지만, 지방층에 축적되어 호르몬 작용을 방해하고 각종 질병을 일으킨다. 사소한 차이가 엄청난 차이를 유발하는 것이 생명의 세계다.

가 합성 비타민C는 더욱 아니다. 그런데 폴링과 그의 아내는 암을 예방한다는 취지로 권장섭취량의 10배에 달하는 5그램의 합성 비타민(현재 세계보건기구의 비타민C 일일섭취권장량은 0.5그램)을 매일 복용했다. 결국 폴링 부부는 합성 비타민의 부작용으로 암이 악화된 것이다.

2004년 폴링의 비타민 치료법을 추종하는 독일인 의사 마티아스 라트는 암에 걸려 수술과 항암제, 방사선 투여로 극심한 고통에 시달리고 있던 어린 소년 도미니크를 합성 비타민C로 치료하겠다고 선언했다. 그는 어린 도미니크에게 수술과 항암제, 방사선 투여를 시행한 주류의사들을 살인자라고 비난하며 자연 물질로 고통을 줄이면서 치료하겠다고 호언장담했다. 그는 도미니크의 치료 장면을 TV로 공개할 정도로 자신에 차 있었지만 8개월 후인 2004년 11월, 아홉 살의 도미니크는 어른들의 무모한 임상시험의 희생물이 된 채 한스럽게 눈을 감았다.[7] 지금도 라이너스폴링연구소에서는 합성물질로 만들어지는 각종 영양소를 연구하고 전파하는 데 전념하고 있다.

1950년대 천연비타민 연구의 선구자였던 미국의 로열 리는 "비타민은 하나의 독립된 분자화합물이 아니라 생화학적 복합물이다. 비타민은 여러 가지 성분과 상호작용을 통해 작용한다. 비타민은 모든 조건이 맞고 모든 요소가 존재할 때 아무런 부작용 없이 그 효능이 발휘되는 것이고, 홀로 존재할 때는 아무런 작용이 일어나지 않는다."고 한다. 따라서 비타민A 또는 비타민C만을 화학처리해서 별도로 추출하면 상호작용을 못하므로 건강에 부작용을 일으킨다는 것이다. 그는 계속된 연구로 우유, 버터, 빵, 주스 등을 가공하는 과정에서 사용하는 표백제와 살균제, 방부제 등 합성물질이 인체에 얼마나 유해한지를 알리며 모든 영양소는 천연의 음식으로 섭취할 것을 강조했다. 그러나 이러한 주장이 언론을 통해 대중에게 알려지자 제약회사의 압력에 굴복한 FDA는 그를 '산업을 파괴하는 사기꾼'으로 매도했고, 산업계에 굴복한 법원은 그의 20년간 연구 결과를 모두 불태우라고 명령했다.[8]

우리나라에서 여러 권의 책을 펴내며 합성 비타민C를 보급하는 데 앞장섰던 하병근 오하이오 주립대 병원 의사도 오랫동안 앓아 왔던 여러 가지 질병을 합성 비타민C로 치료하려고 했다. 그러나 합성 비타민C로 치료할수록 질병이 점점 악화되다가 수술 도중 패혈증이 유발돼 2012년 48세의 젊은 나이로 사망했다. 그는 자신을 고통스럽게 했던 질병들을 치료하기 위해 현대의학에 의존했지만 질병이 점점 악화되자 현대의학의 한계를 느끼고 비타민C로 방향을 돌린다. 그러나 잘못된 과학인 환원주의 의학을 배운 그는 천연과 합성을 구분하지 못했기 때문에 과일이나 채소가 아닌 합성 비타민C에 의존했던 것이다. 자연의학의 원리를 깨닫고 과일, 채소, 발효음식, 약초, 소금, 계곡물 등에 풍부하게 들어 있는 천연 비타민C를 이용했다면 건강을 되찾아 지금도 활발하게 인류를 위해 많은 일을 하고 있을 텐데 아쉽기만 하다.

현대의학이 수행하는 의료행위는 인류의 건강보다는 황금탑에 눈이 먼 석유회사, 제약회사와 화학회사, 그리고 그들이 건네주는 더러운 돈에 매수된 주류의사들에 의한 폭력이다. 이 때문에 절제수술, 항암제, 방사선을 거부하고 천연물질로 암환자를 치료했던 막스 거슨이나 밀뱅크 존슨 등 수십 명은 암살 당하고, 역시 천연물질로 암환자를 치료했던 스타니스로 브진스키 등 수십 명은 100년 이상의 징역형을 선고

받기도 했다. 제약회사와 주류의사들에게는 인류의 생명을 소중히 여기는 양심적인 비주류의사들이 마치 '신발 속에 들어 있는 돌멩이' 같이 불편한 존재다. 이 때문에 탐욕에 젖은 의사협회는 시민의 생명을 존중하는 양심적인 비주류의사들이 주목을 받게 되면 언제든지 의사 자격을 박탈하고 수사기관에 고발한다. 게다가 의학계에서 의사들이 면피용으로 사용하는 가이드라인은 거의 대부분 제약산업이 만들어낸 것이다.[9]

미국에서는 암에 걸린 자녀에게 절제수술, 항암제, 방사선을 거부하고 친환경 자연음식 등 다른 식이요법을 시행하거나, 깊은 숲에 요양시키며 자연요법을 실시한 경우에는, 아무런 부작용 없이 암이 온전히 치유됐다고 해도 그 부모는 의료법 위반으로 처벌받는다. 의사가 이런 방법으로 치료한다면 역시 의료법 위반으로 처벌받는다. 모든 의사나 환자는 제약회사에서 정해준 방법으로만 진단하고, 치료해야 한다. 우리나라도 마찬가지다. 설사 병원에서 포기한 말기 암환자의 경우라도 의사가 아닌 사람이 치료하면 완치되었다고 해도 의료법 위반으로 처벌받는다. 이 때문에 의사가 포기한 환자는 스스로 치유하거나 그냥 고통스럽게 죽어야 한다. 제약회사와 주류의사들이 만들어낸 슬픈 현실이다.[10]

최근 일본의 후쿠시마 원전사고 역시 이미 오래 전부터 양심적인 학자들에 의해 폭발 가능성이 제기되었다. 그러나 원자력회사와 정부의 지원을 받는 주류학자들의 거짓 연구로 그들의 연구는 울타리 밖으로 밀려났다. 불행한 것은 폭발이 일어난 후에도 진실을 외치던 양심적인 학자들은 울타리 안으로 들어오지 못하고, 거짓 연구로 탐욕을 쫓던 주류학자들이 복구를 주도하고 있다는 사실이다. 원자력발전소가 안전하다고 거짓 연구를 하던 그들이, 과연 정상적으로 복구 작업을 진행할 수 있을까?

우리나라에서도 양심적인 학자들은 울타리 밖으로 밀려나고, 더러운 돈에 눈이 먼 학자나 의사들의 거짓 연구만이 판을 친다. "원자력발전소는 안전하고 경제적이다."는 그들의 주장에 지금도 전국 여러 곳에서 원자력발전소와 방사선치료실이 계속 신설되고 있다. 의료계 역시 독극물인 약과 방사선, 절제수술을 권장하는 주류의사들이 판을 치고 있다. 반대로 3만 년의 임상시험을 통해 안전성과 효능이 입증된 음식, 약초, 침, 햇빛, 소금 등을 이용하는 자연치료사들은 현대의학이 포기한 말기 암환자들을 치료하고도 불법 의료행위의 족쇄에 걸려 엄중하게 처벌받는다.

천연물질을 이용한 치료의 연구 자료들이 주류의 횡포로 모두 사라졌지만, 지금도 양심적인 학자들은 리재단이나 거슨재단 등을 통해 꾸준히 합성화학물질의 위험성을 알리는 활동을 하고 있다. 콜롬비아대학의 영양학자 존 거소도 "우리가 역학조사한 결과 채소와 과일이 암을 예방한다는 사실을 알아냈다. 이것은 '비타민C를 함유한 과일' 또는 '베타카로틴(비타민A의 전구체)을 함유한 채소'를 말하는 것이지 비타민C나 베타카로틴을 말하는 것이 아니다. 비타민C와 베타카로틴이 다른 수백 가지 성분들과 조화를 이루면서 그런 작용을 하기 때문이다."고 말한다.[11] 그러나 제약회사로부터 재정지원을 받아 진행된 '합성 비타민이 건강에 유익하다.'는 주류의사들의 연구가 대량으로 발표되면서 양심적인 연구는 대부분 묻혀버린다.

천연의 비타민뿐만 아니라 모든 천연의 영양소나 미네랄은 단독으로 작용하는 것이 아니라 상호조화를 이루면서 우리를 질병으로부터 보호해준다. 반면 합성 비타민은 단일물질로 이루어져 있어 다른 성분들과 상호조화를 이루지 못한다. 또한 자연에 존재하지 않는 물질이어서 체내에서 환경호르몬으로 작용하기 때문에 오히려 자연치유력을 무너뜨리면서 각종 암, 심장질환, 관절염, 고혈압, 뇌졸중, 신부전증 등을 일으킬 위험이 크다. 다시 말해 합성 비타민은 승인 절차만 다를 뿐 합성약과 동일하다.

05
합성 비타민은
암을 유발한다

합성 비타민은 합성물질의 일종이므로 그 부작용은 약물의 부작용과 비슷하게 나타난다. 미국 국립과학연구소에서 암*과 비타민과의 관계를 장기간 연구한 보고서에서도 "비타민이 암을 예방하는 효능이 있는 것은 과학이 입증해낸 사실이지만 비타민A, C, E 같은 영양소는 음식을 통해 섭취해야 효능이 있지, 개별 성분을 추출한

---

* 전국의 야산과 들에서 자라는 1년생 초본인 쇠비름은 각종 암에 효능이 좋다. 한방에서는 장명채(長命菜)라고 한다. 장수하게 한다는 의미다. 쇠비름의 생초는 자궁암에 탁월한 효능이 있다. 쇠비름 전체를 말린 것을 한방에서는 마치현이라고 하는데 모든 악창을 다스리고, 정신질환과 대소변을 통하게 하는 약(변비와 방광염)으로 사용한다. 관절염이나 아토피, 무좀 등 피부염, 자궁질환에도 좋다. 생 쇠비름을 짓찧어 헝겊에 싸서 질 속에 삽입한다. 자궁암에 효능이 탁월해 치료를 시작한 지 15일 정도면 눈에 띄게 호전된다. 말린 것은 달여서 매일 아침저녁 1잔씩 식전에 복용하면 위암, 대장암, 폐암 등 모든 암에 좋다(약초는 천연물질이어서 병원약과는 달리 위궤양 등의 부작용이 나타나지 않으므로 식전에 복용하는 것이 좋다). 오래 섭취하면 고혈압과 당뇨병도 근원적으로 치유해준다. 나물로 무쳐 먹어도 좋다. 머리를 검게 하는 데 또는 정력제로 주로 활용되는 한련초도 암에 효능을 발휘한다.

영양소나 보충제를 통해서는 아무런 효과가 없다."고 강조했다. 그러나 제약회사는 이 보고서를 인용하면서 "비타민이 암을 예방한다."는 구절만을 뽑아 광고문구로 만들고, 여전히 실험실에서 합성한 비타민 제제를 만들어내고 있다.[12]

일본 도시샤대학의 니시오카 하지메는 연구 논문에서 "합성 비타민C는 체내에서 활성산소를 다량 만들어낸다. 활성산소는 암세포를 만들어내는 유해물질이다."라고 경고한다.[13] 천연 비타민은 단독으로 존재하지 않고 다양한 미네랄, 영양소와 함께 존재하며 체내의 각종 미생물과 상호작용한다. 합성 비타민은 상호작용을 일으키지 못해 체내에서 거의 흡수되지 못하고, 우리 몸이 이물질로 인식하기 때문에 교감신경이 자극을 받아 항체를 생산하고, 이 과정에서 활성산소가 다량 만들어지는 것이다. 활성산소는 혈류를 통해 전신으로 이동하며 통풍** 등의 염증을 일으키고 염색체를 파괴해 각종 질병을 일으킨다.

스웨덴의 한 연구에 의하면, 합성 비타민A를 매일 소량씩 복용시켰더니 다리의 골밀도가 10퍼센트나 줄어들었고, 골반의 골절 위험은 두 배로 증가됐다. 미국심장협회의 연구에 의하면 비타민C가 혈관을 굳

** 통풍은 약이나 수술, 가공식품 등의 부작용으로 신장기능이 약해져 체내에서 요산을 배출하지 못하기 때문에 발생하는 증상으로 극심한 통증을 수반한다. 통풍을 제대로 치료하지 않으면 신장기능이 더욱 약화돼 신부전증으로 진행되면서 투석을 하게 될 위험이 커진다. 일체의 약과 가공식품, 특히 미국식으로 사육된 고기를 중단하고 개다래 열매(목천료자)나 노간주나무 열매(두송실), 익모초, 질경이(차전초) 달인 물을 매일 3회 마신다. 20일~1개월 정도 지나면 면역력이 회복돼 요산이 체내에서 배출되면서 통증이 서서히 사라지다가 2~3개월 정도 지나면 통풍이 근본적으로 치료된다. 통풍은 이슬람의학에서는 탈수증상으로 보고 천일염과 물을 주로 처방한다. 따라서 통풍을 치료하기 위해 약초를 달여 마실 때는 맑은 계곡물과 천일염을 적절히 섭취하는 것이 중요하다.

게 해 고혈압을 크게 증가시켰다. 합성 비타민이 심장병, 뇌졸중, 암 등을 예방할 것이라는 기대로 많은 연구가 진행됐지만 제약회사가 진행한 연구를 제외하고는 단 한 번도 효과가 확인된 적이 없다. 하버드대 연구진이 2009년 미국의사협회지에 발표한 연구를 살펴보자. 50세 이상 14,641명의 남성 의사를 대상으로 1997년부터 2007년까지 10년간 합성 비타민E와 C의 효과를 실험한 결과 합성 비타민은 심근경색증, 뇌졸중, 심장병에 아무 효과가 없었다고 한다. 동 연구팀은 8,172명의 여성 의사를 상대로 같은 연구를 실행했지만, 연구 도중 624명이 각종 암에 걸렸고, 176명이 사망해 합성 비타민C를 먹은 여성들이 안 먹은 여성들보다 더 취약한 것으로 나타났다.[14]

세르비아의 고란 벨라코비치는 전 세계에서 발표된, 질이 우수하고 독립적인 합성 비타민 연구 논문 14개를 골라 메타분석을 했는데, 합성 비타민을 일반인과 비슷한 분량으로 장기간 섭취한 17만 명의 대상자들에게서 특별한 효능이 나타나지 않았다고 한다. 한편 합성 비타민을 섭취한 13만 명의 대상자들에게서는 오히려 각종 암이 발병하거나 악화돼 조기에 사망하는 비율이 월등히 높다는 사실이 확인되었다. 그는 이어 23만 명을 대상으로 한 68개의 논문으로 대규모 2차 메타분석을 실시했지만, 이 연구에서도 합성 비타민을 복용한 대상자들의 조기 사망률이 크게 높다는 사실이 확인됐다.[15]

1994년 핀란드에서는 50세에서 69세에 이르는 29,133명의 흡연자들에게 매일 합성 비타민A 또는 비타민E를 30밀리그램씩 투여하는 실험을 했는데, 결국 예정보다 21개월 일찍 실험을 중단했다. 암환자와 심장질환자가 폭발적으로 증가했기 때문이다. 연구원들은 비타민A 또는 비타민E의 복용을 중단한 피실험자들을 6년간 추적 조사한 결과 그 후에도 폐암 발생률과 심장마비 발생률은 여전히 높다는 사실을 확인했다. 전에 복용했던 합성 비타민이 지방층에 축적되어 있기 때문이었다. 1996년 미국에서 1만 8천 명의 흡연자를 대상으로 한 또 다른 연구에서도 비타민A 또는 비타민E를 투여한 결과 가짜 비타민을 투여한 대조군에 비해 폐암과 심장질환이 크게 발생했다. 흡연자와 석면공장 노동자로 구성된 18,314명에게 비타민A와 비타민E를 5년간 투여하면서 관찰한 연구에서도 비타민을 투여 받은 집단에서 폐암 및 다른 질병의 발병률이 급증하자 결국 예정보다 일찍 실험을 중단했다.[16]

핀란드 연구에서 투여한 비타민A 30밀리그램은 작은 당근 하나에 들어 있는 분량이다. 당근으로 섭취할 때는 비타민A가 다른 성분들과 상호조화를 이루기 때문에 질병을 예방할 수 있지만 특정 성분만을 추출해낸 합성 비타민은 오히려 암과 심장질환 등 각종 질병을 유발시킨다. 칼슘 보충제도 합성물질이기 때문에 골다공증이나 관절염 치료에는 아무런 효과가 없고 심장질환과 간부전증, 뇌졸중 등의 위험만 높일 뿐이다. 남녀 124,000명의 흡연자를 대상으로 한 하버드대학 의대의 연구에 의하면 당근, 토마토 등의 과일로 알파카로틴과 리코펜 등의 항산화제를 매일 15밀리그램 이상 섭취하게 했던 흡연자들은 그렇지 않은 흡연자들에 비해 폐암 발병률이 최고 25퍼센트나 낮게 나타났다고 한다.[17]

미국의 의사이자 저술가인 헨리 G. 빌러는 "대부분의 질병은 합성물질로 인해 발생한다. 따라서 적절한 음식 섭취와 주기적으로 신체의 독성을 없애는 단식을 하면 대부분의 질병은 치료된다. 현대의학은 실험실에서 합성한 화학물질에 너무 집착한 나머지 천연의 이로운 물질이 우리의 음식 속에 있다는 사실을 잊고 있다. 합성 비타민은 건강에 전혀 도움이 되지 않는다."고 지적한다. 비타민C가 결핍되어 생긴 괴혈병을 치료하기 위해 비타민C인 아스코르브산만을 복용하면 전혀 효과가 없다. 음식을 통해 비타민C를 섭취해야 효과가 있다. 합성화학물질인 카로티노이드는 비타민A가 아니고, 합성화학물질인 티아민은 비타민B1이 아니며, 역시 합성화학물질인 토코페롤도 비타민E가 아니다.[18]

1753년 영국의 군의관인 제임스 린드는 1740년부터 1742년까지 영국 해군들이 배에서 생활하는 동안 2,000명의 승무원 중 1,300명이 괴혈병으로 사망했고, 1756년부터 1763년까지의 7년 전쟁 중에 18만 5,000명의 해군 승무원 중 13만 4,000명이 괴혈병으로 죽었다는 사실을 확인한 후, 환자들을 신선한 채소와 과일로 치료했다는 사실을 기록으로 남겼다. 그러나 200여 년이 지난 후 제약회사로부터 재정지원을 받은 주류의사들은 린드가 비타민C로 괴혈병을 치료했다는 내용의 연구를 발표하여 아스코르브산인 합성 비타민C를 보급하는 데 앞장섰다. 천연의 과일을 합성 비타민C로 탈바꿈시킨 것이다.[19]

분명한 사실은 합성 비타민C는 과일이나 채소에 풍부하게 들어 있는 천연 비타민C와 전혀 다른 물질이라는 것이다. 우리가 시중에서 구입하는 비타민 보충제는 모두 합성물질로 만들어진 약이다. 마찬가지로 칼슘 보충제도 합성물질로 만들어진 약이다. 이런 의약품은 반드시 부작용을 동반하는데 칼슘 보충제는 생명유지에 필수적인 철과 아연의 흡수를 방해한다. 따라서 질병에 대한 저항력인 면역력은 유전자나 의약품에서 오는 것이 아니라 우리가 섭취하는 자연의 음식으로부터 온다.

2006년 미국립보건원은 "미국인의 50퍼센트 이상이 질병 예방 효과를 기대하며 각종 비타민제와 미네랄제를 복용하지만, 합성 비타민이 질병을 예방해준다는 사실은 과학적으로 밝혀지지 않았다."며 비타민 광풍을 우려했다. 영양보충제가 인체에 치명적인 부작용을 일으킨다는 연구와 보고가 끝없이 이어지는 상황에서도 미국 정부가 5년마다 발표하는 식이 지침에는 "평소 음식을 통해 얻을 수 있는 영양소는 보충제를 통해 얻으려 하지 마라. 그러나 임산부, 청소년, 노인, 채식주의자에게는 비타민, 미네랄 등의 보충제가 반드시 필요하다."는 내용이 강조되어 있다.[20]

06

종합 비타민과
가공 미네랄은 독이다

주류의사들의 탐욕은 계속된다. 그들은 "우리는 필요한 모든 영양소를 음식으로부터 섭취할 수 없다. 음식에서 섭취하는 영양분, 특히 비타민은 필수섭취량에 미치지 못하므로 이로 인해 각종 암과 심장질환 등 만성질환에 걸릴 위험이 높다. 따라서 모든 사람은 종합비타민을 복용해야 한다."고 주장한다. 일부는 맞는 말이다. 화학 비료와 제초제, 살충제로 재배되는 곡물, 단작 위주의 농경, 항생제와 성장호르몬으로 사육되는 가축, 가공식품 등으로 인해, 몸에 이로운 영양소는 많은 부분 제거되어 예전에 비해 영양소 섭취량이 부족하다.

그리고 영양소가 빠진 그 자리에 합성화학물질이 자리 잡았다. 영양분이 부족하다는 말은 일정 부분 맞는 말이다. 예컨대 자연의 밀가루에 비해 유전자가 변형된 밀가루는 비타민B, 마그네슘, 아연 등이 30퍼센트 정도 적게 들어 있고, 비타민E는 50퍼센트에도 미치지 못한다. 그러나 이러한 문제는 유기농산물을 통해 충분히 해결할 수 있다. 사실 곡물과 채소에서 영양분을 빼앗아 간 범인은 몬산토, 듀퐁, 다우케미칼 같은 화학기업과 식품회사, 그리고 거짓 연구로 이들을 지원하며 수수료를 챙기는 주류의사들이다.

게다가 유통기간을 늘리기 위해 과일이 채 익기도 전에 수확하고, 판매할 때는 에테폰이라는 합성화학물질로 만든 에틸렌가스로 후숙시킨다. 광합성작용이 충분히 이루어지지 않았으니 비타민 등을 포함해 모든 종류의 영양분이 부족할 수밖에 없다. 더구나 합성 에틸렌은 독가스의 일종으로 부동액, 세제, 페인트, 광택제, 살균제 등의 원료로 사용되는 물질이다. 과일에 영양분이 부족하다고 해서 합성화학물질로 만들어진 종합비타민이나 미네랄제로 채울 수는 없다. 종합비타민이나 합성미네랄은 독이다! 현재 제약회사는 비타민B12*를 제외한 모든 종류의 비타민을 합성해낸다. 이 때문에 합성 비타민을 오래도록 섭취하면 간 기능 약화, 유전자변이, 동맥경화, 기형아출산 위험이 높아지고 암, 골다공증, 신장질환, 심장병 등 치명적인 질병을 증가시킨다.

미국국립암연구소가 남성 30만 명을 대상으로 5년 동안 연구한 결과, 지용성 비타민 종류를 포함해 일주일에 7가지 이상 종합비타민제를 먹으면 그렇지 않은 경우보다 전립선암 발병률이 30% 높아진다는 사실을 확인했다. 천연의 비타민은 몸에서 사용하고 남으면 쉽게 배설

---

* 비타민B12는 식물에서는 발견되지 않으며 동물의 장에서 서식하는 박테리아만이 생성해내는 물질로 동물의 간에 풍부하게 들어 있다. 1960년대까지는 발효과정을 거쳐 생산하는 누룩 등에서 천연의 비타민B12를 생산했고, 1972년 하버드 대학의 로버트 B. 우드워드가 비타민B12(사이노코발라민)를 합성하는 데 성공했다. 현재 비타민B12는 대부분 유전자를 조작한 박테리아에서 대량 생산된다.

되지만 합성 비타민은 배출이 잘 안 되기 때문에 간경화나 심장질환 등 부작용을 일으킬 수 있다. 또 합성 비타민은 지방층에 축적되므로 복용을 중지해도 몸에서 배출되는 데는 약 3개월이 소요된다. 2000년 미국 암연구소의 연구, 2007년 덴마크 코펜하겐대학의 연구, 2008년 뉴욕 슬로언 캐터링 연구소의 연구에서도 합성 비타민이 오히려 각종 질병을 일으킨다는 사실이 확인됐다.[21]

2007년 덴마크 코펜하겐대학의 크리스티안 글루드는 미국의학협회지(JAMA)에 "합성 비타민제를 복용한 사람들이 오히려 사망률이 높을 수 있다."는 내용의 논문을 발표했다. 이 논문은 합성 비타민제와 관련해 이미 발표된 68건의 논문과 23만 2,600명에 달하는 사람을 대상으로 한 것이다.[22] 독극물인 합성 비타민을 섭취하면서 자연치유력이 무너졌기 때문이다. 약과 가공식품, 화장품 등을 피하고 채식, 천일염, 발효식품 등을 이용해 생명체가 갖고 있는 자연치유력을 회복시켜야만 건강한 삶을 유지할 수 있다.

07
천연 비타민C는 시지 않고 노랗지도 않다

'천연'이란 그 효능이 식물 등 자연에서 유래했다는 의미다. 과일이나 채소, 천일염 등에 풍부하게 들어있는 비타민은 미량영양소로서 항암작용을 한다. 그런데 오직 과일이나 채소 등 음식으로 섭취했을 때에만 그렇다. 그러나 화학자들은 자연의 분자구조를 화학적으로 바꾼 합성화학물질을 개발해 특허를 내고 대량생산의 길을 열었다. 합성물질의 대부분은 석유폐기물과 유전자조작 박테리아에서 만들어진다. 천연의 비타민은 모두 자연에 존재하는 물질이지만 바뀌진 분자구조를 갖는 물질이나 유전자가 조작된 물질은 자연에 존재하지 않는 이물질이다.

1912년 카시미르 풍크가 비타민을 발견하고, 1928년 앨버트 폰 센트죄르지가 레몬에서 비타민C를 분리하는 데 성공했다. 그 후 비타민의 효능이 알려지면서 화학자들은 모든 종류의 비타민 분자구조를 실험실에서 조작했다. 1937년 미국의 화학자인 알베르트 기요르기가 석유폐기물인 콜타르의 분자구조를 변형시켜 합성 비타민C를 만드는 데 성공했고, 그 공로로 노벨화학상을 수상했다. 발견 당시에는 잇몸과 코 등에서 피가 나는 괴혈병치료제와 가공식품의 방부제로 쓰였다. 이렇게 비타민을 석유폐기물에서 추출하는 까닭은 채소나 과일에 들어 있는 천연의 비타민은 특허의 대상이 아니어서 돈으로 연결되지 않기 때문이다. 기업은 주류의사들을 끌어들여 "분자구조만 동일하면 인체 내에서 동일하게 작용하므로, 합성물질은 천연물질과 같이 인체에 아무런 부작용을 일으키지 않는다."는 거짓 연구로 대중을 세뇌시키고 있다.

  과일에서 추출할 수 있는 비타민은 극미량이기 때문에 이윤을 극대화하기 위해서는 합성을 통한 대량생산이 필요하다. 석유폐기물인 콜타르*에서 추출한 물질의 분자구조를 바꾸고, 화학색소, 방부제, 코팅제, 착색제, 용해제 기타 여러 가지 화학첨가제와 약간의 과일 가루를 혼합하고, 합성물질로 만든 글리세린 캡슐에 담아 비타민C로 선전한다. 시중에서 구입하는 비타민C는 새콤한 맛이 나고 노란 색을 띠지만, 사실 천연 비타민C는 아무런 맛도 나지 않고 무색이다. 제약회사 등이

---

* 철이나 목재의 방부제로, 아스팔트에 섞어 도로 포장용으로 사용되는 검은 색의 끈끈한 액체 콜타르는 벤조피렌, 크레오소트(목재 방부제로 사용), 피치(방수제 또는 알루미늄 제련에 사용), 에틸카바메이트(화학 술 제조에 사용) 등과 함께 석유를 정제하는 과정에서 만들어지는 폐기물이다. 특히 벤조피렌은 치명적인 1급 발암물질이다. 석유 폐기물인 콜타르, 벤조피렌, 크레오소트, 피치, 에틸카바메이트, 아스팔트 등이 위험한 까닭은 각 단계의 정제 과정에서 수백 가지의 합성화학물질을 첨가해 마지막에 나오는 폐기물이므로 화학물질이 응집된 덩어리이기 때문이다. 천연 물질에서 나오는 벤조피린, 콜타르, 에틸카바메이트 등은 극미량이며 또한 다른 여러 가지 성분과 상호작용을 하기 때문에 인체에는 거의 해를 끼치지 않는다.

방부제인 아스코르브산에 합성 향미제와 색소를 첨가해 비타민의 이미지를 오랫동안 조작한 결과다. 그런데 천연 비타민이라며 고가로 팔리고 있는 비타민C는 무엇일까? 독일의 바스프사가 유전자를 조작해 만든 '아시비아 고시피'라는 박테리아로부터 생산한 유전자조작 물질이다. 합성물질과 동일하게, 유전자가 조작된 물질 역시 자연에 존재하지 않는 것으로 인체 내에서 독극물로 작용한다. 유전자를 조작하는 까닭도 특허를 확보하기 위한 수단일 뿐이다.

합성 비타민의 효능을 조사한 67개 연구들을 검토한 결과, 합성 비타민 섭취가 건강에 이로운 영향을 미친다는 증거는 확인되지 않았다. 오히려 많은 연구에서 합성 비타민의 섭취가 질병을 유발시키는 것으로 조사됐다. "비타민C가 감기를 예방해준다."는 라이너스 폴링의 가설에 대해 코크란 공동연구소가 11,017명을 상대로 조사한 결과를 살펴보자. 합성 비타민을 처방하고 조사한 29건의 연구 보고서를 검토한 결과 아무런 효과가 없음이 입증됐다. 비타민의 질병 예방 효과가 확인된 연구는 대부분 야채나 과일 등 천연의 음식으로 진행한 실험이었다.[23]

비타민A가 부족하다면 자연식품인 당근으로 섭취하는 것이 좋다. 당근 한 개에는 레티놀이라고 하는 비타민A 유도체가 하루 섭취권장량인 600밀리그램 정도 들어 있고 또한 다른 많은 물질들과 상호조화를 이루고 있기 때문이다. 그러나 비타민A를 합성화학물질로 섭취하면 시력장애, 두통, 구토, 골절, 간부전증, 중추신경 파괴, 각종 암 등 부작용을 일으킬 수 있다. 건강보조식품 중 천연이 아닌 합성 알로에는 위산 분비를 억제해 소화불량을 일으키고, 합성 철분 보충제는 혈액을 끈적끈적하게 만들어 뇌졸중과 심장질환을 유발시킨다.

영국의 화학물질 전문가인 베일리 해밀턴은 "유감스럽게도 우리의 몸은 합성물질로부터 스스로를 보호하도록 진화하지 못했다. 일단 체내에 들어온 합성물질은 대부분 처리되지 못한 채 지방층에 축적된다. 그 결과 지구상에 살고 있는 모든 생물체는 합성물질에 영구적으로 오염되어 있는 실정이다."라고 한다. 체내에 축적된 합성물질은 환경호르몬으로 작용하여 여러 가지 질병을 일으키는 원인이 되고 있다. 미국 환경보호국(EPA)은 살균제의 90퍼센트, 제초제의 60퍼센트, 살충제의 30퍼센트를 발암물질로 경고하고 있다. 그러면서도 화학업계의 입김을 의식해 살충제가 암을 일으킬 확률은 100만분의 1이라고 한다.24) 확률에서 100만분의 1이라면 제로나 다름없는 수치다. 대기권을 떠돌던 인공위성의 잔해에 맞아 사망할 확률이 100만분의 1이다.

이 확률 놀이는 합성물질이 체내에 축적된다는 사실을 숨기기 위한 거짓이다. 합성물질뿐만 아니라 산업화의 유산으로 남게 되는 알루미늄, 비소, 카드뮴, 납, 니켈, 수은, 크롬 등 중금속도 관절염, 신부전증, 뇌졸중, 심장질환, 각종 암 등을 유발한다. 이러한 중금속도 자연에 존재하는 물질을 화학적으로 조작한 물질이어서 합성물질처럼 체내에서 쉽게 배출되지 않고 지방층에 축적되다가 임계치에 이르면 인체를 산성으로 바꾸고 면역체계를 파괴시키며 각종 질병을 유발한다. 자연 상태에서 우리의 몸은 약알칼리성인 ph7.4를 유지하고 있다. 그러나 약, 가공식품, 화장품 등에 들어 있는 합성물질은 우리 몸을 산성으로 변화시킨다. 산(acid)은 동맥을 부식시켜 심장마비나 뇌졸중을 일으키고, 관절을 부식시켜 관절염을 일으키며, 체온을 떨어뜨려 각종 암을 유발한다.

그뿐 아니라 산은 적혈구의 산소교환, 염증치유, 호르몬생성, 신경세포의 전달능력에 해로운 영향을 미친다. 우리 몸을 건강한 약알칼리성 상태로 유지하기 위해서는 반드시 과일과 야채, 천일염, 발효음식 등의 식단이 필요하다. 그러나 과일을 선택할 때에도 자연에서 멀어질수록 위험하다는 것을 명심해야 한다. 즉 가공된 채로 캔에 담긴 과일은 위험하다. 황도나 밀감, 깐포도 등이 껍질만 제거되고 알맹이의 모습을 고스란히 유지하고 있는 비결은 염산이다. 독성과 부식성이 강한 염산을 사용해 껍질만 녹인 후, 세제의 원료인 카제인나트륨[**]을 혼합해 염산을 중화시킨다.

[**] 분유, 커피, 설탕, 커피 크리머 등이 물에 잘 녹도록 하는 합성화학물질이다. 염산이 묻어 있는 과일을 카제인나트륨 용액에 담그면 묻어 있던 염산이 용해되어 물에 씻겨 나온다. 카제인나트륨은 접착제나 페인트의 원료로 사용되는 카제인에 양잿물(가성소다. 기름때를 녹이는 세제의 주성분)이라고도 하는 수산화나트륨을 혼합시켜 만드는 합성화학물질이다. 특히 염산은 세포를 파괴하는 강독성 물질이다.

08
햇빛은 가장 훌륭한 치료제다

햇빛은 흙, 물, 공기와 함께 생명의 근원이다. 식물은 햇빛을 통해 광합성작용을 해 에너지를 얻고 초식동물은 그 식물을 섭취함으로써 생명에 필요한 에너지를 얻는다. 햇빛은 우리 인간에게도 가장 소중하다. 햇빛은 인체에서 일어나는 모든 기능을 정상화시켜 자연치유력을 회복시키고 우울증을 예방하는 등 정신적 건강에서부터 육체적 건강까지 큰 영향을 미친다. 햇빛을 쬐면 천연의 자외선, 적외선 등이 피부로 침투해 콜레스테롤을 원료로 비타민D를 합성하고 몸에서 생성된 비타민D는 간과 신장에서 대사된다. 비타민D는 장에서 칼슘과 인의 흡수를 촉진하고 뼈 조직에 칼슘을 보충시키면서 뼈와 치아를 튼튼하게 해준다.

인간은 45억 년을 진화해오는 동안 비타민D를 제외하고 다른 비타민을 합성해내는 능력을 모두 포기했다. 이 때문에 인간은 나머지 비타민을 모두 외부에서 음식을 통해 섭취해야 한다. 비타민D는 햇빛에 말린 버섯* 등을 통해 음식으로 섭취하기도 하지만 태양자외선과 콜레스테롤을 이용해 간에서 합성하기도 한다. 그런데 인간이 다른 모든 비타민의 합성 능력은 포기했지만 비타민D의 합성능력만은 수십 억 년이 지난 현재까지 유지하고 있는 까닭이 무엇일까? 다른 비타민은 주변의 야채나 물, 천일염 등을 통해 필요량을 쉽게 섭취할 수 있기 때문이다. 이런 비타민을 합성해내는 데 사용될 에너지를 생장, 두뇌발달, 골격형성 등 생존에 필요한 곳에 사용하기 위함이다.

반면 비타민D는 자연치유력을 회복시키고 생장, 각종 질병 예방 등 생존에 반드시 필요하기 때문에 그 능력을 유지하고 있는 것이다. 특히 비타민D는 칼슘과 함께 뼈를 만드는 데 없어서는 안 될 영양소다. 햇빛이 인간에게 아무런 해를 끼치지 않고 오히려 비타민D를 합성해주는 등 긍정적으로 작용하는 것은 자외선, 적외선 등 여러 가지 빛의 파장이 상호조화를 이루고 있기 때문이다. 햇빛은 뇌에서 세로토닌의 분비를 촉진시켜 우울증도 예방해준다. 그러나 햇빛에서 자외선만을 별도로 분리하거나 인공으로 자외선을 생성시키면 상호조화가 이뤄지지 않기 때문에 치명적인 독으로 작용한다.

자외선이 피부암**을 유발한다는 연구는 화장품업체로부터 재정 지

---

* 버섯은 곰팡이 덩어리라고 하는 균사체이다. 광합성작용을 하지 않는 버섯은 음지에서 자라며 썩은 동식물의 유기물을 흡수해 다시 자연으로 돌려주는 작용을 한다. 유럽이나 러시아, 일본, 중국, 인도, 우리나라의 선조들은 버섯에 풍부한 베타글루칸, 비타민 등 각종 성분이 천연 항암제로 작용한다는 사실을 오래 전부터 알아내 각종 질병을 치료하는 약재로 사용했다. 미국은 제약회사의 압력에 의해 오래 전부터 버섯 등 천연물질로 질병을 치료하는 것을 법으로 금지해 왔지만, 레이건 대통령의 대장암이 아가리쿠스 버섯으로 완치되면서 대중에게 받아들여지기 시작했다.
** 피부암의 80퍼센트를 차지하는 바실리옴(Basaliom, 기저세포암)과 슈피날리옴(Spinaliom, 편평세포암).

원을 받아 수행한 거짓 연구다. 인공자외선으로 시행한 동물실험의 결과를 태양자외선인 것처럼 발표했고 이를 주류의사들과 화장품업계가 앵무새처럼 인용한 것이다. 주류의사들은 피부암의 원인이 자외선이라며 외출할 때에는 반드시 자외선차단제를 바를 것을 권장한다. 그러나 사실 피부암을 유발하는 자외선은 천연의 태양자외선이 아니라 형광, 할로겐, LED, 태닝 등에서 방출되는 인공 자외선***과 자외선차단제에 첨가하는 이산화티탄이다. 태양자외선은 피부, 귀, 눈, 뇌 등에 퍼져 있는 멜라닌세포가 전부 흡수하기 때문에 인체에 아무런 해를 미치지 않는다. 피부암이나 백내장 등은 햇빛 때문에 생기는 것이 아니라 자외선차단제와 인공광선 때문에 생긴다. 자외선차단제에 들어 있는 티타늄이나 옥시벤존 같은 치명적인 합성물질은 모공을 통해 간과 폐로 들어가 이들을 파괴하고, 또한 천연의 자외선을 차단해 비타민D를

일명 사마귀)은 거의 100퍼센트 쉽게 치료되는 양성종양이다. 오늘날 대부분의 주류의사들은 피부암이 자외선에 의해 발생한다며 자외선차단제를 바를 것을 권장하지만 최근의 과학적 연구에 의하면 태양의 자외선과는 아무런 연관성이 없음이 밝혀졌다. 반면 극히 드물게 발병하는 흑색종이라고 하는 멜라노마(Melanoma)는 대부분 할로겐, 형광, LED, 태닝 등 인공 자외선과 자외선차단제 등 합성화학물질에 의해 발병하는 것으로 밝혀지고 있다. 이 때문에 흑색종은 사무실에서 주로 근무하는 사람들이 야외에서 근무하는 사람에 비해 발병률이 월등히 높다. 인간은 태양 광선에서 나오는 천연의 자외선에 대해서는 이미 수십억 년의 진화과정을 통해 적응했지만 인공광선에 대해서는 아직 적응이 되지 않아 각종 질병을 야기하는 것이다. 천연의 자외선은 광합성 작용의 주요 에너지원이고, 인체에 비타민D를 합성해내는 에너지다. 또한 천연의 자외선은 기분을 상쾌하게 해주면서 우울증 등을 예방해주는 생명체의 벗이다. 따라서 자외선차단제는 피부암을 예방하는 데 아무런 작용을 하지 않고 오히려 각종 암을 유발한다. 특히 자외선차단제에 들어 있는 나노입자인 이산화티타늄이나 산화아연 성분은 자연에 존재하지 않는 물질로 폐암, 간암, 신부전증, 흑색종 등의 주요 원인으로 의심받고 있다.

***형광등은 인공자외선이 다량 방출되고, 형광등이 깨졌을 때 노출되는 수은의 위험이 치명적이기 때문에 독일 등 유럽의 많은 병원에서는 형광등 사용을 금지하고 있다. 또한 인공조명에 사용된 인공자외선은 면역체계 파괴와 시력 상실의 주원인이며, 내분비계를 교란시켜 세로토닌의 분비를 억제함으로써 우울증 등 정신질환을 야기하는 원인으로도 밝혀졌다.

만들어내지 못하게 하기 때문에 우울증, 골다공증, 치아질환, 백내장, 불면증 등을 크게 유발시킨다.[25]

　인공광선은 자연치유력을 크게 무너뜨리기 때문에 골다공증, 충치, 시력감퇴, 내분비계교란 등을 일으켜 건강을 해친다. 그리고 모든 형광등에는 독성이 강한 수은과 납, 비소 등의 중금속이 들어 있다. 이들 중금속에 노출되면 뇌, 척추, 신장, 간에 치명적인 위험이 유발되고 기억상실, 행동장애, 불면증 등이 나타날 수 있다. 테네시 대학 독성연구소는 지구상에 존재하는 물질 중 인체에 가장 치명적인 위험을 끼치는 것은 방사능이고, 수은이 그 다음으로 위험하다고 한다. 치과병원들은 주로 X선, CT 등 방사선을 이용해 의료행위를 하며 아말감, 임플란트 등에는 지금도 수은이 다량 첨가되어 있다. 치과 치료를 받는 환자는 방사선과 수은의 부작용으로 치근이 부식되어 옆 치아도 임플란트로 대체하다가 결국 뇌졸중, 심장병, 암 등으로 이어지게 되는 것이다.[26]

　멜라닌세포가 흡수한 태양자외선은 비타민D와 멜라토닌을 합성해내고 칼슘을 활성화시켜 주는 주요한 원천이다. 멜라닌세포가 합성해내는 멜라토닌은 가장 훌륭한 천연의 자외선차단제이자 천연의 수면제****이며 천연의 항암제다. 현대사회에서 불면증이 급증하는 원인은

**** 햇빛의 자외선을 이용해 인체에서 합성해내는 멜라토닌과 세로토닌이 서로 시소게임을 하면서 낮에는 활동을, 밤에는 수면을 유도한다. 따라서 햇빛을 적게 쬐어 세로토닌의 양이 줄어들면 우울증이, 멜라토닌의 양이 줄어들면 불면증이 유발된다. 이 때문에 합성물질로 된 우울증치료제나 수면제를 복용하면 자연치유력을 무너뜨려 간질환, 관절염, 심장질환 등의 부작용이 일어난다.

자외선차단제와 선글라스로 햇빛에 노출되는 것을 방해해 멜라토닌이 충분히 합성되지 못하기 때문이다. 반면 멜라닌은 인공자외선은 흡수하지 못하고 또한 인공자외선으로는 비타민D를 합성해낼 수 없다. 피부암이 발병하는 까닭은 자외선차단제에 다량으로 함유돼 있는 이산화티탄 등 모공으로 침투한 합성물질에 의해 자연치유력이 무너져 멜라토닌을 제대로 생성하지 못하기 때문이다. 멜라토닌이 제대로 생성되지 않으면 불면증, 관절염, 뇌졸중, 각종 암 등 질병에 취약하게 된다.[27]

"햇빛이 피부암을 유발한다."는 주류의사들과 화장품업계의 거짓 선전으로 인한 햇빛 기피 현상으로 세계 인구의 50퍼센트 이상에게서 비타민D와 멜라토닌 결핍 증상이 나타나고 이로 인해 관절염, 치아질환, 골절, 시력장애, 심장질환, 다발성경화증, 뇌졸중, 각종 암 등이 유발되고 있다. 많은 사람들에게서 비타민D가 부족해지자 제약회사와 주류의사들은 재빨리 비타민D 보충제를 만들어 환자에게 권장하고 있다.

그러나 이런 합성 비타민은 몸의 자연치유력을 급속히 무너뜨려 위궤양, 심장질환 등 치명적인 질병을 유발시킬 위험이 있다.

일본의 성형외과 의사인 우쓰노미야 미쓰야키는 "햇빛을 쬐면 멜라닌 형성세포의 DNA가 손상되면서 검버섯이 피고 더 심해지면 피부암으로 악화된다는 것이 상식으로 받아들여지고 있지만, 한국과 일본에서 햇빛을 많이 쬐어 피부암에 걸리는 사람은 거의 없다."고 한다. 피부암은 백인들에게 압도적으로 많이 발생한다. 일조량이 많은 아열대나 적도지방에 거주하는, 피부가 검은 색을 띠는 사람들에게 피부암은 드문 일이다. 백인은 멜라닌색소가 생성되지 않아 피부암에 취약한 것이다. 주름, 기미, 검버섯과 같은 피부노화의 주요원인은 자외선에 과다하게 노출되었기 때문이 아니다. 형광, 할로겐, 태닝, LED 등 인공광선에 노출되는 시간이 늘어나면서 멜라닌 생성이 줄었기 때문에 나타나는 현상이다. 오히려 천연의 태양자외선은 주름, 기미 등을 예방하고 치료해준다.

  햇빛은 파장이 다른 10만 종의 빛을 포함하고 있으며 각각 서로 다른 역할을 하고 있다. 우리가 눈으로 인식할 수 있는 '가시광선'을 비롯해 눈에 보이지 않는 '자외선'과 '적외선' 등이 대표적이다. 햇빛은 다양한 파장의 빛이 상호작용을 일으키기 때문에 생명체에 부작용을 일으키지 않는다. 자연의 약초에 독성성분인 알칼로이드가 많이 함유돼 있어도 여러 가지를 섞어 조제하면 독성이 중화되는 것과 마찬가지 원리다. 가시광선 덕분에 생물이 낮과 밤을 구별할 수 있고 교감신경과 부교감신경의 활동이 가능하다. 눈으로 들어온 가시광선이 뇌의 중심인 시상하부에 도달해 자율신경을 안정시킨다. 따라서 햇빛을 자주 쬐면 백내장 등 안질환도 치료되고, 시력도 좋아진다.

  적외선은 몸 깊숙한 곳까지 침투해 열을 발생시켜 몸을 따뜻하게 해주는 작용을 한다. 체온이 오르면 백혈구의 활동이 활발해져 박테리아 등을 이겨내는 힘이 증가하고, 자연치유력을 높여 암세포를 정상세포로 회복시켜 준다. 이 때문에 저체온으로 각종 질병에 고통 받고 있는 사람들은 반드시 햇빛을 쬐는 시간을 늘려야 한다. 과다하게 노출하지 않고 적절히 쬐면 햇빛은 우리 몸에 유익하다. 비타민D가 부족하면 구루병에 걸릴 위험이 높아지고 암이나 뇌졸중에 걸릴 위험도 2배나 높아진다.

그러나 병원에서 검사하는 비타민D 테스트는 거짓이다. 제약회사에서 만든 기준치는 탐욕에 젖은 주류의사들을 동원해 합성약인 비타민D를 판매하기***** 위해 과도하게 높게 책정되어 있기 때문이다. 또한 비타민D는 합성약이어서 구토, 변비, 두통, 탈수, 고혈압, 동맥경화, 위궤양, 폐질환 등의 부작용을 유발시키는 것으로 알려져 있다. 특히 주의해야 할 점은 설령 비타민D 수치가 적다 해도 위험한 병원약을 처방받을 것이 아니라 밖으로 나가 햇빛을 충분히 쬐면 아무런 부작용 없이 천연의 비타민D를 충분히 합성해낼 수 있다는 사실이다. 제약회사의 기준치는 혈액 1mm당 30나노그램 이상을 정상으로 본다. 그러나 많은 양심적인 연구에 의하면 20나노그램이 정상이라고 한다. 하와이 거주 학생들을 상대로 한 연구에 의하면, 1주일에 29시간 이상 햇빛에 노출된 학생들의 51퍼센트가 병원의 기준치에 미달됐다고 한다.[28]

햇빛은 부작용 없이 병을 치유하는 '자연의 명약'이다. 햇빛은 뼈를 튼튼하게 해주는 것을 비롯해 자연치유력을 증강시키고 심장질환이나 뇌졸중, 관절염, 각종 암 등을 예방해주며, 치아를 튼튼하게 해주고 폭력적인 성격을 완화해준다. 또 뇌혈관 혈류개선, 이상단백질의 기능 회복, 불면증 개선, 우울증 개선, 대사증후군 개선, 암 예방 등에도 효과적이다. 햇빛은 많이 쬐어도 비타민D 생성과 관련해 과잉증이 없다. 수용성인 비타민B와 비타민C가 몸속에 흡수되고 남으면 체액 중에 용해

***** 비타민D를 투여 받는 데 드는 비용은 대체적으로 1회당 5만원(대리점 공급가 2만 5천원)으로 3회 투여를 원칙으로 한다.

되어 소변과 함께 배출되듯이, 햇빛을 쬐어 생성된 비타민D는 체내에 과잉 축적되지 않는다. 비타민D는 스스로 필요량을 조절해 적절하게 사용되기 때문이다.[29]

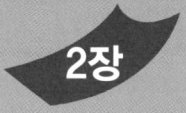

세균 때문에
병이 생기는 걸까?

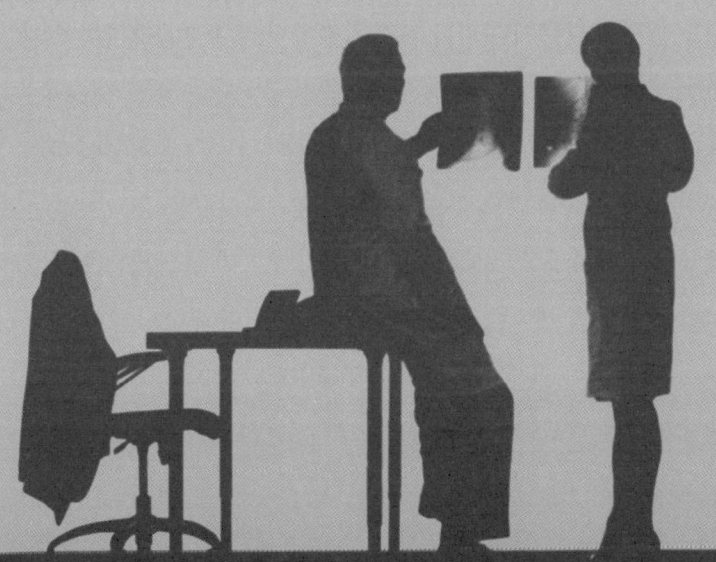

09
박테리아와 바이러스는 적이 아니다

우리는 몸에 1만 종에 해당하는 박테리아나 바이러스를 지니고 일생을 살아간다. 개체 수로 환산하면 100조 개나 되는데 우리 몸 세포의 1.5배, 몸무게의 2퍼센트에 해당한다. 박테리아와 바이러스의 대부분은 장내에 서식하고 나머지는 피부, 머리카락 등에 서식한다. 손바닥에만 2억 개의 박테리아와 바이러스가 살고 있다. 같은 환경에서도 질병이 다르게 나타나는 것은 각자의 체내에 존재하는 박테리아나 바이러스가 다르기 때문이다.

중요한 사실은 이렇게 많은 박테리아나 바이러스, 기생충 등이 우리의 자연치유력 회복에 반드시 필요하다는 것이다. 대부분의 미생물은 생명체에 무해하며, 오히려 대부분은 이롭기까지 하다. 예컨대 미코박테리아가 적절하게 체내에 존재해야 자연치유력이 활성화되고, 나아가 암세포의 성장이 억제된다는 사실이 확인됐다. 그러나 현대의학은 미코박테리아가 결핵과 나병을 일으킨다는 가설을 앞세워 치명적인 합성물질로 된 항생제를 집중 투여한다. 사실 '결핵환자는 결핵균 때문에 죽는 것이 아니라 결핵치료제의 부작용으로 죽는다.'고 할 수 있다. 박테리아는 박멸해야 할 적이 아니라 함께 공존해야 할 '우리의 이웃'이다![30]

장내 박테리아는 대부분 장의 점막에 자리 잡고 있어 외부로부터 들어오는 악성 균이 세포 안으로 침입하지 못하게 막아준다. 박테리아는 기생충과 함께 우리가 체내에서 소화시키지 못하는 섬유소를 분해해 각종 효소와 비타민 등 천연의 항산화제를 만들어낸다. 또한 면역체계의 신호물질인 인터페론과 사이토카인, 프로스타글란딘의 생성을 촉진시켜 우리 건강에 가장 중요한 면역체계를 형성해주고, 우리가 합성하지 못하는 비타민K 등을 만들어낸다. 비타민K는 혈액을 응고시키는 혈소판 생성에 필수적이다. 따라서 미생물을 박멸하려고 항생제, 살균제, 항바이러스제 등을 체내에 투여하는 것은 결코 옳은 의료행위가 아니다. 자연치유력을 회복하는 것이 최선의 방법이다.

인간의 건강은 장에 달려 있다고 해도 과언이 아니다. 그런데 장은 입과 코를 통해 외부와 연결되어 있어 언제든지 외부로부터 침입 당할 수 있다. 따라서 45억 년의 진화과정을 통해 인간은 맹장이나 편도선 등의 면역체계 대부분을 소화기관 주위에 자리 잡도록 했다. 위험한 박테리아나 유기물질이 혈류를 타고 온몸으로 퍼지는 것을 막기 위해 수십 억 개의 면역세포가 소장에서 대기하도록 조치를 한 것이다. 소장에 자리잡은 좋은 박테리아는 인간이 소화하지 못하는 섬유소로부터 영양분을 공급받으며 항산화제를 분비해 암, 심장병 등 각종 질병을 예방해준다. 이것이 바로 '공존의 원리'다.

림프절은 외부에서 들어오는 박테리아나 바이러스, 기생충, 암세포 등을 끌어 모아 박멸하는 기능을 갖고 있는 인체의 초소다. 림프절에서 박테리아나 암세포 등이 자주 발견되는 것은 당연한 일이다. 현대의학은 림프절에 암세포 등이 발견되면 이를 다른 기관으로 전이된 것으로 판단하고 림프절을 제거한다. 아군의 초소를 스스로 파괴하는 이 같은 현대의학의 의료행위는 얼마나 무지한 행동인가? 이 때문에 병원에서 치료받는 환자들은 빠르게 자연치유력이 무너지면서 더 치명적인 질병으로 악화되거나 패혈증으로 급사하게 된다.

어머니의 산도 바로 옆에 배설기관이 자리하고 있는 것도 태어나면서 면역력을 갖추도록 하기 위한 진화의 산물이다. 태아는 완벽한 무균상태*인 양수에서 안전하게 자란다. 그러나 출산 시에는 머리부터 산도를 밀고 나오면서 어머니의 직장을 압박해 온몸에 배설물이 뒤덮이는 것은, 각종 박테리아나 바이러스, 기생충 등에 노출돼 면역력을 갖추게 하기 위함이다. 그러나 면역력을 이해하지 못하는 현대의학은 '박테리아 등이 질병을 유발한다.'는 가설에 근거해 산모에게 제왕절개술을 권하거나 산모가 자연분만을 원하는 경우에도 관장을 시켜 미리 배설물을 청소한다. 이는 아기의 면역력을 방해하는 조치로 무지한 행동이다.[31]

---

* 양수를 무균상태로 만들어 주는 작용을 하는 것이 소금이다. 양수는 바닷물의 평균 소금농도와 같은 0.9퍼센트로 이루어져 있어 어떤 박테리아나 바이러스, 기생충도 생존할 수 없다. 따라서 임신부가 소금을 적게 섭취해 양수의 소금농도가 낮아지면 무균상태가 무너져 태아 기형 및 미숙아의 우려가 있다.

사실 이콜리(O157:H7) 박테리아나 살모넬라균 또는 리스테리아균, 헬리코박터균 등도 우리의 장에서는 무해한 박테리아지만 항생제, 살균제 등의 합성물질에 의해 자연의 질서가 깨지면서 치명적인 독성을 분비하는 악성균으로 변이된 것이다. 보통의 박테리아들은 100만 마리가 들어와야 질병을 일으키지만 이런 박테리아는 단 10마리만 우리 몸에 들어와도 면역력이 약해진 사람에게 치명적인 감염을 일으켜 간과 신장, 심장, 신경조직을 파괴시켜 사망에 이르게 하거나 심각한 장애를 남긴다. 그러나 면역체계가 정상적인 사람에게는 독성으로 변형된 박테리아가 10마리 이상, 설사 100만 마리가 들어온다 해도 아무런 질병을 일으키지 않는다.

악성 박테리아는 처음에 햄버거, 소시지 등 주로 육류 제품에서 발견되었지만 지금은 시금치 등 야채에서도 발견된다. 항생제에 대한 내성만 보이던 변형 이콜리는 이제 살균제, 방부제를 거쳐 살충제에도 내성을 나타내기 시작했다. 이 박테리아에 감염된 캘리포니아 시금치로 인해 2006년 미국의 26개 주에서 2명의 성인과 1명의 어린이가 용혈성 요독증으로 사망하고 31명이 신부전증을 일으켰고 200여 명이 치료를 받은 끔찍한 사건이 발생했다. 2012년 8월 일본에서도 이콜리에 감염된 배추를 먹고 6명이 사망하고 100명이 치료를 받는 사건이 발생했다. 이콜리는 심지어 생수에서도 발견된다. 치명적인 이콜리 박테리아가 급속도로 퍼짐에 따라 우리나라에서는 법정전염병으로 지정되어 있다.

이콜리 박테리아는 돼지나 소, 반려동물, 물고기의 장 속에 머물며 물과 채소를 통해 인체에 들어와 수십 억 년을 인간과 함께 진화해오면서 인간의 자연치유력을 지켜주었다. 주로 닭고기에 서식하는 캄필로박터균, 계란이나 생선에 서식하는 살모넬라균이나 리스테리아균과 마찬가지로 소화와 비타민 합성을 도와주고, 독성 박테리아로부터 우리 몸을 보호해주며 자연치유력을 회복시켜주는 '좋은 박테리아'인 것이다. 그러나 현대의학은 합성 항생제와 방사선, 그리고 살균제인 트리클로산을 융단 폭격함으로써, 우리의 이웃이던 이들 박테리아의 변이를 유발했다. 변이된 박테리아는 장 내벽을 공격하는 베로톡신과 시가톡신이라는 강력한 독소를 분비해 영구적인 불구를 겪게 하거나 사망으로 이어지는 치명적인 용혈성요독증을 일으키게 되었다.

1998년 미국립동물질병센터의 연구원인 인디라 쿠드바는 동일한 양의 이콜리 박테리아를 자연상태로 방목하는 젖소와 집중 가축시설에 가둬 항생제와 성장호르몬, 가공사료로 사육하는 젖소에게 각각 투여했다. 그 결과 방목하는 젖소들은 스스로 쑥이나 질경이를 찾아 섭취하고 양지에 누워 스스로를 햇빛에 오래 노출시켜 변종대장균을 전부 이겨내 질병을 극복했지만, 우리 속의 젖소들은 대부분이 질병에 걸려 심각한 증상을 일으켰다. 이 연구는 10년 후인 2008년에 다시 진행됐지만 결과는 역시 동일했다.[32]

현대의학은 박테리아를 찾아 이를 강독성 농약인 살균제나 항생제로 죽이는 데 집중하는 반면, 자연의학은 천연음식과 약초, 햇빛, 소금, 운동 등을 통해 자연치유력을 회복시켜 미생물을 적절한 양으로 조절하고 독성으로 변형된 박테리아를 좋은 박테리아로 되돌리는 자연의 원리를 이용한다. 즉, 합성 항생제나 구충제 등은 미생물 전체를 박멸하면서 그 부작용으로 온전한 세포도 파괴하지만 마늘의 알리신, 인삼의 사포닌, 고추의 캡사이신 등 자연의 살균제는 미생물을 박멸하는 것이 아니라 적절한 양으로 조절한다. 따라서 사람의 경우에 자연치유력을 회복하는 가장 좋은 방법은 햇빛을 자주 쬐면서 적절한 운동을 하고 야채와 발효음식, 맑은 공기, 맑은 물 등을 위주로 식단을 꾸리는 일이다.

간단한 의술의 역사

BC 2000년 "자, 이 약초를 먹어."
1300년 "약초로 치료하는 것은 신을 모독하는 짓이야. 기도를 해."
1850년 "기도는 미신이야. 이 물약을 먹어."
1900년 "저 물약은 가짜야. 이 알약(합성화학약품의 시작)을 먹어."
1945년 "저 알약은 효과 없어. 이 합성 항생제를 먹어."
1955년 "저런, 합성 항생제가 세균에 내성이 생겼네! 더 강력한 테트라사이클린을 먹어."
2007년 "저런, 또 내성이 생겼네. 이게 더 강력한 항생제야."
2010년 "이 상태로는 세균을 못 이기고, 몸은 다 망가져! 이 약초를 먹어. 약초와 면역력은 내성을 일으키지 않는다는 사실을 이제야 알았어."[33]

10
세균과 인체는
서로 도우며 공존한다

몸속에서 우리와 함께 공존하는 박테리아를 총칭해서 '마이크로바이옴'이라고 한다. 록펠러대학교 총장이며 1958년 노벨 의학상을 수상한 조수아 리더버그는 "마이크로바이옴을 이해하는 것은 우리가 다른 생명체와 협동하며 공존한다는 사실과 미생물이 결코 우리를 해치지 않는다는 사실을 안다는 것이다. 진화론의 관점에서 세균은 인간보다 1,000만 배 더 빠르게 증식하고 변화한다. 따라서 세균을 박멸한다는 것은 불가능하다."고 했다. 젖산균이나 비피더스균, 유산균, 헬리코박터균 등에 의해 형성된 면역세포는 맹장(충양돌기)을 거쳐 인체에서 일어나는 여러 가지 질환을 사전에 감지하고 막아주는 기능을 한다. 맹장은 외부에서 나쁜 박테리아나 자연에 존재하지 않는 물질이 들어왔을 때, 인체 내부에서 좋은 박테리아가 독성을 나타낼 때, 좋은 박테리아가 피신하는 장소다. 이후 면역체계가 회복되면 맹장으로 피신해 있던 좋은 박테리아는 다시 장으로 돌아와 제 역할을 수행한

다.[34]

현대의학은 박테리아와 관련한 연구에 있어서도 그 해석이 너무나 비합리적이다. 5천 년 전 이집트의 무덤에서 발견된 미이라에서 결핵균의 항체가 발견되었다는 이유로 그 당시에 결핵이 유행했고, 그 주검의 주인공도 결핵으로 사망했다고 결론을 내린다. 또한 방사성 탄소동위원소의 추적으로 그의 나이가 30대라는 사실을 가지고 그 당시에는 수명이 30세였다고 결론을 내린다. 이 얼마나 황당한 추론인가? 주검에서 결핵균의 항체가 발견됐다는 사실은 결핵에 대해 이미 자연치유력을 가졌을 가능성이 많고, 30대에 사망했다는 사실은 그 당시에 되풀이되던 전쟁으로 인한 죽음일 수도 있다는 사실은 부정한다. 현대의학은 "이집트 시대의 평균 수명은 30세, 그리스 시대의 평균수명은 19세, 중세의 평균 수명은 25세인데, 현대의학에 의해 수명이 80세까지 늘어났다."고 선전한다. 사실 수명이 늘어났다는 주장은 현대의학을 선전하기 위한 근거 없는 조작이다. 오히려 현대의학의 부작용으로 건강수명은 급속도로 단축되고 있다.[35]

2012년 현재 우리나라 사람의 평균수명은 80.7세이지만 건강수명은 72.6세다. 2002년 미국의 경우, 평균수명은 76.8세이지만 건강수명은 47.5세다(미국이 우리나라보다 병원에 의지하는 비율이 높기 때문에 평균수명과 건강수명이 모두 낮다). 우리나라와 미국의 공통점은 평균수명은 늘어가지만 건강수명은 꾸준히 줄고 있다는 사실이다. 다시 말해 사망 직전까지 20여 년을 통풍, 치매, 신부전증, 뇌졸중, 심장질환, 암 등으로 각종 검사와 약, 방사선, 수술로 고통을 겪으면서, 평생 땀 흘려 모은 재산을 고스란히 주류의사들의 주머니에 넣어 주고 떠난다는 말이다.[36] 이것이 현대의학에서 그토록 자랑하는 '평균수명이 늘어났다.'는 선전의 실상이다. 사실 평균수명이 늘어난 까닭은 위생과 영양상태가 개선되고, 전쟁이 줄어 젊은이와 영아사망률이 낮아졌기 때문이지 현대의학과는 아무런 관련이 없다.

미국식 현대의학에서 자연치유력을 무시하는 까닭은 청교도 이데올로기 때문이다. 청교도 교리에 의하면 신의 피조물에 있어 삶과 죽음, 질병, 부, 인종 등은 신의 의지에 의해 결정되는 것이다. 질병 역시 신의 의지에 의해 발병하거나 치유된다고 한다. 따라서 생명체가 신의 의지에서 벗어나 자연치유력을 갖고 스스로 질병을 극복할 수 있다는 입장은 거부된다. 이런 입장으로 인해 약초나 동종요법* 등 자연치유력을 회복시켜 질병을 치료하는 자연의술의 전통을 이어온 유태인은 중세부터 근세까지 수백 년에 걸쳐서 마녀사냥의 희생물이 되어 모든 재산을 몰수 당하고 화형에 처해졌다.

---

* 고대 이집트나 중동, 인도, 중국 등에서 19세기까지 널리 쓰인 자연의술 중 하나가 동종요법이다. '같은 것이 같은 것을 치료한다(like cures like, 以熱治熱)'는 원칙에 기초하여, 현재 치료하고 있는 질병과 동일한 증상을 일으키게 될 약물을 환자에게 처방해 자연치유력에 자극을 주는 방법이다. 즉 '독은 독으로 제거한다.'와 '희석이 최선의 방법'이라는 것으로 1810년 독일의 사무엘 하네만이 고대로부터 전해오는 동종요법을 체계적으로 정리했다. 예를 들자면 화상을 치료하는 데 뜨거운 찜질을 사용하거나 열이 나면 이불을 뒤집어쓰고 열을 더 내게 하고, 질병을 치료하는데 아주 묽게 희석된 독약을 쓰기도 한다. 그러나 동종요법은 현대의학으로부터 비과학적이라는 비판을 받으면서 20세기 초반부터 약해졌으나 20세기 후반 합성화학물질과 수술에 의존하는 현대의학의 허구가 드러나면서 다시 관심을 끌게 되었다. 유럽, 특히 독일에서는 주류 의학으로 자리매김하고 있고, 미국에서도 상류층을 상대로 크게 인기를 모으고 있다.
동종요법 약병에는 30x 또는 30c라는 표기가 있는데 x는 10을, c는 100을 의미한다. 따라서 30x란 10분의 1로 30번을 희석한, 30c란 100분의 1로 30번을 희석하고, 진탕(흔들기)한 약제가 들어 있다는 말이다. 동종요법 치료약에는 약제가 극미량 들어 있기 때문에 부작용이 거의 없다는 특징이 있다.

이 같이 면역이나 자연치유력을 거부하는 청교도 이데올로기는 100여 년을 거치면서 현대의학의 집단사고로 굳어졌다. 집단은 오류의 책임을 분산시키므로, 집단에 속한 개인들은 다른 사람의 고의나 실수에 대해서도 그것이 집단의 이익을 가져온다면 관대해진다. 집단의 질서는 주로 학위나 서열 등으로 규정되기 때문에 집단사고에 세뇌된 전문가들은 조작이 의심되는 경우에도 이에 이의를 제기하기 보다는 이를 묵인하는 쪽을 택하게 된다. 이 때문에 현대의학이라는 집단에서는 너무 쉽게 연구가 조작되고, 또한 조작된 연구를 진실한 지식으로 받아들이게 된다.

실험용 동물은 무균상태에서 사육된다. 무균상태에서 태어난 동물은 장을 비롯해 모든 기관이 제대로 발달하지 못한다. 장의 내벽은 비정상적으로 얇고, 곳곳에 상처가 자주 나며, 어떤 곳은 심하게 부풀어 오른다. 게다가 음식 속에 들어 있는 자연의 독소를 제대로 중화시키지 못한다. 음식 알레르기가 일어나는 까닭이 이 때문이다. 무균상태에서 태어난 동물은 자연 상태에서 태어난 동물에 비해 맹장이 몇 배나 큰데, 그 까닭은 면역력이 없어 외부에서 들어오는 이물질에 대항하기 위해 더 큰 맹장이 필요하기 때문이다. 한마디로 박테리아 등 미생물은 심장만큼이나 생명에 필수적이다.[37]

따라서 의약품의 안전성을 검증하기 위해 무균상태로 사육된 동물을 상대로 진행하는 동물실험은 아무런 의미가 없다. 성숙한 생명체가 자라는 자연에는 무균상태가 존재하지 않기 때문이다.

그런데 의사들은 맹장이 이미 기능을 잃어 퇴화한 기관이라며 충수염 환자를 치료할 때 또는 충수염을 예방하려는 차원에서 이를 제거한다. 그러나 사실 몸에 있는 기관은 어느 하나 필요 없는 것이 없다. 결코 제거해야 할 기관은 하나도 없다는 말이다. 모든 기관은 상호작용을 하며 생명체의 건강을 유지하는 데 반드시 필요하다. 여기서 잠깐 무지한 현대의학의 광기를 살펴보자.

1920년부터 1950년 사이 미국에서는 어린이가 감기에 걸리면, 또는 예방 차원에서 편도선절제술을 무분별하게 시행했다. 면역에 대해 무지한 현대의학은 편도선이 감기를 유발하는 퇴행기관이라 판단했기 때문이다. 편도선절제술은 유행처럼 번져 당시 어린이의 95퍼센트가 본인의 의사와는 달리 강제로 편도선을 절제 당했다. 편도선은 림프구가 모여 있는 곳으로 외부에서 침입하는 박테리아나 바이러스를 파괴하는 등 면역체계의 중요한 기능을 담당하는 조직이다. 편도선은 박테리아나 이물질을 가둬 두기 때문에 자주 염증을 일으킨다. 이를 감기를 일으키는 기관으로 오해하고 무분별하게 절제했던 것이다.

1975년 미국의 맹장수술 기록을 보면 그 해에 78만 4,000건이 시술되었고, 그중 3,000명이 수술 도중 사망했다. 그런데 충격적인 사실은 그중 35퍼센트는 예방 차원에서 행해진 필요 없는 수술이었다. 그리고 가족력이 있는 여성에게 자궁암과 유방암을 예방한다는 미명 아래 연간 150만 명 이상의 여성들이 자궁절제술과 유방절제술을 받고 있다.[38]

우리나라에서도 맹장절제술뿐 아니라 자궁절제술, 유방절제술이 흔하게 시술되고 있다. 심지어 자궁에 근종이 생긴 경우에도 근종 제거가 아니라 자궁절제술**을 하는 경우가 많다. 근종(물혹)제거는 간단한 수술이지만 자궁절제술은 비용도 많이 들고, 위험성과 엄청난 후유증이 예상되는 수술이다. 또한 여성성의 상실에서 오는 우울증, 생명 기관 제거와 약의 부작용에서 오는 질병, 에스트로겐 불균형에 따른 자궁암의 위험성 등에 놓이게 된다. 사실 자궁근종은 양성종양으로 99퍼센트 이상은 저절로 치유되고 암으로 진행하는 경우는 1퍼센트에도 미치지 못한다. 더구나 암이 생기는 까닭은 자연치유력이 무너졌기 때문이다. 단순한 자궁근종은 암으로 진행되지 않는다.

** 미국에서는 한 해에 평균 50만 명이 자궁근종을 이유로 자궁절제술을 받고 있고, 우리나라에서는 24만 명(2009년도 기준)이 자궁근종 수술을 받고 있으며, 대부분의 주류의사들은 40대 이상의 여성에게는 자궁절제술을 권유하고 있다. 이런 결과로 우리나라에서 자궁절제술을 받는 여성은 인구 100,000명 당 430.7건으로 OECD 소속 34개 나라의 평균 수술률 115.6건보다 3.7배나 높게 나타났고, 유방절제수술은 102.6건으로 OECD 평균인 58.6건 보다 거의 2배나 높은 것으로 나타났다.

11
기생충은 자연치유력을 회복시켜준다

인류의 선조들은 오랜 세월을 거치면서 쑥, 박하, 제비꽃, 담배 등의 약초를 이용해 말라리아를 이겨냈다. 그러나 무지한 현대의학은 탐욕에 젖은 주류의사들을 앞세워 자연의 물질을 모두 무시하고 합성물질인 살충제로 대체하며 생태계와 생명체를 파괴하고 있다. 사실 말라리아는 자연에 존재하지 않는 합성물질에 대해 쉽게 내성을 갖기 때문에, 합성물질로 만들어진 말라리아 치료제는 말라리아를 독성으로 변형시키고 인간에게 치명적인 적이 되도록 하고 있다. 반면 자연에 존재하는 알칼로이드 성분인 인삼의 사포닌, 담배의 니코틴, 쑥의 아테미시닌, 제비꽃의 피페로날, 대추의 퀴논 등에 대해서는 말라리아가 내성을 만들지 않는다.[39] 따라서 자연의 약초를 이용하게 되면 생태계를 온전히 보전하면서 사람의 건강도 지킬 수 있다.

기생충 감염률이 높은 곳에서는 알레르기 등 자가면역질환뿐만 아니라 관절염, 심장질환, 뇌졸중, 암 등 만성질환이 드물다. 한 연구에 의하면 아마존 지역의 인디언들을 조사한 결과 지역민의 88퍼센트가 기생충에 감염돼 있었다. 그러나 이 지역 주민들 중 단 한 명에게도 질병이 발견되지 않았다. 우리 몸은 면역체계가 존재하기 때문에 외부물질의 침입에 대항하여 염증을 일으킨다. 반면 독일의 경우에는 구충제 등으로 기생충 감염률이 월등히 적은 반면 인디언들에 비해 만성질병 발병률이 월등히 높다. 그럼에도 불구하고 제약회사의 재정지원으로 이뤄지는 거짓 연구는 70억 명의 인류 중 15억 명 이상이 기생충에 감염되어 있고, 그중 매년 6만 명 이상이 기생충으로 죽어간다고 한다. 이러한 거짓 연구는 말라리아에 가서 극에 달한다. 모기가 옮기는 말라리아에 의해 매년 100만 명이 사망한다는 것이다.[40]

야생동물에 관련된 한 연구에 의하면, 야생동물은 렙토스피라 병원균에 감염된 경우에 어떤 증상도 나타나지 않았으며 건강에 아무런 문제도 일으키지 않았음을 확인했다. 야생동물에게는 어떤 비만도, 치아질환도, 심혈관질환도 나타나지 않았다. 모두가 날렵했으며 심각한 부상을 입어도 깨끗이 치유할 수 있는 자연치유력을 갖고 있었다. 반면 렙토스피라균은 인간이 집에서 키우는 반려동물에게 감염되면 죽음으로 이어지는 치명적인 질병이다.[41] 반려동물은 각종 병원약과 백신, 방사선, 절제수술, 가공사료, 실내오염 등으로 인해 자연치유력이 크게 약해졌기 때문이다.

자연치유력이 정상인 사람에게는 어떠한 기생충이나 바이러스, 박테리아도 질병을 일으키지 않는다. 기생충이나 바이러스 등이 질병을 일으키는 경우는 석유폐기물에서 분자구조를 바꿔 만들어내는 병원약이나 마구 남발되는 절제수술과 방사선의 부작용으로 자연치유력이 무너진 사람들이다. 그리고 기생충이나 박테리아, 바이러스를 박멸하기 위해 구충제, 항바이러스제, 항생제 등을 복용하고 각종 농약으로 재배되는 곡물을 먹은 사람에게서 질병을 일으킬 뿐이다. '미생물과의 공존'이라는 자연의 법칙이 무너져 기생충 등이 독성으로 변하기 때문이다.

인간에게 유리한 작용을 하는 이콜리 박테리아가 독성으로 변해 급성신부전증을 일으키는 이유도 항생제의 부작용 때문이다. 비민주적인 식량 분배로 영양실조에 걸려 자연치유력이 무너진 빈민들도 질병에 취약하다. 따라서 질병에 시달리는 아프리카, 파키스탄 지역의 빈민들에게 세계기금으로 독극물인 약을 투여할 것이 아니라 식량을 공급해 자연치유력을 회복시키면 대부분의 질병들은 쉽게 치유될 것이다. UN이나 세계보건기구를 통해 아프리카 등 빈민지역에 식량지원을 할 때, 미국만이 기금을 제공하지 않고 기금으로 구매한 약을 공급하는 까닭은 제약회사와 주류의사들의 이익을 위한 것이다.

1950년대 이후 급증하는 질병 중 크론병이 있다. 복통, 만성설사, 피부발진, 관절염, 눈의 염증, 소화불량, 구토, 근육경련, 장폐색 등 고통스런 증상을 일으키며 결국 죽음으로 내몰게 된다. 현대의학은 크론병에 대해 면역계가 소화기관을 공격해 나타나는 자가면역질환으로, 그 원인은 CARD15라는 유전자와 흡연이라고 한다. 현대의학은 각종 검사를 되풀이한 후, 초고가의 시술인 유전자치료를 행하기도 하고, 면역억제제이자 합성 마약인 스테로이드를 처방하기도 하고, 위장의 일부를 절제하기도 한다. 그러나 케냐 출신의 형제 중 한 명은 미국에서 생활하면서 담배를 피우지 않았는데도 크론병을 앓고, 케냐에서 살면서

담배를 피운 한 명은 크론병에 걸리지 않고 건강하다.[42]

크론병은 관절염, 심장질환 등과 같은 만성질병과 마찬가지로 담배를 피운다 해도 환경이 오염되지 않고 약과 수술, 방사선, 가공식품 등을 남용하지 않는 개발도상국에서는 거의 나타나지 않는 질병이다. 크론병의 원인은 유전자도, 흡연도 아니다. 진짜 원인은 수술과 병원약, 가공식품, 화장품, 실내오염 등을 통해 체내로 들어온 합성물질에 의해 자연치유력이 무너져 대사기능이 제대로 작동하지 못하는 증상이다. 질병의 원인을 유전자와 담배로 돌리는 것은 현대의학의 무지를 감추고, 주류의사들의 탐욕을 채우기 위해 관심을 다른 곳으로 돌리려는 거짓 선전이다.

사실 적절한 양의 기생충은 우리 몸에 들어와도 염증을 일으키지 않고, 오히려 숙주의 면역체계를 강화시킨다. 진화의 방향인 공존의 결과다. 마찬가지로 적절한 양의 박테리아나 바이러스도 우리 몸에 염증이나 질병을 일으키지 않는다. 기생충이나 박테리아, 바이러스는 자연치유력을 회복시켜 주는 '우리의 이웃'이지 결코 박멸해야 할 적이 아니란 말이다. 1999년 미국에서 조엘 와인스톡은 크론병 환자 25명에 대해 돼지 기생충으로 자연치유력을 회복시키는 연구를 당국으로부터 승인받아 실시했다. 실험 22주 만에 25명의 환자 중 21명이 완치됐고, 나머지 4명도 상당히 호전된 상태가 됐다. 그 후 2005년에 기생충으로 자연치유력을 회복시키는 비슷한 방법의 임상시험을 실시한 결과, 30명의 환자 대부분이 회복되는 결과가 확인됐다.[43]

12
항생제는 면역체계를 파괴한다

현대의학은 박테리아나 바이러스가 각종 질병을 일으킨다는 가설에 의해 감기나 상처, 기생충 감염 등 작은 질병에 대해서도 항생제와 구충제, 살균제 등을 무차별 투여하여 장내의 세균과 기생충들을 가리지 않고 모두 죽이기 때문에 오히려 자연치유력을 크게 약화시킨다. 사실 항생제와 구충제, 살균제, 살충제 등은 이름만 다를 뿐이지 모두 농약의 일종이다. 체내의 생명체를 죽이는 농약 성분인 트리클로산 등이 인체에 아무런 부작용을 일으키지 않을 거라는 현대의학의 확신은 단지 희망사항일 뿐이다. 항생제나 말라리아(학질) 치료제인 합성 아테미시닌이나 클로로퀸, 구충제인 합성 프라지콴텔 등은 박테리아나 말라리아, 기생충만을 죽이는 것이 아니라 혈액세포인 백혈구도 파괴하고, 조직세포나 근육세포, 신경세포 등 각 기관의 정상적인 세포를 파괴시켜 생명체의 자연치유력을 급속도로 무너뜨린다. 반면 항생제 등으로 제거하려 했던 박테리아나 말라리아, 기생충은 내성을 갖춘 채 다른 옷으로 갈아입고 인체에 다시 침입해온다.

자연치유력이 약해진 우리 몸은 쉽게 감염이 되고, 현대의학은 또 다시 농약 성분인 항생제를 투여해 박테리아나 바이러스, 기생충 등의 미생물을 공격한다. 하지만 다시 돌아온 박테리아 등은 이미 내성을 갖춘 다른 옷으로 갈아입어 살충제 등에 끄떡없다. 이번에는 더 강한 살충제를 우리 몸안에 쏟아 부어야 한다. 점점 강한 살충제가 체내에 들어오면 우리 몸의 세포는 어떻게 되겠는가? 세포가 파괴되어 모든 기관이 약화되므로 다른 질병을 불러올 것은 당연한 이치다. 예컨대 변형된 회충알은 2퍼센트의 포르말린 용액이나 50퍼센트의 염산 용액에서도 성장을 계속한다.[44] 이토록 환경 저항력이 강한 회충을 죽일 수 있는 구충제의 독성은 인체 내의 살아 있는 세포를 얼마나 파괴할 것인가?

게다가 감기 등을 일으킨다는 바이러스는 항생제로 퇴치되지 않으며, 오히려 몸속에 있는 유용한 박테리아만 전멸시킨다. 항생제는 박테리아의 세포벽을 파괴하여 죽이는 원리인데 바이러스에는 세포벽이 없기 때문에 아무런 영향을 미치지 못한다. 후두염과 중이염, 기관지염을 일으키는 해로운 박테리아에 대해서도 항생제가 역시 아무런 작용을 하지 못하면서 내성만 키워준다. 사실 우리 몸에 침투하는 대부분의 박테리아나 바이러스는 면역력에 의해 자연적으로 조절된다.[45] 우리나라는 예로부터 꿀벌이 벌집을 짓는 데 사용하는 천연의 프로폴리스를 항생제로 썼으며, 말라리아에는 개똥쑥을 달여 마셨고, 몸에 해로운 기생충은 담배 등 약초로 쉽게 몰아냈다. 특히 개똥쑥에는 담배, 인삼, 버섯 등과 같이 알칼로이드 성분이 풍부해 최근 각종 암과 신부전증, 관절염, 당뇨병 등 만성질병에도 좋은 효능을 발휘한다는 사실이 확인되었다.

  2008년 12월 우리나라 건강보험공단의 조사에 의하면, 의사들의 57.3퍼센트가 급성상기도감염(감기)에 항생제를 처방하는 것으로 조사됐다. 이런 결과를 토대로 공단 측은 의사들에게 항생제 처방을 자제해줄 것을 권고하기도 했다. 전체 항생제 처방의 30퍼센트가 불필요한 것이었다. 이에 대해 주류의사들은 자신들의 무지와 탐욕에 의한 잘못된 처방임을 숨기려고 항생제 남용의 원인을 환자에게 돌리려고 한다. 그들은 "환자들이 원하기 때문에 어쩔 수 없이 항생제를 처방할 수밖에 없다."고 한다. 만일 환자들이 항생제를 요구한다 해도 의사는 양심적으로 항생제의 위험성을 일깨워줘야 하는 것 아닌가? 실제로 우리나라는 OECD 국가 중 항생제 남용 정도가 41.4DDD로 수년 간 1위를 차지하고 있다.[46]

  그것도 모자라 현대의학의 잘못된 선전에 세뇌된 현대인들은 집안, 학교, 식당, 사무실, 병원 등 모든 장소를 '트리클로산*'이라는 합성물질로 수시로 살균한다. 치명적인 수은 용액으로 만들어진 머큐로크롬(일명 빨간약)이나 요오드팅크, 클로르헥시딘, 포비돈 요오드, 과산화수소수 등의 살균제는 세균의 세포막만을 파괴하는 것이 아니라 인간 세포의 세포막도 파괴한다. 게다가 인간 세포에는 세포벽이 없는 반면 세균

---

* 항균제의 원료인 화학물질이 각종 암과 알레르기를 유발하는 것으로 알려져 있다. 가정에서도 흔히 사용하는 살균제 트리클로산의 유용성에 대해서 과학적으로 입증된 적은 한 번도 없다. 현재 전 세계에서 소비되는 트리클로산의 95퍼센트는 가정용 항균제로 사용되며, 이것이 싱크대를 거쳐 강, 바다를 거쳐 식수의 형태로 인체 내로 들어와 만성질환을 일으킨다.

에는 세포벽이 있다. 따라서 살균제는 세균보다 인간 세포를 더 빠르게 파괴한다.[47]

특히 살균제와 항생제를 가장 많이 사용하는 병원은 박테리아가 내성을 일으키고 서식하기에 가장 좋은 장소다. 병원 치료 중 자연치유력이 약해진 수많은 환자들이 병원성감염인 패혈증을 일으켜 생명을 잃는 경우가 이 때문이다. 우리가 흔히 쓰는 물비누, 가루비누, 샴푸, 소독제, 냄새제거제 등 모든 세제와 치약, 의류, 가구, 매트리스, 화장품 등에는 트리클로산이 함유되어 있어 유익한 세균까지 모조리 제거하고 있다. 트리클로산에는 포름알데히드라고 하는 1급 발암물질이 들어 있으므로, 트리클로산으로 살균하는 것은 0.1퍼센트의 해로운 미생물을 제거하기 위해 99.9퍼센트의 유익한 미생물을 함께 제거하는 어리석은 행위다.

게다가 0.1퍼센트의 해로운 미생물도 자연치유력이 회복된 사람에게는 아무런 질병을 일으키지 못한다. 사실 살균제로 독성 균을 완전히 멸균한다는 것은 현실적으로 불가능하다. 세균의 번식력은 빛의 속도만큼이나 빠르기 때문이다. 살균제에서 살아남은 세균은 내성을 유지한 채 엄청난 속도로 증식하게 된다. 결국 살균제로 인해 변형된 박테리아는 인간에게 질병을 유발시키는 살모넬라균, O157:H7 등 내성을 지니고 독을 내뿜는 새로운 악성 박테리아로 변신해 인류를 괴롭히고 있다. 마치 자연치유력이 회복되면 저절로 사라지는 양성종양을 항암제와 방사선을 투여해 암세포인 악성종양으로 변형시키는 것과 마찬가지다. 암환자는 암으로 죽는 것이 아니라 절제수술, 항암제, 방사선의 부작용으로 죽는 것이다. 게다가 비누, 샴푸, 치약, 화장품 등에는 거품이 잘 일어나도록 하는 라우릴황산나트륨도 첨가되는데 이는 심장, 신장, 간, 폐, 뇌 기능을 약화시키며 오래 사용할 경우 암을 유발하기도 하고, 피부에 알레르기 반응을 일으키는 것으로 알려진 물질이다.

프랑스의 세균학자인 파스퇴르는 "대부분 질병의 원인은 세균"이라는 '세균질병설'을 주장했다. 그리고 각 질병을 예방하고 치료하기 위해서는 질병을 일으키는 세균을 박멸하는 약이 필요하다고 선전했고, 이 가설은 주류의사들의 박수를 받으며 의학의 정설로 굳어졌다. 그러나 독일 뮌헨대학의 페텐코퍼나 프랑스의 클로드 베르나르 등 수많은 양심적인 학자들에 의해 이 가설은 거짓임이 밝혀졌다. 막스 폰 페텐코퍼는 세균배양 접시에 약한 알칼리 물질을 투여한 결과 모든 세균이 죽었음을 확인했다. 그는 이 실험을 통해 인체가 강알칼리를 유지하지 않고 왜 ph7.4(중성은 ph7이다)의 약알칼리성을 유지하는지, 그 비밀을 풀었다. 세균은 인체 내에서 질병을 일으키지 않으며, 건강을 유지하기 위해서는 세균과 공존해야 하는 것이다. 반면 혈액이 산성인 경우에는 미생물이 잘 번식하고 독성으로 변이되기도 쉽다. 페텐코퍼나 러시아의 엘리 메치니코프 같은 수많은 학자들도 질병은 세균에 의한 것이 아니라, 면역력이 무너져 인체 내의 조화가 깨졌기 때문에 세균이 독성으로 변형되면서 질병이 유발된다는 사실을 실험을 통해서 입증했다.

그들 이론의 공통점은 세균을 박멸한다고 해서 병이 치료되는 것이 아니라 음식, 약초, 효소, 햇빛 등 자연의학으로 자연치유력을 회복시키면 체내의 세균이나 기생충들과 상호조화를 유지하며 저절로 질병이 사라진다는 것이다. 심지어 건강했던 페텐코퍼나 메치니코프는 수백만 마리의 콜레라균을 직접 마시기도 했지만 아무런 증상도 나타나지 않았다. 그러나 제약회사의 재정지원을 받는 주류의사들의 비난과 조롱, 억압으로 이 이론은 의학계에서 사라졌고, 지금은 세균이 질병을 유발한다는 가설만 존재한다.[48] 음식과 자연의학으로 자연치유력을 회복시키면 질병은 저절로 회복된다는 이론은 제약회사와 주류의사들에게 황금탑을 안겨 주지 않기 때문이다. 주류의사들은 지금도 대부분 질병의 원인을 세균으로 돌리며 농약인 항생제나 살균제 등을 처방한다. 세균을 박멸하기 위해 농약을 복용하면 인체는 어떻게 되겠는가?

사실 주류의사들이 세균질병설을 주장하기 위해 인용하는 중세의 페스트나 20세기 초의 스페인독감과 소아마비 등은 모두 조작, 과장된 자료들이다. 중세 유럽 인구의 50퍼센트를 앗아갔다는 페스트사건의 근본 원인은 병균이 아니라 전쟁이었다. 유럽, 특히 영국과 프랑스에서 페스트가 창궐했던 시기는 1347~1351년이다. 이 시기는 영국과 프랑스가 100년전쟁을 치르던 시기였고, 마녀사냥이 자행되던 공포의 시대였다. 공포, 식량수탈, 전쟁과 노역, 고문과 화형 등의 일상화로 대중의 자연치유력은 크게 저하되었고 이것이 급증한 사망의 원인이었다. 전 세계인구의 20퍼센트를 앗아갔다는 스페인독감 역시 제1차 세계대전이 막바지에 이르던 1918년에 유행했다. 지루한 참호전 속에서 추위와 공포, 고독, 식량부족, 독가스 등으로 병사들이 사망한 것이지 독감이 주원인은 아니었다. 전쟁이 끝나 병사들이 고향으로 돌아간 1919년부터 스페인독감이 연기처럼 사라진 것이 그 증거이다.

미국에서 소아마비가 창궐하던 1920~1930년대는 '아메리카 드림'의 환상을 품고 전 세계에서 미국으로 이민 행렬이 줄을 잇던 시기였다. 이민노동자들은 하루 15시간 이상을 열악한 현장에서 일했지만, 그들의 수입은 세끼 빵 값도 제대로 해결할 수 없는 수준이었다. 그 후 제2차 세계대전이 승리함에 따라 쏟아져 들어온 전쟁보상금과 양심적인 운동가들의 노력으로 이민노동자들의 생활이 개선되면서 소아마비는 급속도로 사라졌다. 그런데 이때 나온 것이 소아마비 백신이다. 주류의사들은 당연히 소아마비 백신 덕분에 소아마비가 사라지게 되었다고 선전한다.

결국 제약업계, 화학업계와 주류의사들이 만들어낸 세균공포증으로 인해, 우리는 인체 내에 투여하는 농약인 항생제와 인체 외부에 투여하는 농약인 트리클로산의 노예가 되었다. 좋은 세균을 통해 생성되는 자연치유력이 생기지 않아 알레르기성 비염이나 관절염, 암, 심장병 등 만성질환에 평생토록 고통 받게 된 것이다. 게다가 빵, 과자, 우유, 생수 등 모든 가공식품도 합성살균제나 방사선으로 살균처리를 하기 때문에 좋은 박테리아까지 모두 제거된다. 특히 방사선으로 살균하는 경우에는 단백질, 비타민 등의 분자를 파괴하거나 변형시키기 때문에 인체에 치명적인 부작용을 일으킬 가능성이 크다.

사실 적당히 지저분하게 생활해야 자연치유력을 키울 수 있고 건강에도 좋다. 박테리아는 우리에게 자연치유력을 선물하기도 하지만 토양의 잔류물을 분해해 토양의 영양을 되살리고 생태계를 복원시키는 등 자연에 반드시 필요한 작용을 한다. 그러나 의약품, 가공식품, 화장품, 건축자재, 기계 등의 원료가 되는 합성물질은 자연에 존재하지 않는 물질이어서 박테리아가 분해하지 못하고 인체와 지구에 고스란히 축적되어 건강과 생태계를 파괴한다.

레이첼 카슨이 생태계의 중요성을 알리는 책 「침묵의 봄」을 발간한 1962년, 시어도어 로즈베리는 「인간고유의 미생물」을 발간했다. 그는 이 책에서 "청결은 위선으로 가득 찬 인간의 부끄러운 부분이다. 세균과 오물이 우리의 적이라는 통념은 위험한 것으로 이런 통념에서 벗어나야 한다."고 지적한다. 모체의 산도가 되는 질을 산성으로 유지시켜주는 것이 젖산균이듯, 세균은 인간의 건강을 지켜주는 생태계의 일부분이라는 것이다. 항생제나 살균제로 이 생태계가 파괴되면 신생아는 건강을 잃을 수밖에 없다.[49] 그러나 로즈베리의 주장은 제약회사와 주류의사들의 조롱 속에 의학계에서 사라진다.

헬리코박터균은 6만 년 동안 인간의 위 속에서 각종 박테리아와 영양소, 미네랄 등과 조화를 이뤄 위산 분비를 촉진시키고 자연치유력을 회복시켜, 각종 질병으로부터 숙주인 인간을 보호해줬다. 그러나 1979년에 제약회사로부터 재정지원을 받은 오스트레일리아의 배리 마셜과 로빈 워렌은 헬리코박터균이 위궤양과 위암을 일으키는 원인균이라는 연구논문을 발표한다. 그들이 제약회사의 로비에 의해 2005년 노벨의학상을 수상하게 되자 헬리코박터균은 위궤양과 위암을 유발하는 인자로 규정되고, 그때부터 지구상에서 헬리코박터균을 소멸시키려고 온갖 항생제와 위산억제제가 쏟아져 나왔다. 그러나 실험실에서 헬리코박터균만을 가지고 진행한 이 연구는 오히려 인류에게 재앙을 불러왔다.

항생제는 장 속에서 인체를 감염으로부터 보호해주는 유익한 박테리아를 전멸시키고, 위산억제제는 감염을 막는 중요한 방어막을 제거해 결국 칸디다균을 증식시켜 치명적인 위막성 장염을 유발시킨다. 위막성 장염**은 헬리코박터균 가설이 일반화되기 전인 1994년에는 십만 명 당 1명에게서 나타났지만, 헬리코박터균 가설이 일반화되어 대부분의 의사들이 받아들인 2004년에는 십만 명 당 22명이 되었다. 22배로 급증한 것이다. 주류의사들의 무지와 탐욕은 제약회사와 의사들의 지갑을 두툼하게 채워주었지만, 인류는 위막성 장염, 역류성식도염, 궤양성 소화불량, 비궤양성 소화불량, 과민성 대장증후군, 폐렴, 간염, 갑상선질환, 신장결석 등으로 신음하게 되었다.[50]

사실 헬리코박터균은 전 세계 인류의 90퍼센트가 감염돼 있지만 감염자 중에서 위염이나 위암을 앓고 있는 환자는 10퍼센트에도 미치지 않는다. 게다가 세균질병설이라는 가설에 세뇌 당하지 않은 아프리카나 중동 사람들은 대부분 헬리코박터균에 감염되어 있지만, 위염이나 위암은 거의 나타나지 않는다. 이는 헬리코박터균이 위염이나 위암의 원인이 아니라는 증거다.[51] 주류의사들은 거의 모든 궤양이나 위암, 복통 환자에게 헬리코박터균을 죽이는 항생제를 무차별 처방했지만, 항생제 처방 증가율과 정비례해 위궤양과 위암, 식도암 등은 오히려 증가하기 시작했다. 인간의 이웃이었던 헬리코박터균이 악성으로 변이됐

** 현대의학은 위막성 장염을 박테리아 감염으로 설명한다. 파상풍균이나 포도상 구균에 의해 다른 정상 박테리아가 죽게 되면 장염이 일어난다는 것이다. 그리고 이를 치료하기 위해 강력 항생제인 반코마이신이나 강력 합성마약인 스테로이드를 처방한다. 그러나 파상풍균 등 유익균이 인간에게 질병을 일으키는 진짜 이유는 농약인 항생제로 공존해야 할 균을 멸종시키려고 하기 때문에 유익균이 독성균으로 변질되었기 때문이다. 따라서 위막성 장염 등을 치유하기 위해서는 항생제를 포함해 약과 가공식품을 최대한 중단하고, 발효음식을 적절히 섭취해 장내 세균총을 정상적으로 회복시켜야 한다. 효소, 술, 식초, 된장, 김치 등 발효음식에는 유익균과 단백질, 비타민 등 영양소가 풍부해 자연치유력을 빠르게 회복시켜 준다. 감초나 산미나리(회향초)의 뿌리를 달여 차로 매일 2~3잔 마시면 효과를 볼 수 있다.

기 때문이다.

주류의사들이 신앙으로 받아들이는 현대의학의 가설이 힘없이 무너지는 곳이 병원이다. 의사와 간호사들은 세균공포증에 시달려 늘 마스크와 위생장갑을 사용하고 있지만, 중환자의 운반이나 영안실의 허드렛일 등 비위생적인 일을 하는 비정규직 노동자들은 대부분 마스크를 쓰지 않는다. 게다가 시신과 환자를 만지던 손으로 식사도 하고 술잔을 나누기도 한다. 과일도 그냥 손으로 집어먹는다. 그러나 그들 중 전염병에 걸리는 사람은 거의 없다. 미생물이 일으키는 전염병은 면역체계가 약해진 사람들에게 나타나는 것이지 위생관념과는 상관이 없다. 오히려 전염병은 의사나 간호사들에게 자주 나타난다. 세균질병설이라는 잘못된 가설에 세뇌되어 수시로 살균제로 몸을 세척하기 때문에 자연치유력이 약해졌기 때문이다. 가난한 병원 노동자들과 감염 환자인 엄마를 간호하려고 곁을 떠나지 않는 어린 소녀 앞에서 의사들의 세균질병설은 여지없이 무너져 내린다.[52]

13

건강을 위해서는
적당한 감염이 필요하다

우리 중 80퍼센트 이상은 평생 한 번 이상 포도상구균이나 살모넬라균 등에 감염된다. 그중 30퍼센트는 평생 이 균을 지닌 채 살아가지만, 대부분의 경우 아무런 문제가 없다. 포도상구균이나 살모넬라균 등도 헬리코박터균과 같이 특별한 균이 아니어서 다른 세균보다 돌연변이나 유전자교환이 쉬운 것도 아니고, 진화 속도가 빠른 것도 아니다. 오히려 포도상구균이나 살모넬라균은 인체 내에서 다른 균들과 서로 상호작용을 일으키며 면역체계를 강화시켜 주는 작용을 한다. 그러나 무차별 투여되는 항생제 등 합성화학물질에 의해 변형된 포도상구균 등이 변형을 일으켜 면역력이 약한 사람의 혈류로 침투하면 강력한 독소를 생성해 패혈증이나 용혈성요독증을 유발하기도 한다.[53]

주류의사들은 합성 항생제와 살균제로 이 균들에게 융단폭격을 가했다. 결국 합성 페니실린이 치료제로 사용된 지 채 10년도 지나지 않은 1950년, 포도상구균과 살모넬라균은 변형되면서 그 중 40퍼센트가 페니실린에 내성을 갖기 시작했다. 1960년에는 80퍼센트가 내성을 가지게 됨으로써 합성 페니실린은 포도상구균 등에 아무런 작용을 하지 못하게 된 것이다. 그러자 의사들은 1959년부터 페니실린보다 강력한 약인 합성 메티실린을 처방했다. 역시 무차별로! 그러자 채 1년도 지나지 않은 1960년부터 메티실린에 내성을 보이는 박테리아가 보고되기 시작했다. 1990년대에 접어들자 환자의 15퍼센트에서 메티실린에 내성을 보이는 포도상구균(MRSA)*이 발견됐다. 2000년에는 환자의 55퍼센트가 메티실린에 내성을 보였다. 이 메티실린 내성 포도상구균에 감염되면 현대의학으로는 손을 쓸 수 없게 된다.

살모넬라균도 항생제에 내성을 가지면서 독성이 강한 살모넬라 티피무륨이란 식중독 균으로 변형됐다. 이 균은 1960년대 초에 항생제로 비육시키던 가축에서 최초로 발견됐고, 1960대 중반부터 인체 감염이 보고되기 시작했다. 이런 박테리아들이 면역력이 약한 사람의 위장으로 들어오면 장벽을 이루고 있는 점액을 뚫고 혈류 속으로 들어가 열과 통증, 염증을 일으키기도 하며, 피를 응고시켜 혈압을 저하시키고, 결국 각 기관을 파괴시켜 죽음으로 내몰기도 한다. 특히 항생제는 미국이나 우리나라에서 가축의 성장을 위해 광범위하게 사용하고 있기 때문에 육류에도 다량 포함되어 있다. 육류를 통해 감염되는 변형 박테리아

---

* 메티실리이라는 항생제에 내성을 보이는 황색포도상구균에 감염되면 반코마이신이나 테이코플라닌으로 치료하게 된다. 하지만 약을 많이 복용해 면역력이 저하된 환자에겐 치료 방법이 없다. 독성으로 변형된 박테리아나 바이러스는 대부분 병원에서 감염된다.

는 사람의 뇌신경을 혼란시켜 정신질환을 야기하기도 한다.

박테리아가 변형을 일으켜 페니실린이라는 항생제가 기능을 하지 못하게 되자 의사들은 합성물질로 만든 더욱 강력한 반코마이신**을 투여하기 시작했다. 결과는 불을 보듯 뻔했다. 1996년 일본에서 처음으로 반코마이신에 내성을 보이는 포도상구균(VRE)***이 발견된 것을 시작으로 2002년 이후에는 세계 곳곳에서 발견된다. 특히 병원의 항생제와 살균제로 인해 변형된 포도상구균은 대부분 병원에서 치료를 받는 환자들에게 감염된다. 현재 반코마이신에 내성을 보이는 포도상구균에 대처할 방법은 없다. 이것이 패혈증이고, 패혈증에 걸리면 대부분 사망하거나 심각한 후유증을 유발한다. 천연의 페니실린이 도입된 지 겨우 반세기가 지난 지금 항생제에 대한 내성이 나타나는 속도는 점점 빨라지고 있다. 전 세계의 항생제 전문가들은 박테리아와의 끝없는 무기 경쟁에서 인간이 완패했음을 인정한다.[54] 합성화학물질에 대한 맹신의 결과, 수많은 사람들이 죽음으로 내몰렸다. 치료 중에 일어나는 패혈증으로!

내성은 자연에 존재하지 않는 항생제, 살균제, 살충제 등의 합성물질에 대해서 생기는 것이지, 약초 등 자연의 물질에 대해서는 생기지 않

** 반코마이신은 합성물질인 강독성의 염소를 주원료로 만드는 항생제로 1956년에 개발되었다. 그러나 신장을 파괴하고 청력을 감퇴시키는 부작용과 흡수가 잘 안 된다는 단점 때문에 그동안 사용이 제한돼 왔다. 이 항생제는 정맥주사로 투여해야 하기 때문에 간에 치명적인 손상을 불러온다.

*** 초강력 항생제인 반코마이신에 내성을 가진 황색포도상구균으로 슈퍼박테리아라고도 한다. 면역력이 저하된 사람이 감염되면 치명적인 패혈증을 일으켜 사망으로 이어질 수 있다. 이 균은 현재 지구상에 존재하는 어떤 항생제로도 치료가 불가능하다. 이 같은 변종 균이 출현하는 까닭은 병원과 가축농장에서 항생제를 과다 사용하기 때문이다.

는다. 이 때문에 개똥쑥에서 특정성분인 아르테미시닌을 화학처리해서 분리해 내거나 석유폐기물에서 추출해낸 물질은 내성을 일으키지만, 개똥쑥을 전체로 섭취하거나 차로 마실 때에는 자연의 상호작용이 이뤄져 아무런 부작용이 없고 그 효과도 더욱 강하게 나타나며 치료비도 극히 저렴하다.[55]

강력한 독성을 갖고 있는 이콜리 박테리아가 침입해도 자연치유력이 강한 사람에게는 질병을 일으키지 않는다. 치명적인 질병인 인간광우병도 자연치유력이 강한 사람에게는 아무런 영향을 미치지 않는다. 주류의사들이 병원의 중환자실에 있는 급성 환자들에게 가장 우선적으로, 그리고 지속적으로 투여하는 의약품이 강력한 항생제다. 항생제에 내성을 보이는 MRSA, VRE, O157:H7 등으로 고통 받는 사람들은 주로 중환자실의 환자들이거나 아직 면역체계가 완성되지 않은 어린이, 또는 자연치유력이 약한 노인들이다.

워싱턴대학에서 세균진화론을 연구하고 있는 폴 W. 에왈드는 인간과 박테리아가 상호 공존하는 것이 서로에게 득이 된다고 하며 다음과 같이 말했다. "세균에게 항생제를 사용하면 세균은 그에 대항할 방어무기를 만들고, 인간은 다시 더 강력한 다른 항생제를 개발하고 세균은 이에 대항할 방어무기를 진화시키는 끊임없는 군비경쟁에서 벗어나야 한다. 인간은 세균이 진화의 종착점을 향해 자유롭게 가도록 놔두어야 한다. 그러면 인간에게도, 세균에게도 득이 된다." 이것이 면역력을 통한 공존의 법칙이다.

미토콘드리아는 '박테리아와 인간과의 공존'의 대표적인 사례다. 인체 내 세포 속에서 에너지를 생산하는 미토콘드리아는 박테리아의 일종이다. 미토콘드리아는 모든 세포에 존재하는 박테리아로, 지방과 당으로부터 영양분을 넘겨받고, 혈액의 적혈구를 통해 산소를 넘겨받아 에너지의 근원인 아데노신삼인산으로 변화시키는 천연 화학공장이다. 미토콘드리아는 에너지를 생산하는 일뿐만 아니라 세포자살도 통제한다. 세포가 분열한 후 약해진 세포가 자살하지 않는 상태가 암이다.

태양에너지를 생명에너지로 전환시키는 엽록체도 박테리아의 일종이다. 지구상의 모든 생명체가 그런 것처럼, 인간은 복합적인 박테리아의 공생체다. 이들은 공존이 서로에게 유익하기 때문에 인체의 일부가 되어 함께 동일한 진화를 밟고 있는 것이다.[56]

인간은 자연의 일부일 뿐이다. '인간이 만물의 영장'이라는 오만과 독선을 버리고 생명체 모두가 함께 조화를 이루는 자연의 법칙에 순응해야 모두가 함께 살 수 있다. 자연은 기독교의 주장대로 인간을 위해 존재하는 것이 아니라 함께 진화의 과정을 밟으며 공존하는 것이다. 이런 까닭에 흙을 가까이 하고, 정수되지 않은 샘물을 마시며, 약과 가공식품, 냉장고가 없는 지역에 사는 사람들에겐 박테리아가 유발하는 염증성 질환이나 천식 등 알레르기성 질환, 암이나 심장마비 등 만성질환이 거의 나타나지 않는다.[57]

1999년 터프스 대학의 조웰 웨인스톡은 중증 크론병환자 29명에게 돼지선충을 투여한 결과, 24주가 지난 후에 모든 크론병환자가 완치됐다. 후에 우울증환자와 각종 암환자를 상대로 다시 실시한 실험에서도 결과는 동일했다. 생명의 자연치유력이 회복되면서 현대의학이 치료하지 못하는 불치의 질병들이 스스로 회복된 것이다.[58] 이 같이 일체의 약을 중단하고 기생충으로 자연치유력을 회복시켜 심장질환, 관절염, 신부전증, 각종 암 등 만성질병을 치유하려는 시도들은 전 세계에서 급증하고 있다.

14
인류는 **항생제로 멸망할지 모른다**

포도상구균이 변형되고 강력한 내성을 가지는 까닭은 페니실린 등 항생제나 살균제가 석유폐기물을 화학적으로 처리하여 대량 생산하는 벤젠*이나 페놀, 트리클로산을 주원료로 해서 만들어지는 합성물질이기 때문이다. 합성물질은 독성이 강하기 때문에 대부분 방부제나 살균제로 사용된다. 고대로부터 해독에 사용되어 온 푸른곰팡이에서 추출하는 천연의 페니실린, 토양에 다량 서식하는 bt

---

* 10ppb, 즉 1억분의 1만으로도 폐암과 백혈병을 유발한다고 알려진 강독성의 1급 발암물질이다. 휘발유에 함유된 물질이므로, 주유할 때는 가능한 차에서 멀리 떨어져 있는 것이 현명하다. 그러나 벤젠은 휘발유에서만 나오는 것이 아니다. 벤젠에서 향긋한 냄새가 난다는 특징을 이용해 나일론, 폴리스티렌 등의 플라스틱에도, 접착제, 세제, 염색약, 살충제, 합성 고무, 폭약, 의약품, 드라이클리닝, 각종 향수 등에도 광범위하게 첨가되고 있다. 무 카페인 커피나 청량음료 등 각종 음료수에도 향미제로 첨가된다. 현대사회에서 벤젠이 들어가지 않는 물질은 없을 정도이다. 또한 가공식품에 방부제와 향미제로 첨가하는 벤조산나트륨이 합성 비타민C와 결합하면 합성 벤젠이 생성된다.

박테리아, 또는 마늘에 함유되어 있는 알리신 등이 만들어내는 살균 독소에 대해서는 박테리아가 변형되지도 않고 내성을 갖지도 않는다. 게다가 자연의 균류나 박테리아, 음식으로부터 추출해내는 항생물질은 인간에게 아무런 해를 미치지 않는다.

사실 1950년대 이전에는 토양에서 추출해낸 페니실린이나 그라미시딘 같은 천연의 항생제로 아무런 부작용 없이 수많은 생명을 구할 수 있었다. 그러나 천연과 합성을 구별하지 못하는 환원주의가 서구과학의 주류로 굳어지고 그것이 세계로 확산되면서 1950년대 이후에는 모든 의약품과 식품첨가제를 석유에서 합성해 대량생산한다. 천연에서 추출하는 방법으로는 대량생산이 불가능하고, 제약회사와 주류의사들에게 황금탑을 안겨 주지 못하기 때문이다. 생명에 당장 영향을 주지 않을 정도의 양을 1일섭취허용량(ADI)[**]이라고 하지만 이는 거짓이다. 당장은 소량이어서 생명에 영향을 미치지 않을지 모르지만, 오랜 시간이 흐르면서 체내에 축적된다면 끔찍한 결과로 이어질 것이다.

미국을 중심으로 한 현대의학은 오로지 증상완화를 목표로 한 대중요법에 치중하기 때문에 질병의 원인은 점점 악화되고, 결국 질병을 최종적으로 이겨낼 면역체계는 완전히 무너질 수밖에 없다. 뇌졸중, 심장마비, 신장투석 환자들에게는 과다하게 항생제가 투여되기 때문에 4명에 1명꼴로 세균성 폐렴으로 사망한다.[59] 필요 없는 항생제나 살균제

[**] 실험용 쥐에게 합성화학물질을 고단위로 투여한다. 처음엔 모든 쥐들이 죽는다. 차츰차츰 양을 줄여가면서 일주일 내에 50퍼센트가 죽는 양을 측정한다. 그 양의 100분의 1이 일일섭취허용량이 된다. 그러나 합성물질은 체내에 축적되기 때문에, 한 번 섭취했을 때 곧바로 체외로 배출된다는 전제로 만들어진 일일섭취허용량은 거짓이다.

등의 사용을 줄이면 박테리아가 독성으로 변이되지 않고 함께 공존하며 자연치유력으로 이겨낼 수 있지만, 미국과 우리나라는 시민의 건강보다는 산업계를 보호하려는 정책으로 합성물질을 제한하려는 노력을 거의 하지 않는다.

문제는 이 같은 현상이 박테리아에만 국한된 것이 아니라는 사실이다. 수확량을 높이기 위해 논과 밭에 단일작물만을 심고 여기에 합성비료를 마구 뿌려대고 있다. 그런데 질소, 인산, 칼륨만으로 구성되어 있는 합성비료가 농작물에 흡수되기 위해서는 많은 물이 필요하다. 농작물에 많은 물을 투여하자 병충해가 극심해졌고, 이를 화학적으로 해결하기 위해 살충제, 제초제를 다량 투여하기 시작했다. 결국 1980년대에 들어서면서 살충제와 제초제에 대해 내성을 가진 해충과 잡초들이 나타나게 되었고 이에 대응하기 위해 더 강력한 살충제인 파라티온과 더 강력한 제초제인 아트라진으로 대체하면서 생태계는 걷잡을 수 없이 파괴되기 시작했다.

인간이 자연에 투여한 모든 물질은 반드시 인간에게 다시 돌아온다. 순환은 자연의 법칙이기 때문이다. 불행하게도 2퍼센트의 해충을 박멸하기 위해 마구 투여하는 살충제, 제초제는 나비, 벌 등 98퍼센트의 유익한 곤충을 멸종시키고, 2퍼센트에게는 내성만 증가시켰다. 또 95퍼센트의 유익한 풀들을 전멸시키고 대신 5퍼센트의 잡초에는 내성만 증가시켰다. 그뿐이 아니다. 물이나 음식, 공기를 통해 우리의 몸속으로 돌아온 강독성 물질들은 남성의 정자수를 줄이고, 정자를 변형시키고, 여성의 생식기를 파괴하며 기형아를 출산하는 등 인류를 재앙으로

몰아가고 있다.[60]

　많은 의학자들이 박테리아와의 무기경쟁에서 인류가 패배했음을 인정하듯이, 많은 생태학자들은 해충과 잡초와의 무기경쟁에서 인류가 패배했음을 인정한다. 중요한 사실은 화학회사가 잡초라고 규정하여 주변의 식물들을 제거하기 위해 제초제를 다량 투여하지만, 제초제로 사라지는 쑥, 질경이, 민들레, 환삼덩굴*** 등은 인간에게 중요한 음식이며 약초다. 오로지 쌀, 밀, 옥수수, 콩, 카놀라 등과 같이 상업적으로 사용하기 쉬운 작물만을 식량으로 규정하려는 산업과 주류학자들에 의해 구황식물이나 약용식물은 점점 지구상에서 사라지고 있다. 작물이 사라진 그곳에는 병원약과 방사선, 전자파가 자리 잡으며 인류는 질병의 고통 속에 힘겨워 하고 있다.

　현대의학은 인체에 나타나는 각각의 증상에 13,200가지의 질병명을 붙이고 이에 따라 합성약과 절제수술을 처방하지만 정작 치료할 수 있는 질병은 거의 없다. 프랑스의 철학자인 볼테르는 "의사는 사람의 질병을 치료하기 위해 약을 처방하지만, 그 약에 대해서는 거의 아는 것이 없고, 질병에 대해서는 더욱 무지하고, 사람의 면역에 대해서는 아무것도 모른다."고 지적한다. 의사들은 치료 지침과 처방약에 대한 지식을 전적으로 제약회사가 작성한 팜플렛에서 습득하기 때문이다. 그

*** 환삼덩굴(율초)은 산과 들에서 쉽게 볼 수 있는 가시가 많은 풀이다. 삼과에 속하고 효능이 대마와 비슷하며 고혈압 같은 혈관질환에 효과가 좋다. 물에 환삼덩굴의 잎과 대추를 1:1로 넣고 약한 불에 달여 그 물을 아침, 점심, 저녁에 한 잔씩 꾸준히 마시면 보름 정도 지나면서 혈압이 정상으로 돌아온다. 또한 환삼덩굴의 줄기를 잘라내면 수액이 떨어지는데, 이를 꾸준히 마시면 효과가 탁월하다. 결핵, 천식, 폐질환에 좋다.

런데 제약회사는 단지 이윤의 극대화만을 목표로 하는 기업이기 때문에 합성 약을 많이 팔아 이윤을 높이기 위해 뇌물과 압력을 통해 서슴없이 연구를 조작한다.

현대의학에서 이 같은 끔찍한 일들이 자주 벌어지는 또 다른 이유는 의사들이 세포와 유전자, 분자를 분석해 생명과 자연을 정복하고자 하는 잘못된 과학인 환원주의를 신봉하기 때문이다. 생명과 자연은 함께 어울려야 할 대상이지 결코 정복의 대상이 아니다. 사실 자연치유력을 전혀 이해하지 못하는 현대의학으로는 감기 하나도 치료하지 못한다. 오히려 항생제와 진통제만 무분별하게 처방해 감기 환자를 그들의 최대 수입원인 심장질환자나 암환자로 악화시킬 뿐이다.

15
항생제는
천식과 아토피를 유발한다

영국에서 3만 명의 어린이를 대상으로 연구한 결과 생후 1년 이내에 4번 이상 항생제를 복용한 경우, 이후 천식에 걸릴 위험은 3배 이상 높아지는 것으로 나타났다. 1,600여 명의 어린이를 조사한 뉴질랜드 연구팀은 한 살 이전에 항생제를 한 번만 사용해도 천식에 걸릴 위험이 두 배 이상 높아진다는 사실을 확인했다. 캐나다의 연구팀은 '어린이에게 가장 위험한 약품은 항생제'라는 결론을 내렸다. 1,401명의 어린이를 대상으로 한 미국의 연구에서도 생후 첫 6개월 이전에 한 번이라도 항생제를 처방받은 어린이는 그렇지 않은 어린이에 비해 월등히 높은 비율로 천식, 아토피, 비염 등의 알레르기성 질환을 겪는다는 사실을 확인했다. 또한 제왕절개수술로 태어난 아이는 자연분만으로 태어난 아이에 비해 질병에 걸릴 위험이 두 배나 높다. 엄마의 질과 항문에 사는 박테리아에 의해 면역력을 향상시킬 기회를 놓치기 때문이다.[61]

천식뿐 아니라 아토피나 대상포진 등도 모두 면역체계(자연치유력)가 무너졌기 때문에 나타나는 경고 신호다. 어린이에게 주로 나타나는 아토피나 어른에게 주로 나타나는 대상포진은 질병명만 다르게 붙였을 뿐 동일한 증상이다. 다시 말해 대상포진*은 수두바이러스(VZV)에 의해 유발되는 것이 아니라 항생제 등 병원약의 부작용으로 자연치유력이 무너지면서 나타나는 증상이다. 따라서 병원에서 처방하는 합성 마약인 스테로이드와 항바이러스제, 또는 신경차단수술(디스크환자 등 통증이 나타나는 모든 증상에 흔하게 시행되는 수술이다.) 등을 피하고, 자연식, 발효음식, 발효효소, 약초, 침, 뜸, 부항, 햇빛, 천일염 등을 이용해 자연치유력을 회복시키면 쉽게 정상으로 돌아온다. 반면 스테로이드는 간을 급속도로 파괴해 오래 사용하면 간경화나 간암 등을 유발할 위험이 커진다.

이러한 결과는 모두 항생제로 인해 장내에 서식하는 이로운 미생물이 박멸돼 결국 면역체계가 파괴되기 때문이다. 항생제나 소염진통제, 기타 의약품들이 우리의 건강을 크게 해친다는 연구는 이외에도 무수히 많다. 2009년 로렌스 윌슨의 연구에 의하면, 백신과 항생제가 도입되기 훨씬 전인 1900년 이후 이미 영양과 위생상태의 개선에 의해 홍

---

* 대상포진을 유발한다는 바리셀라 조스터 바이러스(VZV)는 헤르페스 바이러스를 다르게 부르는 이름이다. 현대의학에서 헤르페스 바이러스는 폐렴, 간염, 감기 등을 일으킨다고 한다. 하지만 폐렴이나 간염, 대상포진 등을 유발한다는 헤르페스 바이러스는 환자뿐 아니라 건강한 사람의 90퍼센트에게서도 발견된다. 따라서 헤르페스 바이러스가 간염이나 대상포진의 질병을 유발하지 않는다는 말이다. 현대의학은 다른 모든 질병과 마찬가지로 폐렴이나 간염, 대상포진, 감기의 원인과 치료법을 모른다. 대상포진 증상이 나타난 환자에게 부작용이 심한 항바이러스제, 스테로이드제를 처방하거나 통증을 없애기 위해 신경을 차단하는 수술 등을 시행하는 것은 오히려 더 심각한 질병으로 악화될 위험이 크다. 느릅나무(유근피) 잎이나 인진쑥을 달여 차로 마시면서 환부에도 발라주면 좋다. 생즙을 발라줘도 좋다.

역, 성홍열, 폐결핵, 장티푸스, 백일해, 디프테리아, 소아마비 등 전염성 질병들이 감소 추세에 들어갔다. 백신과 항생제에 의해 줄어든 비율은 단지 3.5퍼센트밖에 되지 않는다. 또한 항생제는 박테리아를 막아주는 작용보다도 부작용이 훨씬 크므로 신중을 기해 복용해야 한다고 경고한다. 6년간 2~5가지의 항생제를 복용했던 사람들은 그렇지 않은 사람들에 비해 각종 암에 걸릴 위험이 27퍼센트, 6가지 이상을 복용했던 사람들은 37퍼센트에 이른다는 사실이 밝혀졌다. 또한 항생제를 1년 반 이상 복용했던 여성이 그렇지 않은 여성에 비해 유방암에 걸릴 위험이 두 배 높다고 한다.[62]

갓난아기는 어머니로부터 자연치유력을 전달받는다. 즉, 아기는 어머니의 자연치유력을 이용해 자생세포와 이종단백질(세균 등 이물질)을 구별하고 외부 이물질로부터 자신의 건강을 지켜낸다. 아기들은 서서히 자연치유력을 스스로 만들어내게 되고, 그에 따라 어머니로부터 넘겨받은 자연치유력은 소멸된다. 보통 두 살 때가 되면 선천적 자연치유력은 전부 사라지고 그보다 더 정교하며 강한 자연치유력으로 대체된다. 이렇게 만들어진 자연치유력으로 인체가 접하게 되는 감염의 대부분을 이겨낼 수 있다. 보통 사춘기가 시작되는 15세 정도면 성인과 비슷할 정도의 자연치유력이 완성되는 것으로 알려져 있다.

자연과 우리 몸에는 이로운 박테리아가 해로운 박테리아에 비해 1,000배 이상 많다. 따라서 우리가 건강을 지키기 위해 필요한 것은, 항생제 융단 폭격으로 우리 몸에서 자연치유력을 키워주는 박테리아를 쓸어내는 것이 아니라, 몸 안의 지방층에 축적되어 환경호르몬으로 작용하는 독소, 즉 합성물질을 제거하는 것이다. 대부분의 합성물질은 의약품과 가공식품, 화장품, 실내오염을 통해 들어온다. 가장 현명한 방법은 채소와 과일 등 가공되지 않은, 자연에 가까운 음식을 섭취하면서 단식, 침, 뜸, 부항 등 자연의학을 이용하는 것이다. 물도 식품회사가 판매하는 가공된 생수[**]가 아니라 산이나 들의 깨끗한 계곡물을 마시는 것이 좋다.

하이델베르크 암연구센터의 울리히 아벨은 255명의 암환자와 전에 다른 질병을 앓았던 병력이 있는 485명을 대상으로 연구를 진행했다. 그 결과 지난 5년 동안 감기나 독감에 한 번도 걸려본 적이 없는 사람은 여러 번 감기에 걸려본 경험이 있는 사람보다 암에 걸릴 확률이 평균 5배 이상 높다는 결론을 내렸다. 스위스 의학자 한스 울리히 알보니코는 379명의 암환자와 그 환자들과 나이가 같은 건강한 사람 379명을 비교 조사했다. 그 결과 건강한 사람들은 공통적으로 어려서 풍진, 수두, 홍역 등을 앓은 경험이 있고, 암환자들은 대부분 그 같은 병을 앓은 병

[**] 대부분 판매용 생수는 방부제와 살균제, 표백제, 보존제 등이 들어 있는 가공식품이다. 합성화학 물질로 정수하고, 제조 과정에서 모든 영양소와 미네랄을 제거한 후 합성영양제와 합성미네랄, 방부제, 살균제, 표백제 등을 새로 첨가한 것이다. 그리고 산소가 첨가됐다는 '산소 함유 생수'는 단지 선전문구일 뿐이다. 인체가 산소를 흡수하는 길은 유일하게 폐뿐이며, 소화기관을 통해서는 전혀 흡수할 수 없다. 인위적으로 생수 속에 용존산소량을 늘려봐야 모두 트림으로 배출된다. '마시기에 가장 좋은 물의 분자구조'라는 육각수나 천연의 탄산가스가 들어 있는 소다수도 과학적으로 입증된 것이 아니다. 대부분의 판매용 생수는 단지 지하수 또는 수돗물을 끌어올려 역삼투 방식의 여과를 거치고, 자외선으로 살균소독한 후 합성 탄산가스 등을 첨가해 2,000배 가격으로 판매하는 것이다. 역삼투 방식으로 여과하면 모든 미네랄과 탄산가스가 제거되기 때문에 다시 합성 미네랄 등을 첨가하는 것이다. 또한 자외선 살균을 통해 모든 미량영양소가 파괴되고 물 분자가 변형될 우려가 크다. 생수병에 함유된 각종 합성화학물질은 시간이 흐르면서 물에 녹아나온다. PVC제품에서는 프탈레이트가, 폴리에틸렌 제품에서는 스타이렌이, PC제품에서는 비스페놀A라는 발암물질이 나오는 것으로 확인됐다.

력이 없다는 사실을 확인했다. 백신과 항생제, 기타 각종 약을 통해 병을 미연에 방지하긴 했지만 동시에 자연치유력이 약해지고, 약의 부작용이 나타났기 때문이다. 독일 괴팅겐대학의 바이러스 연구센터가 실시한 연구에 의하면 지난 몇 년 동안 한 번이라도 38.5도 이상의 열을 경험했던 사람은 암 발병률이 63퍼센트 낮았고, 어린 시절 화학물질로 처리된 백신을 한 번이라도 맞은 사람은 암 발병률이 70퍼센트 높게 나타났다.[63]

16
염증과 열이 자연치유력을 키워준다

질병이 침입했을 때 나타나는 열이나 염증, 통증은 백혈구가 만들어내는 방어시스템의 일종이다. 뉴욕 윈스럽 대학병원의 버크 A. 쿠너는 "열을 내리는 소염진통제는 특별한 경우를 제외하고는 사용하지 말아야 한다. 열은 몸 조직을 방어해 주는 자연치유력에 긍정적인 역할을 하기 때문에 약을 통해 열을 내리면 오히려 환자의 자연치유력을 약화시키는 결과를 가져온다."고 한다.[64] 인체는 끊임없이 새로운 세포를 생성하고, 약해진 세포나 파괴된 세포는 소멸시킨다. 이러한 과정에서 염증과 통증, 열 등이 일어나게 된다. 따라서 세포를 새로 생성해낼 수 있는 건강한 육체만이 열을 올릴 수 있는 에너지를 만들어내며, 몸에서 열이 난다는 것은 몸을 건강하게 지켜주는 자연치유력이 정상적으로 작동한다는 의미이다. 따라서 열 등 생명체의 경고 신호가 나타날 때는 그 증상을 없애는 것이 아니라 근본적인 원인을 찾아 치료함으로써 열이 자연적으로 사라지도록 해야 한다.

열과 염증, 통증이 일어나는 것은 자연치유력이 정상적으로 작동한다는 긍정적인 신호다. 염증반응이란 질병이 침입한 곳으로 백혈구가 모여드는 현상이고, 이때 항체는 열을 만들어낸다. 박테리아나 바이러스, 그리고 암세포는 열에 약하기 때문이다. 통증은 인체가 항체의 일종인 천연의 인터페론*을 만드는 과정이다. 재채기나 콧물은 독소와 미생물을 밖으로 내보내는 과정이다. 그런데 현대의학은 미생물이 열, 염증, 통증, 콧물을 유발한다며 항생제와 소염진통제를 처방한다. 해열진통제는 몸에서 열과 통증이 만들어지지 못하게 하는 작용을 한다. 대형건물의 지하에서 화재가 발생해 경보가 울린다고 해보자. 자연의학은 화재를 근본적으로 진압하려고 하고, 현대의학은 농약의 일종인 해열진통제로 경보기만 차단시키려고 한다. 인체는 40도가 넘는 고열에도 아무런 문제가 생기지 않지만 박테리아나 바이러스, 암세포는 40도 이상에서 모두 파괴된다.[65]

40도까지 열이 오르면 몸 안의 단백질이 응고돼 죽음에 이른다는 현

---

* 인터페론이란 바이러스나 암세포가 세포 안으로 침입했을 때 면역세포에 의해 만들어지는 항체로 바이러스와 암세포를 저지하는 역할을 한다. 1980년 바이오겐사가 이 물질의 염색소를 복사해 유전자조작으로 대량 생산한 합성 인터페론이 페그인터페론이다. 처음에는 항암제로 개발했지만 부작용이 너무 심해 승인이 나지 않았다. 따라서 이를 다시 간염치료제로 승인을 받았다. 페그인터페론과 레바비린이라는 약제를 복합 처방하여 간염 바이러스를 치료한다고 하지만 페그인터페론은 자연에 존재하지 않는 합성물질로 값이 비싸고, 심각한 우울증, 불면증, 탈모 등을 유발하고, 레바비린은 심각한 빈혈을 유발시키는 부작용이 나타난다. 또한 둘 다 임신부가 복용하면 기형아를 출산할 위험이 크다. 1982년, 프랑스에서 인터페론으로 치료를 하던 환자 4명이 심각한 우울증으로 사망하면서 실체가 밝혀지기 시작했다. 이런 상황에서 주류의사들의 박수 속에 값이 싸고, 부작용이 거의 없다는 간장치료제인 라미뷰딘이 등장했다. 초기에는 거대한 선전으로 제약회사와 주류의사들에게 거대한 부를 안겨 주었으나 시간이 지나면서 효능은 거의 없고, 부작용이 심각하다는 사실이 확인되어 의료계에서 사라지고 있다.

대의학의 경고는, 실험실에서 단일 세포를 분류해 초단파의 전자파 열을 가하면서 살펴본 결과다. 생명체에서 분리되어 실험용 접시에 놓인 단일 세포와 생명체의 일부인 단일 세포는 그 반응이 전혀 다르다. 분리된 세포는 죽어가는 세포이지만, 생명체 내에서는 상호작용을 하고 있는 살아 있는 세포다. 그리고 자연치유력을 회복시켜 주기 위해 체온을 올리는데 사용하는 열은 햇빛, 돌, 흙, 숯 등에서 방출되는 자연의 원적외선을 말하는 것이지, 자연에 존재하지 않는 인공열을 말하는 것이 아니다.

태양과 숯불, 생명체에서 발생하는 자연의 전자파는 파장이 긴 장파로 원적외선**이다. 반면 전기로 만들어지는 인공 전자파에서는 파동

** 18세기 독일의 과학자 허셀에 의해 발견된 원적외선은 19세기 중반부터 질병치료에 사용되기 시작했고 최근 우리나라에서도 온열 암 치료 기기가 널리 퍼지고 있다. 그러나 전기 의료기에서 나오는 원적외선은 자연의 원적외선과 다른 초단파로 부작용이 문제되고 있다. 반면 옛날부터 우리 선조들은 설사, 이질, 장염, 변비, 숙취 등이 생겼을 때 숯가루나 황토를 물에 희석시켜 약으로 사용해 왔다.
숯에는 강력한 진통, 해열, 해독효과가 있으며 간염, 간경변, 황달, 담석증, 변비, 숙취 해소, 위궤양, 어린이 장염 등에도 효능이 좋다. 또한 화상, 독벌레에 물렸을 때, 안질환, 축농증, 기관지염, 폐렴, 신장염 등에는 숯가루로 찜질을 하면 효과가 좋다. 숯은 사용기간에 제약을 받지 않으므로 영구적으로 사용할 수 있다. 이러한 효능이 의학적으로 확인돼 대부분의 나라에서 숯을 의약품으로 정식 인정하고 있다. 한방에서도 백초상(百草霜) 또는 송인묵(松烟墨)이라는 이름으로 오래 전부터 사용되어 왔다. 그리고 숯을 구울 때 연기를 액화시켜 생산하는 목초액(초산을 주성분으로 하는 ph3 정도의 산성액으로 식초와 성질이 유사)은 간질환, 당뇨병, 아토피, 탈모, 변비, 위장병, 부인병, 각종 암 등 대부분의 만성질환 치료에 효능이 좋다. 목초액은 지력 보호와 수질 개선, 가축용 사료에도 널리 사용되고 있다.
자연의 원적외선은 생명, 생육 광선이라 불리며 10미크론 전후의 장파로 음이온의 열에너지를 발산한다. 이 열에너지는 피부 속 40mm까지 침투하여 몸의 온열작용을 통해 인체의 모세혈관을 확장시켜 혈액순환을 원활하게 한다. 특히 숯에서 발산되는 원적외선은 태양에서 발산되는 원적외선만큼이나 투과율이 높다. 이 때문에 숯으로 음식을 익히면 깊은 맛을 느낄 수 있다. 또한 숯에는 미네랄도 풍부해 물을 숯으로 정화하면 악취뿐만 아니라 합성물질이나 방사능 등도 효과적

이 크게 다른 초단파가 다량 방출되어 우리 몸의 고유한 전기장을 방해해 세포를 파괴하고, 유전자를 변형시키며, 심장이나 혈관의 박동을 방해하고, 신장과 뇌의 전기 작용을 간섭한다. 이 때문에 정자 수 감소, 치매, 간질병, 뇌종양 등의 치명적인 질병을 유발시키는 것으로 확인됐다. 전기에서 나오는 초단파는 '자연에 존재하지 않는 전자파'[***]이기 때문이다. 게다가 전자레인지나 휴대폰 등에서 방출되는 인공전자파는 방사선과 같이 극초단파로 체내의 세포에 축적된다. 따라서 환자는 치료과정 중에 가능한 한 전기장판, 전자레인지, 전기의료기, 휴대폰 등 전기로 작동하는 기기의 사용을 가능한 한 중단해야 한다.[66]

특히 전자레인지의 경우는 한 번 사용할 때마다 평균 200mG(밀리가우스), 진공청소기에는 300mG, 전기장판은 5mG의 전자파에 노출된다. 특히 전자레인지에서는 방사선이 방출되기 때문에 극히 위험하다. 우리나라는 시민의 건강보다는 산업체를 보호하기 위해 무지와 탐욕에 젖은 주류의사들을 동원해 "전자파는 인체에 아무런 영향을 미치지 않는다."고 거짓 선전하고 있다. 우리나라는 미국과 같이 일일 전자파허용량을 833mG로 정하고 있지만, 세계암연구소와 세계보건기구, 네덜

으로 제거되고, 물맛도 좋아진다.
[***] 전자파 차단에도 숯이 효과적이다. 숯은 화생방 마스크에 사용될 정도로 해독작용이 탁월하다. 숯을 방안에 비치해 두면 전자파뿐 아니라 각종 유해금속이나 합성물질을 해독시켜 숙면을 취하게 하며 자연치유력을 회복시켜 준다. 이밖에도 진통제, 해열제, 해독제, 지혈제 등으로도 효과가 좋아 전 세계에서는 숯을 정식 의약품으로 승인하고 있다. 숯에서 나오는 열은 원적외선으로 암 예방과 치료에도 효과적이다. 낮에 햇빛을 자주 쬐어도 숙면에 도움이 된다. 소금이나 해초류, 마늘, 발효음식을 섭취하는 것도 좋고, 소금물에 목욕하는 것도 전자파를 배출시키는 데에 좋다. 또한 단백질은 체내의 합성물질이나 유해금속 등을 배출시키기 때문에 야생이나 자연상태에서 사육한 동물의 고기를 자주 섭취하는 것도 좋다.

란드는 4mG, 스웨덴은 2mG, 스위스는 10mG 이하로 규제하고 있다. 자연에서 발생하는 전자파는 0.000002mG 이내다.[67] 자연에 존재하는 전자파의 4천 2백만 배에 달하는 전자파가 안전하다는 의사들의 거짓 선전은 얼마나 황당한가?

  1978년 일본의 국립예방연구소에서 실시한 연구에서 암세포가 열에 약하다는 사실이 입증됐다. 암세포를 32도에서 43도 사이의 온도에 노출시켜 살펴본 결과, 39.6도 이상에서 모든 암세포는 파괴되었지만 정상세포는 아무런 영향을 받지 않았다고 한다. 일본 사이토 마사시 교수의 연구에 의하면 정상 체온인 36.5도에서 1도 상승할 때마다 자연치유력이 5~6배 증가하고, 반면 체온이 1도 내려갈 때마다 면역력이 30퍼센트씩 감소한다는 사실이 확인됐다.[68] 결국 암환자는 암으로 사망하는 것이 아니라 절제수술과 항암제****, 방사선의 부작용으로 사망한다.

**** 2차 세계대전 직후, 전쟁 중에 무차별 살포했던 독가스가 살아 있는 세포들, 특히 위장관의 세포들이나 골수, 그리고 림프계의 세포들처럼 빠르게 분열하는 세포들을 죽인다는 사실이 알려졌다. 의사들은 암이 빠르게 분열하는 세포들로 구성되어 있다는 것을 알고 암세포를 죽이는데 독가스를 사용할 수 있으리라 생각했다. 그러나 피를 만드는 척수세포, 항체를 만드는 골수세포, 머리를 만드는 모근세포, 정자와 난소를 만드는 생식세포, 위와 장의 점막세포, 호흡기와 피부세포도 빠르게 증식하기 때문에 함께 죽는다. 그래서 항암치료를 받으면 백혈병에 걸리고, 머리가 빠지며, 의식장애, 소화장애, 구토, 극심한 피로, 심장마비, 급성신부전, 구강점막염, 생식불능 등이 따르는 것이다. 항암제로 가장 많이 처방되는 '사이클로포스마이드'는 독가스를 액체로 개발한 약으로 위장, 심장, 폐, 혈액을 손상시킨다.
다음으로 많이 처방되는 '시스플라틴'은 중금속인 플라티늄에서 추출한 약제로 신경, 콩팥, 골수를 손상시키고 전신을 마비시키기도 한다. 호지킨병을 치료하는 '메클로레타민' 역시 강독성 독가스로, 조금이라도 피부에 닿거나 흡입하지 않도록 조심해야 하는 약제다. 이 같은 강독성 화학물질로 치료를 받은 환자는 운이 좋아 호전되어도 몇 개월 후에는 더 나쁜 악성 종양이 생길 가능성이 아주 높다. 1999년 영국의 의학전문지「란셋」에 발표된 연구에 의하면 아동기에 발생한 암으로 화학치료를 받고 3년간 생존한 13,000명의 환자를 추적 조사한 결과 대부분이 골수암으로 사망했다고 한다.

암 환자들은 다른 환자들과 마찬가지로 몸에서 열을 만들어 내지 못하기 때문에 몸이 모두 차갑다. 열이 발생하면 바이러스가 활발하게 활동해 암세포가 증식한다는 판단으로 면역억제제를 투여해 몸에서 열이 만들어지는 것을 차단하기 때문이다. 환자에게서 자연치유력이 회복되는 것을 막는 행위는 치료가 아니라 무지와 탐욕에서 나오는 폭력이다. 게다가 암은 바이러스에 의한 것도 아니다. 스테로이드, 항암제, 항바이러스제 등의 면역억제제는 암환자뿐만 아니라 심장질환자, 장기이식환자, 고혈압환자, 대상포진환자 등 대부분의 환자에게 처방된다. 이 때문에 간염*****, 간경화, 간암 등을 유발시킬 위험이 커진다. 반면 자연의학에서 처방하는 음식, 약초, 침, 뜸, 부항, 일광욕, 황토방 찜질, 운동 등은 모두 인체 내에서 열을 만들어내 자연치유력을 회복시키기 위한 방법이다.

어린이에게 주로 나타나는 백혈병은 자연치유력이 제대로 형성되지 않은 어린이에게 과다한 항생제와 소염진통제를 처방해 자연치유력이 제대로 작동하지 않기 때문에 나타나는 질병이다. 따라서 골수세포가 부족한 백혈병 환자에게 골수이식수술이나 항암제 등을 계속 투여하면 골수는 점점 파괴되어 증상은 악화된다. 이때 항생제나 진통제 등 약과 방사선을 중단하고, 자연치유력을 회복시키면 다른 질병과 같이

***** 4월부터 8월 사이에 개머루덩굴의 줄기를 잘라 병에 꽂아 두면 수액을 받을 수 있다. 이를 수시로 마시고, 가을에는 뿌리를 채취해 말린 후 잘게 썰어 물에 달인 후 꿀을 타서 수시로 마신다. 뿌리, 줄기, 잎, 꽃 등을 이용해도 좋다. 일체의 병원약을 중단하고, 2개월 정도 꾸준히 마시면 항체가 생겨 간염은 쉽게 치유된다. 바위손(부처손)을 달여 마셔도 효과가 좋다. 간염은 불치병이라며 평생 약을 복용하라는 주류의사의 처방을 따르게 되면 결국 약의 부작용으로 간경화나 간암으로 진행될 위험이 크다.

쉽게 치유될 수 있는 병이다. 골수세포는 면역세포를 새롭게 만들어 내는 세포다. 사실 백혈병은 암이 아니다. 계속되는 혈액검사, 골수검사, 뇌척수액검사 등으로 골수가 부족하게 되고, 따라서 백혈구도 부족하게 되는 것이다.[69]

그러나 현대의학은 '세포의 이상증식'이라는 현상만을 보고 어린아이에게 고통스런 골수이식수술과 함께 항암제, 방사선[******]을 투여한다. 지금도 전국의 소아암 병동에선 뼈만 남은 어린이들이 말똥말똥한 눈으로 천장만 바라보면서 죽어가고 있다. 현대의학의 무지와 주류의사들의 탐욕이 빚어내는 광란의 살인극이다. 영국의 암전문가인 멜빈 그레이브스는 백혈병에 걸린 1,300명의 어린이와 건강한 6,300명의 어린이를 비교 연구한 결과, "갓난아기 때 질병에 노출되는 빈도가 낮을 경우 자연치유력이 제대로 형성되지 않아 백혈병에 걸릴 위험이 두 배 이상 높아진다."고 한다.[70] 질병에 적게 노출되는 까닭은 항생제, 소염진통제 등을 과다하게 처방하기 때문이다.

우리나라 이혜란 한림대 의료원장은 생후 1년 전에 항생제를 처방받은 아이, 분유로 자란 아이, 형제가 적은 가정의 아이, 깨끗한 환경에서 자란 아이, 대도시에서 자란 아이, 제왕절개술로 태어난 아이들이 그렇

[******] 조기검진을 받으면서 X선, CT, PET검사로 방사선에 노출되거나, 암 치료 과정에서 방사선을 투여 받거나, 또는 갑상선을 절제하고 방사성 호르몬제인 신지로이드나 테트로닌 등을 복용하면 체내에 방사능이 축적돼 치명적인 암이 유발될 위험이 커진다. 이 때 오갈피나무 가지를 달인 물에 꿀을 섞어 수시로 마시거나, 된장이나 김치 등 발효음식을 자주 섭취하면 방사능을 배출할 수 있다.

지 않은 아이에 비해 아토피, 천식 등 알레르기뿐만 아니라 폐질환 등 만성질환으로 고통 받을 가능성이 훨씬 높다고 한다. 세균 등에 감염될 가능성이 적고 합성물질에 노출되기 쉬워 면역체계가 약하기 때문이다. 애리조나 대학에서 13년간 1,000명 이상의 어린이를 추적 조사한 연구에서도 형제들이 많거나 보육시설에서 자란 어린이는 천식환자가 극히 드물다는 사실을 확인했다. 세균에 노출되어 자연치유력을 회복할 기회가 많기 때문이다.[71] 따라서 질병으로부터 벗어나기 위한 가장 지혜로운 방법은 환경을 통해 자연치유력을 강화시키는 방법이다. 다시 말해 '적당히 불결한 것이 건강에는 가장 좋다.'는 말이다.

미국에서는 1980년대에 600만 명이던 천식환자가 2005년에는 1,730만 명으로 치솟았다. 무절제한 항생제, 살균제, 백신 등으로 자연치유력이 약해졌기 때문이다. 인간과 세균은 40억 년을 함께 공존해 오면서 서로에게 반드시 필요한 존재인데 무지한 주류의사들이 무절제하게 항생제와 구충제, 살균제 폭탄으로 박테리아와 기생충을 제거한 것이 그 이유다. 적절한 양의 기생충 등은 인간과 공존하며 자연치유력을 강화시켜 주고 인간에게는 아무런 해를 미치지 않는다. 자연음식 등으로 자연치유력이 정상적으로 유지되는 상태에서 생명체는 기생충 등과 상호조화가 이뤄지도록 기생충의 양을 제어하기 때문에 기생충에 의해 질병이 유발되지 않는다. 수억 년을 인간과 함께 공존하면서 진화해온 말라리아도 알려진 사실과는 달리 인간에게 거의 해를 미치지 않으며, 오히려 자연치유력을 회복시켜준다. 말라리아로 죽어가는 환자는 사실 병원약의 부작용이나 영양부족으로 자연치유력이 약해진 상태에서 새로 투여된 말라리아 치료제가 패혈증, 심장마비, 간경화 등 부작용*******을 일으켰기 때문이다. 반면 우리나라와 중국 등에서는 오래 전부터 개똥쑥을 차로 달여 마시면서 말라리아를 아무런 부작용 없이 쉽게 치료했다.[72]

하워드 휴즈 의학연구소의 안자 젠슨은 말라리아 기생충이 만들어내는 PfEMP1이라는 단백질이 염증이 생긴 혈관의 내벽을 보호해주는 역할을 한다는 사실을 밝혀냈다. 알레르기, 천식뿐만 아니라 암 등 모든 질환은 자연치유력이 무너졌기 때문에 발생한다. 백혈병에 관한 영국의 한 연구에 의하면, 어려서부터 어린이집을 다녔던 아이들은 다니지 않은 아이에 비해 백혈병 발병 비율이 훨씬 낮다는 결론을 내렸다. 함께 어울리면서 박테리아, 기생충 등에 감염돼 자연치유력이 강해졌기 때문이다.[73]

한 유전자는 한 개의 단백질만 만들어내는데, 항체도 유전자가 만드는 단백질이다. 인간의 유전자는 2만 5천 개가 조금 넘기 때문에 항체도 2만 5천개가 넘는 것이다. 그러나 유전자는 박테리아, 기생충, 각종 영양소, 미네랄 등과의 상호작용을 통해 수백만 가지의 병원체(항원)에 대응할 수 있는 항체를 만들어낼 수 있다. 이것이 진화과정을 통해 완성시킨 자연치유의 신비이다.

******* 말라리아 치료제의 부작용으로 가장 문제가 되는 것은 환각으로 살인, 자살 등의 폭력행위가 자주 보고된다. 이 때문에 말라리아 치료제는 우울증 치료제와 함께 '미친 약'이라는 오명을 갖고 있다. 그 외에도 우울증, 구토, 위궤양, 심장질환, 실명, 신체마비 등의 부작용이 보고되고 있다.

17
소염진통제는 백혈병을 유발한다

어린이가 질병에 노출될 경우에 자연치유력이 제 기능을 하기도 전에 소염진통제로 열과 염증과 통증을 제거하면 자연치유력은 약해질 수밖에 없다. 합성물질로 만들어진 소염진통제와 해열제에 의해 혈류가 억제되고, 항체의 생성과 이동이 방해되므로 면역세포와 인플루엔자가 제대로 싸우지 못하게 된다. 결국 열과 염증이 골수에까지 미쳐 골수부전이 일어날 수도 있다. 이것이 백혈병이라고 하는 혈액암이다. 소염진통제를 비롯해 대부분의 약을 복용할 때 나타나는 전형적인 부작용이 조혈작용의 약화로 인한 열이나 빈혈, 구토, 출혈 등인데 이것은 또한 혈액암(백혈병)의 전형적인 증상이다. 이때 혈액암 여부를 확인하기 위해 시행하는 골수액검사, 혈액검사, 뇌척수액검사는 백혈병환자를 더 양산해낸다. 감기나 독감이 기승을 부리다가 가라앉게 되면 곧이어 백혈병환자가 급증하는 까닭이 이 때문이다. 즉, 백혈병의 주요 원인은 소염진통제인 셈이다. 이때 약을 중단하면 쉽게 다시 정상으로 회복된다.[74] 그러나 백혈병 진단을 받으면 '빈크리스틴'이나 '히드록시우리아' 또는 '글리벡'이라는 항암제와 방사선 치료를 하는데, 이는 약해진 자연치유력을 완전히 파괴해 결국 죽음으로 내몰게 된다.

염증과 열, 통증은 정상적인 면역활동이다. 외부침입자를 방어하기 위해 가벼운 염증이나 열, 통증은 유지해도 무방하다. 특히 유아는 자연치유력이 만들어지는 시기여서 소염진통제로 염증이나 열, 통증 반응을 억제하게 되면 자연치유력은 치명적으로 약해진다. 게다가 혈관을 수축시키면서 열과 염증을 만들어내는 천연의 호르몬인 프로스타글란딘은 이외에도 위장의 내벽을 보호하는 작용을 한다. 대사기능을 담당하는 위장은 자연치유력을 회복시키고 유지하는 데 있어서 매우 중요하다. 그런데 소염진통제로 인해 프로스타글란딘의 생성이 방해를 받기 때문에 염증, 열 등이 일어나지 않는 동시에 위장 출혈이 일어나기도 한다.

타이레놀은 간암, 신장암, 혈액암 등을 일으키는 부작용이 심각해 전 세계 보건당국이 극히 조심스럽게 취급하는 의약품 중의 하나다. 그러나 일반 슈퍼에서도 손쉽게 구입할 수 있는 미국에서는 연간 평균 56,000건의 부작용 사례가 보고되며, 그중 연평균 450명이 타이레놀의 직접적인 부작용으로 사망한다. 즉사 이외에도 장기적인 부작용으로 인한 사망이나 신체마비, 다른 치명적인 증상 유발 등을 합한다면 그 위험성은 더욱 심각하다. 반면 슈퍼 판매를 금지하고 있는 프랑스에서는 연간 5,000건의 부작용과 6명의 사망자가 보고된다. 아스피린의 경우도 거의 비슷하다.[75]

면역억제제로 가장 흔하게 처방하는 것이 합성 스테로이드다. 이는 혈류의 흐름을 억제함으로써 염증반응을 일으키는 백혈구인 프로스타글란딘의 이동을 차단해서 통증을 가라앉히는 진통제다. 스테로이드는 면역체계의 핵심인 백혈구를 차단하기 때문에 자연치유력을 약화시킨다. 따라서 다른 호르몬제와 마찬가지로 스테로이드도 사용을 중단하면 증상은 이전보다 더욱 악화되므로 평생 약을 복용해야 한다. 그런데 스테로이드를 계속 사용하면 간염, 간경변, 간암 등 치명적인 간질환을 유발시키는 동시에 신부전증, 간부전증, 폐부전증, 각종 암, 뇌출혈, 골다공증 등 심각한 부작용이 따르는 악순환이 계속된다. 주류의사들은 이 약의 진통효과가 강력하다는 이유로 통증을 수반하는 대부분의 환자에게 가장 흔하게 처방한다.

스테로이드는 인체의 부신피질에서 생성되는 천연호르몬이지만 외부에서 투여하는 스테로이드는 합성물질이다. 결국 아무리 건강한 사람이라도 1~2년간 스테로이드를 투여하면 인체의 '항상성' 원리에 의해 체내에서 더 이상 천연의 스테로이드와 테스토스테론 등의 호르몬을 생성하지 못하게 되어 현기증, 근육경련, 구토, 탈수, 골다공증 등의 증상을 일으킨다. 우리가 질병에 걸렸을 때 부신은 더 많은 호르몬을 생성하게 되는데 스테로이드 계열의 합성물질에 의해 그 기능을 잃게 되어 결국 자연치유력은 완전히 무너지고 만성질환으로 발전하게 된다.

주류의사들은 운동선수들에게 마법의 진통제인 스테로이드를 무차별 처방했다. 운동 중 통증을 막고 근육을 강화시켜 준다는 이유다. 우리나라의 유명한 레슬링 선수인 김일은 말년의 십여 년을 암과 근육마비로 고통스럽게 보냈고, 미국 캘리포니아 주의 주지사를 역임했던 아놀드 슈왈제네거는 각종 불치병으로 고통을 겪고 있다. 골프 신화를 창조했던 타이거 우즈도 아킬레스건이 파열되면서 치료제로 코르티손을 사용했다가 계속해서 부작용을 일으키는 것으로 알려져 있다. 축구선수 펠레의 말년 역시 비참하다. 많은 운동선수들이 노년에 질병으로 고통을 겪는 까닭은 현대의학의 무지와 주류의사들의 탐욕에 속아 젊은 시절에 스테로이드를 자주 처방받았기 때문이다.

항체에 대한 항체를 만드는 류머티스 인자는 정상적인 항체와 결합하여 커다란 단백질 덩어리를 만든다. 이것이 혈관벽과 무릎, 손목, 발목 관절에 쌓이게 되면서 만성적으로 심한 염증이 유발된다. 염증이 심해지면 관절이 파괴되고 불구자가 되며 결국 사망하게 된다. 그러나 자가면역질환을 앓는 환자에게 기생충 알을 투여하는 등의 자연치료로 면역력이 회복되고 완치되는 경우가 많다. 기생충이 분비하는 단백질 PfEMP1이나 IL-22는 각 기관에 점막을 만들어 활성산소의 공격을 막아주고 염증을 치료해주며 면역력을 강화시켜주는 것으로 밝혀졌다.

합성 스테로이드를 투여 받은 환자들이 통증을 느끼지 않는다는 것을 알게 된 의사들은 아무런 임상시험도 거치지 않은 채 과민성쇼크, 암, 간질, 눈병, 위장질환, 간질환, 다발성경화증, 알레르기 비염, 피부질환, 갑상선질환 등 모든 질병에도 처방하고 있다. 현재 흔하게 처방되는 안약이나 연고 등에도 대부분 합성 스테로이드가 들어 있다. 이렇게 투여된 스테로이드는 곧 바로 위와 척추, 골수 등을 파괴하고, 당뇨병과 우울증, 고혈압, 비만, 암, 골다공증을 유발하는 등의 부작용을 일으킨다. 그리고 스테로이드로 인해 야기되는 부작용을 완화시켜 주는 또 다른 진통제, 당뇨병 치료제, 항암제 등이 처방된다.

언젠가부터 갑자기 목이 부으면서 침을 삼키기가 어려워진 한 남자가 있었다. 며칠 후엔 눈까지 붓기 시작하면서 두통도 생겼다. 그는 내과로 가서 약을 처방받아 복용했지만 증세는 호전되지 않았다. 그는 이번엔 안과에 갔다. 의사는 여러 가지 검사를 끝내고 나서 심각한 안질환이라며 수술을 권했고, 그는 눈 수술을 했다. 그래도 아무런 효과가 없자 다음에는 정형외과에 갔다. 의사는 역시 여러 가지 검사를 하고 나서 목 디스크라며 수술을 권했다. 그는 목 디스크 수술을 했지만 여전히 차도가 없었다.

다음에 그는 심장외과에 갔는데 역시 여러 가지 검사를 하고 나서 심장의 관상동맥질환으로 인한 것이라며 관상동맥우회술을 급히 받아야 한다는 것이다. 역시 그는 수술을 받았지만 병은 나을 기미가 없었다. 그는 마지막으로 정신과에 들렀다. 정신과 의사는 심각한 정신질환이라며 입원을 권했다. 그는 몇 개월 입원을 하고 팍실을 복용하며 우울증 치료를 했지만 역시 나아지지 않았다.

결국 그는 모든 것을 포기하고 불치병이라 받아들이며 살기로 마음먹었다. 그러던 어느 날, 백화점에 넥타이를 사러 간 그에게 여직원이 말했다.

"고객님, 넥타이가 조금 짧네요."

"그런가요? 그래도 전 이 스타일이 맘에 들거든요."라고 그가 대꾸했다.

그 여직원은 웃으면서 이렇게 덧붙였다.

"넥타이가 짧으면 목에 꼭 매게 돼서, 목이 붓고 침을 삼키기 힘들어요. 나중에는 눈까지 붓게 되죠."[76]

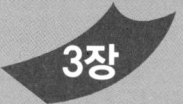

아이에게 고기와 우유를 먹여야 할까?

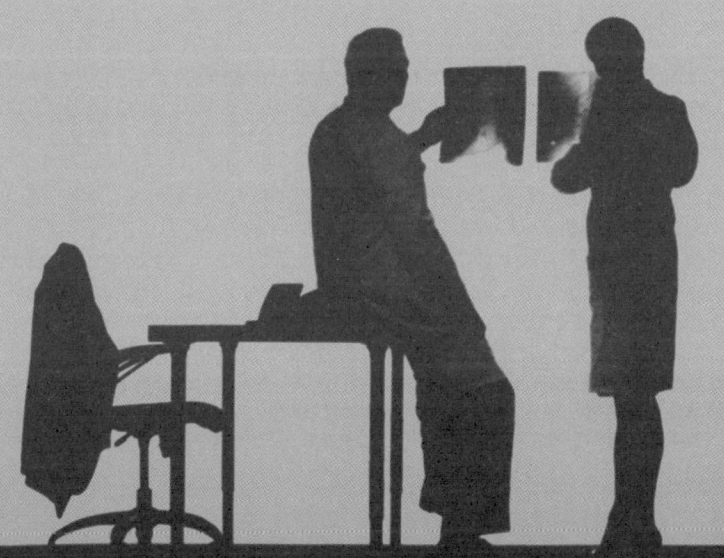

18
복제 가축이 식탁을 점령했다

현대의 목축은 가축의 살을 찌우게 하려고 비위생적이고 비좁은 공간에 가둔 채 곡물사료*와 항생제, 성장호르몬, 심지어 초식동물인 소에게 고기사료**를 투여하는 악행을 저지르고 있다. 게

---

* 소는 초식동물이지만 소 사료의 대부분은 콩과 옥수수로 만든다. 콩의 풍부한 단백질과 옥수수의 풍부한 탄수화물이 소의 성장을 촉진한다는 사실을 알아내면서 낙농업자들은 과잉 공급되는 콩과 옥수수를 반추동물의 사료로 사용하기 시작했다. 소의 반추위는 pH가 중성이어서 곡물을 소화시키지 못한다. 곡물이 반추위로 들어오면 반추위가 산성으로 변하면서 유선염, 고창증, 산중독 등의 질병에 걸리고, 이를 치료하기 위해 테트라사이클린, 루멘신, 타일로신, 술폰아미드 같은 항생제가 투여된다. 항생제 덕분에 질병을 치료하는 데에 쓰일 에너지가 성장에 쓰이게 되어 성장이 촉진된다는 사실을 알아냈기 때문이다. 이전에 풀을 먹이던 소는 5년 정도 키워야 도축할 수 있는 상태가 되지만 지금은 곡물, 항생제, 성장호르몬, 고기사료 등으로 14개월 정도 키우면 도축할 수 있을 정도가 된다.

** 초식동물에게 고기를 먹인 결과, 광우병이 전 세계로 확산되면서 대부분의 나라는 고기사료를 초식동물에게 먹이는 것을 법으로 금지했다. 그러나 미국에서는 '반추동물의 단백질을 반추동물의 사료로 사용하지 못한다.'고 규정했다. 따라서 반추동물인 소, 양 등의 고기를 반추동물이 아닌 돼지, 닭, 개, 고양이 사료로 만드는 것은 허용되고 이를 먹고 자란 돼지, 닭, 개, 고양이의 고기를 반추동물인 소나 양의 사료로 만들어 투여하는 것 또한 허용하고 있다. 그리고 단백질이 아닌 지방과 혈액에 대해서는 예외 규정을 두고 있어 반추동물의 지방이나 혈액은 반추동물의 사료로

다가 요즘 미국에서는 암소에게서 추출한 난자에 다 자란 소의 유전자를 투여해 빠르게 성장시키고 있다. 그리고 가축사료의 대부분은 유전자를 조작한 콩과 옥수수로 만든다. 현재 전 세계 곡물 생산량의 30퍼센트는 가축용 사료로 쓰이기 때문에 개발도상국 빈민들의 기아를 부추긴다. 소, 양 등 초식동물의 위장(반추위)은 산성도가 중성이어서 탄수화물과 단백질이 풍부한 곡물은 소화시키지 못한다. 콩이나 옥수수 등 곡물이 반추위로 들어오면 반추위가 산성으로 변하면서 유선염, 고창증, 산중독 등의 질병에 시달리게 되는 것이다. 그러면 이를 미리 예방하기 위해 처음부터 항생제를 투여하고, 질병이 나타나면 이를 치료하기 위해 다시 과다한 양의 항생제를 투여한다.

1950년대 들어 유전자를 변형시키고, 합성비료와 살충제, 제초제로 콩과 옥수수 생산량을 늘린 주류학자들은 옥수수의 풍부한 탄수화물과 콩의 단백질이 가축의 성장을 촉진한다는 사실을 알아내면서 옥수수와 콩을 반추동물의 사료로 사용하기 시작했다. 콩과 옥수수를 소화시키지 못해 발생하는 유선염, 고창증 등에는 테트라사이클린[***], 루멘

사용할 수 있다. 병으로 죽었거나, 실험용으로 사용되었거나, 늙어서 동물보호소에 버려진 동물들이 사료로 사용된다. 서양인들은 개고기를 먹는 동양인이나 아메리카 인디언, 아프리카인, 일부 유럽인들을 야만인이라고 비난하지만 실제로는 미국인들도 쇠고기, 돼지고기, 닭고기 등을 통해 개고기를 맘껏 즐기고 있는 셈이다.

[***] 미국 허드슨 강변에 위치한 레덜연구소 연구원이었던 토머스 주크스는 연구소 주변의 물고기들이 비정상적으로 빨리 성장한다는 사실에 흥미를 느끼고 그 이유를 조사하기 시작했다. 그 연구소는 항생제인 테트라사이클린을 생산하는 과정에서 나오는 산업폐기물을 강에 흘려보냈고, 그로 인해 물고기가 면역체계를 유지하는 데 소모되는 열량을 막고, 이를 성장에 사용하기 때문에 빠른 속도로 성장하게 된다는 사실을 알아냈다. 그 후 테트라사이클린, 오레오마이신, 페니실린 등 각종 합성항생제가 대량 생산되면서 가격이 폭락하자 농민들은 합성항생제를 성장촉진제로 사용하기 시작했다. 마침내 전쟁 후에 부족한 식량을 보충하기 위한 정책으로 농업에서는 합

신, 타일로신, 술폰아미드, 이오노포어, 비소 등 인체에는 사용이 금지된 항생제를 투여했다. 특히 술폰아미드나 비소는 인간에게 암을 일으킬 위험이 있는 물질이다. 목축업자들은 모든 곡물사료 1,000킬로그램에 항생제를 2~3킬로그램씩 투여하기 시작했다. 이렇게 항생제가 과다 투여되면 좋은 박테리아가 모두 죽거나 악성으로 변형된다. 악성으로 변한 박테리아는 내성을 갖고 있어서 어떤 항생제로도 치료가 불가능하다.

결국 이런 고기를 먹는 인간의 자연치유력은 무너지게 된다. 그러나 주류의사들은 현대의학으로 손쓸 수 없는 항생제 내성 박테리아가 가축에게 투여한 항생제 때문이라는 증거는 없다고 주장한다. 또한 "가축에게 투여하는 항생제는 가축의 대사과정을 통해 분해되기 때문에 인체에는 흡수되지 않는다."며 가축에 대한 항생제 사용을 계속해서 찬성하고 있다. 살모넬라와 캄필로박터, 이콜리 등 강력한 독성을 지닌 박테리아는 항생제로 인한 내성 때문에 악성으로 변형된 것이라는 증거가 여러 번 확인되었음에도 불구하고 주류의사들은 이를 철저히 부인한다.[77]

현재 미국에서만 매년 1,300만 톤의 항생제가 생산되고 그중 85퍼센트가 가축에게 투여된다. 2012년 1월 4일과 4월 4일, 뉴욕타임즈는 닭 사육 과정에 대한 충격적인 기사를 내보냈다. "양계업자의 대부분이

성비료가. 목축에서는 합성항생제가 권장되었다. 그 결과 살모넬라나 이콜리, 캄필로박터균 등이 독성과 내성을 띤 세균으로 변형되기 시작했다.

일상적으로 페니실린, 타이레놀과 같은 항생제뿐만 아니라 시프로, 플루르퀴놀린 등과 같이 사용이 금지된 항생제도 투여하고 있다. 심지어 치명적인 중금속인 비소까지도 사료에 첨가한다. 이러한 무분별한 항생제와 중금속의 투여는 박테리아와 바이러스에 내성을 일으키고, 인간의 면역체계를 크게 훼손시키게 된다."며 우려를 표한 것이다. 플루르퀴놀린은 뼈와 인대, 신경계를 치명적으로 파괴시키는 것으로 밝혀지면서 사람에게 처방이 금지된 항생제다. 미국질병센터(CDC)는 플루르퀴놀린을 가축에게도 금지할 것을 강력히 주장했지만 돈에 매수된 주류의사들의 반대로 1995년 닭의 성장을 위한 항생제로 사용되기 시작했다. 그러나 4년 후인 1999년부터 이 항생제에 내성을 지닌 박테리아가 나타나고, 또한 닭고기를 통해 인간에게도 옮겨진다는 사실이 확인되면서 2008년 가축에 대한 사용이 금지되었다. 그런데 이 플루르퀴놀린은 현재 미국과 우리나라에서 '시프로', '레바퀸'이라는 상품명으로 사람에게 처방하는 항생제로 쓰이고 있다.[78]

문제는 이렇게 마구 투여되는 항생제가, 주류의사들이 마구 처방하는 의약품과 함께 생태계의 순환구조를 거쳐 물과 공기, 음식을 통해 우리에게 다시 돌아온다는 사실이다. 소변 등으로 배출된 엄청난 양의 합성물질이 강과 바다를 오염시킨 후에 다시 식수와 농작물을 통해 되돌아온다. 그리고 우리 몸안에서 환경호르몬으로 작용해 자연치유력을 무너뜨리며 각종 암, 심장질환, 신부전증, 당뇨병 등을 유발하게 된다. 1972년에 금지된(우리나라는 1979년에 금지) DDT****의 잔류물질이 지금도 식수에서 검출된다. 심지어 엄마의 모유와 북극곰에게서도 검출된다는 기사를 접하면 소스라치게 놀라지 않을 수 없다. 한 번 무너진 생명체와 생태계는 회복이 극히 어렵다.

이같이 생태계를 파괴하는 반인륜적 행위가 만연하게 된 까닭은 규제완화라는 유령이 전 세계를 배회하면서 제약회사뿐만 아니라 가축업자에게도 무한한 자유를 허용했기 때문이다. 늑대의 자유는 양에게는 죽음을 의미한다. 황금탑을 목표로 하는 주류의사들과 기업가의 자유는 곧 인류의 파멸로 이어진다. 특히 돈을 최고의 가치로 숭배하는 청교도 사상에 의해 미국에서 행해지는 의료행위와 음식에 대한 반인륜적 행위는 도를 넘고 있다. 미국의 제약산업과 음식산업은 금융산업과 함께 세계화의 검은 심장이 되어 온갖 부패를 저지르고 있다.

특히 제약산업과 식품산업은 탐욕에 젖은 주류의사들의 거짓 연구로 인류를 세뇌시키며 죽음의 낭떠러지로 내몰고 있다. 미국산 쇠고기뿐만 아니라 모든 미국산 가공식품은 피해야 한다. 유럽연합이 미국산 쇠고기와 유제품의 수입을 금지하는 까닭도 이런 이유에서다. 이에 대한 보복으로 미국은 유럽산 자동차나 기계에 대해 높은 관세를 부과하고 있다. 녹색의 초원을 누비는 활기찬 소떼의 모습, 농장에서 뛰어노는 어린아이의 모습 등은 CG로 처리한 광고일 뿐이다.

**** DDT와 성질이 유사하고, 부작용도 유사하게 나타나는 아트라진에 대해 양심적인 학자들이 계속적으로 문제를 제기하자 유럽연합에서는 2003년부터 사용을 금지했고, 2009년에 다시 사용 금지를 연장했다. 그러나 2003년에 동일한 연구 결과를 바탕으로 미국에서는 아트라진의 사용을 계속해서 승인했다. 우리나라는 아트라진의 사용을 애초부터 금지했다.

19
5년 키워야 할 소를 14개월 만에 키워낸다

예전에 풀로만 키우던 소는 5년 정도 키워야 도축할 수 있는 상태가 되었지만, 곡물과 항생제로 키우면 2년 6개월 만에 도축할 수 있을 정도로 성장한다. 인간의 탐욕은 여기에 그치지 않고 소에게 유전자를 조작한 박테리아에서 대량 생산하는 성장호르몬과 고기사료를 투여한다. 곡물과 항생제, 성장호르몬, 고기사료로 키운 소는 14개월이면 도축할 수 있다. 14개월 만에 60개월 정도 자라야 할 만큼 크기가 커진 소는 사실 극심한 비만 상태로 당뇨병, 관절염, 신부전증, 심장질환, 혈관질환, 뇌출혈, 암 등 각종 질병에 걸려 있는 상태이므로 사람이 먹어서는 안 될 위험한 음식이다. 이렇게 사육된 소는 14개월 이내에 도축되는데 그 기간이 지나면 대부분의 소가 질병으로 급사하기 때문이다.

최근에 와서 탐욕에 젖은 식품산업은 효율을 높이기 위한 방법으로 사육기간을 더 단축하기 위해 복제된 가축*에서 쇠고기와 유제품을 얻고 있다. 미국 FDA는 2008년 산업체와 의학계의 압력에 굴복해 복제된 쇠고기와 유제품 판매를 승인했다. 인공수정, 근친교배, 유전자조작 등을 거쳐 이제는 극도로 위험한 복제가축까지 음식으로 허용한 것이다. 이 복제된 소에서 생산된 고기와 유제품은 현재 전 세계로 수출되고 있다. 젖소의 난자에서 모든 유전정보가 담긴 핵을 제거하고, 그 자리에 다시 비만 상태로 다 자란 어미 젖소의 핵을 투여한 후 초단파의 전기 자극을 가하는 것이 복제의 과정이다. 이렇게 복제된 가축은 8개월이면 도축할 상태로 급성장하고 우유생산량도 크게 늘어난다. 그러나 자연의 법칙에 어긋난 방법으로 태어난 가축들은 자라면서 극심한 비만, 관절염, 폐질환, 간질환, 제대탈장, 각종 암 등에 시달린다. 그럼에도 불구하고 FDA는 "복제된 가축의 고기와 자연상태에서 방목된 고기는 사람의 대사과정에서 동일하게 작용하기 때문에 아무런 부작용을 일으키지 않는다."는 주류의사들의 거짓 연구를 받아들였다. 복제된 가축에서 생산된 고기와 유제품에 대해 '복제'가 아닌 '천연'이라고 표기하는 것을 승인한 것이다.[79]

유전자조작 성장호르몬으로 사육된 고기를 섭취하면 노화가 일찍

---

* 1996년 스코틀랜드 로슬린연구소에서 277개의 난자 중 유일하게 복제에 성공한 돌리는 3살이 되던 1999년부터 텔로미어의 급격한 노화로 비만, 관절염, 간부전, 각종 암 등에 시달리다가 양의 평균 수명인 13년의 반밖에 채우지 못한 6년 6개월 만인 2003년에 폐암으로 안락사 당했다. 돌리에게서 태어난 6마리의 새끼 양들도 다른 정상적인 양에 비해 사산률이 8배나 높았고 모두 각종 질환에 시달리고 있거나 안락사 당했다. 이후 복제동물을 통한 난치병 치료가 실패로 끝났음에도, 현재 인간을 제외한 모든 동물에게서 복제가 행해지고 있으며 그 용도는 대부분 철저히 비밀에 부쳐져 있다.

오고 결국 심장병이나 지방간, 통풍, 암 등에 걸릴 위험이 커진다. 특히 성장을 촉진시키기 위해 복제한 가축에는 다 자란 가축의 유전자가 들어 있기 때문에 이를 섭취하게 되면 노화가 촉진돼 각종 암에 시달릴 위험이 극히 높아진다. 이렇게 급속하게 성장시킨 가축은 조화를 이룬 음식이 아니다. 요즘 아이들이 부모 세대와는 달리 몸집은 크게 성장하지만 질병에 취약한 까닭이 성장호르몬으로 키운 고기를 많이 먹기 때문이다. 그러나 주류의사들은 이러한 사실을 숨기고 빠르게 성장하고 비만해지는 이유를 '영양 상태가 전에 비해 좋아졌기 때문'이라고 한다. 심지어 병원에서도 어린이에게 유전자조작 박테리아에서 추출해 낸 성장호르몬 투여를 권장한다.

이와 같은 가짜 고기의 위험성에 대해 미국의 영양학자 콜린 캠벨은 "사람들이 자신의 식단에 육류와 유제품을 올리기 시작하는 순간이 바로 불행이 시작되는 시점이다."라고 경고한다. 야채와 과일 위주의 식단으로 수많은 심장질환자와 암환자를 치료하는 존 맥두걸도 "탄수화물 위주의 식단을 버리고, 접시에 고기 한 조각을 올려놓는 순간부터 인간은 질병을 넘어서 엄청난 환경 재앙에 직면한다."고 지적한다.[80] 고기 자체가 인간에게 해로운 것이 아니라 항생제, 성장호르몬, 곡물사료, 고기사료, 시멘트로 된 사육시설, 복제가축 등이 문제인 것이다.

예전에는 2년 키워야 하던 돼지도 현재는 집중가축시설에서 성장호르몬, 항생제로 사육해 9개월이면 도축할 만큼 성장한다. 돼지는 그 9개월간 하루도 흙을 밟지 못한 채 시멘트 바닥에서 일생을 지낸다. 돼지는 흙을 입으로 파헤치며 흙과 벌레 등을 먹으며 면역력을 키워야 건강하게 자라지만, 현실은 평생 흙과 풀을 접하지 못한 채 락토파민이라는 항생제를 투여 받으며 자란다. 락토파민은 폐질환치료제인데 그 부작용으로 비만 증상이 나타나는 현상에 착안하여 이를 성장호르몬으로 투여하는 것이다. 락토파민은 비만 이외에도 신장결석과 각종 암을 유발시키는 것으로 밝혀진 위험한 약이다.

그 외에 돼지에게는 유전자조작 성장호르몬인 리포신도 투여된다. 이렇게 비만을 유발하는 항생제와 성장호르몬, 복제로 생산된 고기를 먹는 인간은 그대로 비만과 관절염, 신장결석, 심장질환, 뇌졸중, 각종 암 등에 고통 받게 된다. 그리고 암퇘지에게는 화학회사인 쉘에서 생산하는, 자동차 엔진오일 이름 같은 XLP-30이라는 합성호르몬을 투여해 한 번에 낳는 새끼 돼지 수를 늘린다. 자연 상태에서는 보통 6마리 정도를 출산하지만 합성호르몬을 투여 받으면 10마리 이상을 낳게 된다.

결국 이윤만을 최고의 덕목으로 삼는 자본주의 아래서의 일그러진 진보는 인류에게 치명적인 질병을 불러오기 때문에 깊이 성찰해야 할 문제다. 우리 사회는 살인, 상해 등 개인적인 폭력을 방어하는 데만 관심을 둔다. 의료와 음식 등 산업을 통한, 불특정다수인을 향한 폭력에는 무관심하고 오히려 국가가 비호하기까지 한다. 중세의 종교폭력을 국가가 보호했듯이, 현대의 신흥종교인 현대의학과 식품산업의 폭력은 철저히 국가의 보호를 받고 있다. 규제완화라는 이데올로기를 통해! 이제 스스로의 건강과 생태계 보존을 위해 '가짜고기 금지'**라는

** 만약 미국에서 곡물과 항생제, 성장호르몬, 고기사료로 사육하는 방법을 중단하고 목초로만 사육하면 이들 곡물을 10억 명의 개발도상국 빈민에게 먹일 수 있고, 또한 육식으로 고통 받는 수십억 명의 환자들을 질병에서 해방시킬 수 있다. 미국에서 생산되는 곡물의 70퍼센트는 사료용으로 사용된다. 한편 소는 에너지 효율이 낮아 쇠고기 1킬로그램을 생산하는데 9킬로그램의 곡물

코페르니쿠스적인 발상의 전환이 필요하다. 가능한 육식을 줄이고, 육식을 할 경우에도 자연상태에서 방목된 고기를 선택해야 자신과 가족의 건강을 지킬 수 있다.

이 필요하다. 이런 이유로 미국산 수입고기는 악이고, 질병의 원인이다.

20
우유는
불량식품이다

젖소의 경우도 마찬가지다. 복제와 인공수정은 물론, 곡물과 항생제, 성장호르몬, 고기사료로 사육되는 젖소는 우유를 생산하지 못해 햄버거 원료로 도축될 때까지 평균 6년간 한시도 쉬지 않고 임신 상태를 유지하면서 우유를 생산한다. 자연 상태의 젖소는 출산을 하고 10개월 정도 송아지를 키우며 휴식한다. 하지만 사육되는 젖소는 출산이 끝나면 24시간 이내에 송아지를 개별 축사로 옮긴다. 그리고 약 3개월 후에 합성호르몬과 정자냉동법, 인공수정으로 다시 수태시킨다. 자연 상태에서 송아지가 젖을 떼려면 8개월 정도가 필요한데, 이러한 자연의 휴식기간마저 탐욕에 젖은 인간은 효율이라는 이름으로 빼앗아갔다. 6년간 이렇게 착취당한 젖소의 고기는 온갖 질병으로 범벅이 된 상태여서 식용으로 적합하지 않을 정도로 질겨 다른 고기들과 함께 갈아 수십 가지의 합성첨가제를 투여해 햄버거나 소시지 원료로 사용된다. 이 같은 이유로 햄버거나 소시지는 라면, 청량음료와 함께 악마가 전해준 가짜 음식이니 피해야 하는 것이다.

자연의 젖소는 신선한 풀을 먹으며 하루에 3리터 정도의 우유를 생산한다. 그러나 1950년대 말, 낙농업자들이 유전자가 변형된 옥수수와 콩으로 된 곡물사료와 합성 항생제를 투여하면서 생산량은 하루 7리터로 증가되었다. 요즘은 곡물사료에 고기사료를 섞고, 합성 성장호르몬을 투여해 하루에 30리터 이상을 생산한다. 탐욕에 젖은 식품업계는 이에 만족하지 않았다. 최근에는 복제 가축을 이용해 하루 40리터 이상을 생산하고 있다. 이제 젖소는 자연의 일부인 가축이 아니라 송아지와 우유 생산만을 되풀이하는 기계가 되었다. '동물에게는 영혼이 없기 때문에 기계에 불과하다.'는 데카르트 철학과 오로지 부만을 추구하는 청교도 교리를 따르는 미국인들은 동물을 기계로 바꾸었다. 이렇게 기계로 변한 젖소는 아무리 항생제를 투여해도 썩어가는 반추위를 회복할 수 없어 고름우유를 내놓을 정도로 변형된 박테리아의 온상이 되었다.

이 때문에 고름우유는 미국산 우유의 가장 큰 골칫거리이고, 우리나라에서도 1995년 고름우유 파동을 겪었다. 사실 생산량이 급증한 요즘의 우유는 우유가 아니라 고름이다. 기계에서 생산하는 고름으로 범벅이 된 가짜 우유를 섭취하면 인간의 건강은 어떻게 되겠는가? 유럽에서는 우유를 어린이가 먹는 음식이라는 이유로 경건하게 취급한다. 생산량만을 늘리기 위해 가짜 우유를 만들어내는 것을 엄격히 규제하므로 항생제, 성장호르몬, 고기사료, 복제가축을 금지하고 있다. 1950년대와 비교해보면 미국에서는 우유 생산량이 13배 이상 늘어난 반면 유럽이나 호주, 뉴질랜드 등에서는 3배 증가에 불과했다.

이렇게 각종 만성질병에 시달리는 젖소에서 대량생산되는 우유는 전에 인류의 선조들이 마셨던 우유가 아니라 우유를 닮은 가짜일 뿐이다. 특히 우유에 다량 함유되어 있는 합성 인슐린유사성장인자(IGF-1)는 유방암, 췌장암 등을 일으키는 발암물질이다. 미국에서 가장 많이 사용되는 합성 성장호르몬은 현재 우리나라에서도 규제 없이 사용되고 있다. 성장호르몬 IGF-1은 인체에서 생성되는 천연의 성장호르몬 IGF-1과 분자구조는 같으나 손대칭성을 띠고 있어서 생명체 내에서 전혀 다른 화학작용을 하게 된다. 문제는 이 합성 성장호르몬이 주류의사들의 탐욕에 의해 키가 평균보다 작은 어린이에게도 무차별 투여된다는 사실이다. 합성 성장호르몬을 투여 받은 어린이는 자라면서 제1형 당뇨병, 심장병, 신부전증, 관절염, 각종 암뿐만 아니라 인간광우병이 발병할 확률도 높아진다.

게다가 우유를 판매용으로 가공 처리하는 과정에서 향미제 등 각종 합성첨가물을 투여하고, 게다가 우유를 더 하얗게 만들기 위해 표백제를 첨가하기도 한다는 사실은 충격적이다. 많은 양심적인 비주류의사들이 "우유는 불량식품이어서 건강을 해친다."고 주장한다. 더 정확하게 표현하자면 "복제된 가축을 항생제, 성장호르몬, 고기사료 등으로 사육하고, 제조과정에서 방부제, 표백제, 향미제, 칼슘 보충제, 비타민 보충제 등의 식품첨가물로 범벅이 된 가공우유는 건강을 해친다."는 말이다. 특히 저온살균 또는 파스퇴르살균이라는 이름으로 행해지는 방사선 살균은 박테리아뿐만 아니라 효소도 죽이고, 나아가 비타민이나 영양소까지 전부 파괴하기 때문에 죽은 음식이다.

그러나 자연 상태에서 방목하면서 풀을 먹여 사육한 소에서 생산되는 고기나 유제품은 인류가 수만 년 동안 이용해온 훌륭한 음식이다. "생우유는 미생물 때문에 위험하다."는 주류의사들의 말과는 달리 방목한 젖소의 생우유는 모든 영양분이 고스란히 살아 있고, 박테리아도 적절하게 살아 있다. 특히 합성첨가제가 들어 있지 않아 건강에도 좋다. 주류의사들은 "모유에도 대장균이 있기 때문에 위험하므로 살균처리된 분유를 영아에게 공급하는 것이 좋다."고 거짓 선전한다. 사실 모유가 분유보다 몇 백 배 좋은 까닭은 면역인자뿐만 아니라 적절하게 대장균도 포함되어 있고 가공처리도 하지 않았기 때문이다.

특히 모유에는 아기가 소화시키지 못하는 천연의 올리고당이 풍부한데, 이는 비피도 박테리아의 먹이가 되는 영양소이다. 비피도 박테리아는 천연 올리고당으로 포도당을 합성해내고, 이는 아기의 두뇌를 발달시킨다. 또한 비피도 박테리아는 요소를 흡수해 질소를 분리하는데, 이 질소가 아기의 신체를 성장시키는 단백질의 원료이다.[81] 마치 성인이 야채, 과일을 섭취했을 때, 사람이 소화시키지 못하는 섬유소를 박테리아가 소화시켜 각종 항산화제를 만들어내는 것과 동일하다.

주류의사들이 거짓 연구를 바탕으로 분유가 모유보다 위생적이고 안전하다고 주장하는 것이나, 산업체가 생우유의 대장균을 방사선으로 살균처리 하는 것이나, 모두 무지와 탐욕에서 나오는 행위이다. 다름 음식들도 마찬가지이다. 자연상태의 고기는 건강에 이롭지만 '항생제와 성장호르몬, 복제가축을 통해 생산한 가짜 고기 또는 이를 다시 각종 합성첨가제로 가공한 고기'는 위험하다. 유기농으로 재배되고 가공되지 않은 천연의 채소와 과일은 건강에 좋지만, 슈퍼에서 구입하는 복숭아 캔이나 과일주스 등은 오히려 건강을 해치는 가짜 음식이다.

21

가짜 고기, 가짜 우유가 병의 원인이다

자연의 질서를 깨뜨리며 생산되는 곡물이나 고기는 생명체에 독으로 작용한다. 일그러진 자본주의는 모든 가치 척도를 돈으로 평가하기 때문에 돈 앞에서는 인간의 건강도, 사회의 정의도, 삶의 가치도 모두 무시되는 것이 현실이다. 예컨대 필수지방산인 오메가-3[*]는 암, 심장병 등 각종 질병을 이겨내고, 뇌 활동을 촉진시켜 주는 자연의 선물이다. 오메가-3는 모유에도 풍부하지만 광합성작용을 하는 식물의 잎에도 많이 들어 있다. 반면 오메가-6는 염증을 일으키는

---

[*] 오메가-3 지방산은 음식 사슬의 제일 아래에 있는 식물과 플랑크톤에서 나오기 때문에 식물과 어류에 풍부하다. 인체 내에서 오메가-3 지방산이 가장 많이 분포된 곳은 두뇌와 눈의 조직으로 신경계의 안정, 시력 보호, 포도당의 대사, 염증 완화 등의 작용에 도움을 준다. 동물성 지방이 심장질환과 암의 주요 원인이라는 지방 가설에 의해 음식에서 지방을 제거한 결과, 오메가-3 지방산도 대부분 제거됐다. 그 이후 지방 가설이 허구라는 사실이 밝혀졌지만 가공식품업계는 오메가-3 지방산이 쉽게 부패한다는 이유로 최근까지 가공식품에서 제거해왔다.

역할을 하며 식물의 번식을 담당하는 씨앗 또는 초식동물의 고기에 풍부하다.

생명체에 있어서 염증은 면역시스템을 만들어주기 때문에 건강을 유지하기 위해서는 반드시 필요하다. 따라서 생명체 내에서 오메가-3와 오메가-6가 적절한 조화를 이루어야 건강한 삶을 유지할 수 있다. 자연 상태에서 섭취하는 채소나 과일의 오메가-3와 오메가-6의 비율은 1:1이고, 풀을 먹고 자란 쇠고기는 1:2이다. 그런데 곡물과 고기사료, 성장호르몬으로 키운 쇠고기와 가공식품에 있어서는 그 비율이 1:10~1:15다. 일부 가공식품에서는 1:50인 경우도 흔하게 볼 수 있다. 자연의 질서는 균형이다. 그러나 이 같은 가짜 음식은 극도로 균형을 잃은 상태이므로 피해야 한다. 오메가-6 비율이 높아지면 아라키도닉산이 과도해져 인체 곳곳에서 염증을 일으키고 혈액이 끈적이게 되어 심장질환, 뇌출혈, 우울증의 원인이 되기도 한다.

한편 천연인 3가 크롬은 토양에서 발견되는 미네랄인데, 합성비료로 인해 토양의 미네랄이 유실되면서 우리가 먹는 음식에서 그 양이 크게 줄어들었다. 3가 크롬은 신경조직을 활성화하는 미네랄이므로 크롬의 부족은 우울증을 유발한다. 천연의 크롬은 우리나라 전통주인 막걸리를 담그는 누룩에도 풍부하게 들어 있고, 봄철에 주로 먹는 냉이, 상추에도 많이 함유되어 있다. 그러나 우울증과 당뇨병을 예방해 주는 것은 천연의 크롬이지, 판매되는 크롬 보충제가 아니다. 크롬 보충제는 합성 6가 크롬(피콜린산 크롬)으로 만들어지는데, 이는 신경을 마비시키고 심장마비와 암, 뇌졸중 등을 유발한다. 합성 6가 크롬은 방사능 처리를 한 물질로, 도금이나 가죽의 화학처리, 운동선수의 근육강화제로 사용되는 발암물질이다.

칼륨과 나트륨 역시 1:1의 비율이 이상적이지만, 가공식품에는 보통 1:5의 비율로 존재한다. 합성방부제인 나트륨을 과다 첨가하기 때문이다. 천염의 소금에는 나트륨 이외에도 칼륨, 칼슘, 인, 황, 철, 마그네슘 등 각종 미네랄이 조화롭게 들어 있어 적절히 섭취하면 각 성분이 조화를 유지하게 된다. 칼륨은 과일과 야채에 풍부하게 들어 있다. 나트륨이 많이 들어 있는 가공식품을 줄이고 과일과 야채, 천일염을 충분히 섭취하면 칼륨과 나트륨의 적절한 비율을 유지할 수 있어, 신부전증의 경우도 쉽게 치유된다(필자도 20여 년간 앓아 왔던 신부전증이 약을 중단하고, 자연식으로 바꾸자 쉽게 치유됐다). 칼슘과 마그네슘의 비율은 자연의 음식에서 2:1 정도로 유지되지만, 가공식품은 칼슘을 방부제의 용도로 추가로 첨가하기 때문에 그 비율이 10:1 정도가 된다.

가공식품에 첨가되는 합성 엽산(비타민B 복합체)은 인체 내에서 비타민B12를 빼앗아가 각종 암을 일으킬 위험이 커진다는 사실이 밝혀졌다. 이에 따라 식품업체는 엽산을 첨가할 때 비타민B12도 추가로 첨가한다. 그러나 이렇게 엽산과 비타민B12를 추가로 첨가하면 다른 비타민 또는 미네랄, 영양소 등 자연 성분과 상호조화를 이루지 못하기 때문에 결국 각종 질병이 크게 유발될 위험에 처하게 된다. 마찬가지로 철분 보충제를 통해 화학 처리된 철분을 복용하면 헤모크로마토시스**

** 혈색소침착증이라고도 한다. 혈색소침착증이란 위장관에서의 철 흡수가 비정상적으로 증가하여 세포 내에 지나치게 많은 철이 축적되어 결국 간, 췌장, 심장, 뇌하수체 등 장기의 조직 손상과 기능 이상을 가져오는 질환이다. 이러한 혈색소침착증이 있게 되면 결과적으로 간경화증, 당뇨병, 관절염, 심근병증, 성선(性腺)기능 저하증 등이 나타나게 된다.

증상이 생길 위험이 커진다. 시금치 등 야채와 과일, 견과류 등에 풍부하게 들어 있는 천연의 이온화된 철분을 섭취하는 것이 좋다.

가공식품과 일상용품에 첨가되는 합성화학물질

- 과산화수소(표백제 및 살균제, 알레르기와 두통 유발)
- 구아닌(감미료)
- 구아닐레이트 나트륨(방부제)
- 구연산(청량음료의 향미제 및 금속의 연마제로 사용, 납과 비소, 수은 등 중금속 함유)
- 글루타티온(향미제로 육류나 헤어 제품에 사용, 두통과 구토 유발)
- 글루탐산나트륨(MSG라고 하는 합성 감미제, 비만과 정신질환, 암 유발)
- 글루텐(증점제, 탄력을 높이기 위해 밀가루음식에 첨가하는 물질)
- 글리세린(습윤제, 물과 지방이 분리되지 않게 하는 유화제, 설사 유발)
- 덱스트로제(감미료)
- 라우릴황산나트륨(치약, 비누, 샴푸 등의 발포제, 구강암 유발 물질)
- 레시틴(유화제, 과자, 빵, 케이크, 초콜릿, 화장품, 비누, 염료, 살충제, 페인트, 플라스틱 등에 사용, 간암 유발)
- 바닐라향(종이 제조과정에서 폐기물로 생성되는 바닐린의 냄새가 바닐라향과 비슷하다고 해서 이름만 바닐라향이라고 붙인 합성물질이다.)
- 벤젠가스(방취제와 방향제, 1급 발암물질)
- 벤조산나트륨(방부제)
- 벤조에이트나트륨(방부제, 살충제의 원료)
- 벤즈알데히드(향미료, 음료수 등 가공식품과 향수에 사용, 발암물질)

22

유령저자가
현대의학을 지배한다

　의사나 영양학자, 화학자들이 수행하는 연구는 대부분 제약회사나 식품회사, 화학회사들의 의뢰로 이루어진다. 주류학계는 증거중심 의학을 주장하며, "엄격한 동료평가를 거치기 때문에 거짓은 자동적으로 걸러져서 논문은 진실만을 말하게 된다."고 강조한다. 그러나 지금도 논문 조작 사건은 수시로 벌어지고 있다. 다른 분야보다 특히 의학계에서 거짓 연구가 횡행하는 까닭은 연구의 결론을 기업체가 미리 지정해준다는 점, 그리고 필수적으로 거쳐야 할 동료평가가 대부분 더러운 돈에 의해 형식적으로 그친다는 점, 또한 그들이 전문가라는 성 안에서 보고 싶은 것만 보고, 듣고 싶은 것만 들으려는 독선을 저지른다는 점 때문이다. 특히 충격적인 사실은 연구의 대부분 내용을 제약회사에서 만들고 의사들은 거액을 받고 이름만 빌려준다는 것이다.

　영국 의학저널(BMJ) 2001년 9월호에서 소아과 의사인 리처드 스미스는 동료평가에 대해 이렇게 지적한다. "동료평가는 우리에게 유익보다는 폐해를 훨씬 많이 가져온다. 기업이 거액을 지불하는 동료평가는 편견에 사로잡히기 쉽고, 사기행위로 악용될 수 있으므로 거짓 논문들이 너무도 많이 양산된다." 다시 말해 동료평가라는 시스템은 산업체가 탐욕에 일그러진 주류학자들을 동원해 의학과 식품 전반을 통제하기 위한 허울 좋은 제도에 불과하다는 것이다.[82]

잘못된 과학인 환원주의의 무지에 젖은 주류의사와 영양학자들의 폐쇄성 앞에서는 윤리나 양심은 아무런 기능도 하지 못한다. 이런 상황에서 세계적으로 유명한 의학 학술지인 란셋(Lancet)이나 자마(JAMA), 뉴잉글랜드저널(NEJM), 사이언스 등에는 제약회사의 재정지원으로 이뤄지는 조작된 논문이 가득하다. 그들은 동료라는 공동체의식으로 서로를 보호해주고, 설령 거짓이 밝혀진다 해도 대부분 침묵을 지킨다. 따라서 대부분의 거짓 연구는 양심적인 내부고발자에 의해 밝혀지지, 동료평가를 통해 밝혀지는 경우는 거의 없다. 문제는 모든 조직이 내부고발자에 대해서는 가혹하게 대처하기 때문에 해고 등의 불이익을 감수하고 인류의 평화라는 양심에 호소하는 내부고발자는 드문 것이 현실이다.

이 같은 거짓 연구는 과거부터 행해져온 관행이기도 하지만 특히 1980년대 초부터 규제완화라는 희미한 유령이 전 세계를 배회하면서 더욱 강하게 나타나기 시작했다. 의약품과 식품첨가제 등에 주요 원료로 사용되는 합성물질이 기업에 안겨주는 수익은 상상을 초월할 정도의 거액으로, 보통 원가의 1,000배 순이익을 가져다준다. 따라서 제약회사와 화학회사가 무대 뒤에서 주류의사들에게 건네주는 거짓 연구의 대가도 상상을 초월할 정도이다. 또한 주류언론에게 건네지는 광고비와 촌지 명목의 대가 역시 일반 대중의 상상을 넘어선다. 특히 미국의학협회지(JAMA) 등 전 세계 대부분의 의학논문지에는 제약회사의 광고가 절반 이상을 차지한다.[83]

이 같은 '스스로의 양심에 따른 자율행동'이라는 규제완화 정책으로 인해 의약품에 대한 안전성 실험이나 임상시험, 그리고 식품첨가제에 대한 안전성 실험은 전적으로 제약회사와 식품회사가 독자적으로 진행한다. 그들은 거액으로 유명한 주류의사와 영양학자를 고용하거나, 경우에 따라서는 회사 직원들이 사무실에 앉아 소설을 쓰고 유명한 의사나 학자의 이름만 빌리기도 한다. 한 연구에 의하면 임상시험의 92퍼센트가 제약회사로부터 재정지원을 받아 수행됐고, 그 중 75퍼센트가 유령저자*에 의한 것이라고 한다. 또한 의과대학의 교재 중 다수를 제약회사가 집필하고 유명 의사는 이름만 빌려주는 것이다. 더러운 돈이 오고 가는 교재의 내용이 어떨지는 충분히 짐작할 수 있다.[84] 특히 심각한 문제는 유령저자 또는 거짓 연구가 적발되어 처벌 받는 경우에도 그 자료는 폐기되지 않고 그대로 도서관이나 인터넷에 남는다는 점이다. 시간이 흐르면서 연구자가 처벌받은 사실을 모르는 후진들에 의해 진실인양 계속 인용될 위험이 큰 것이다.

---

* 영국 세인트 토마스 의과대학 교수인 더글러스 올트먼이 2008년에 발표한 '의학연구에 관한 진실(Practical Statistic For Medical Research)'에 의하면 주류의사들이 제약회사의 재정지원으로 수행하고 발표한 연구 중 75퍼센트는 자신들이 진행한 연구가 아니고 제약회사가 작성한 논문에 이름만 빌려준 것이라고 한다. 그는 저자뿐만 아니라 동료들의 논평도 대부분 이름만 빌려주고 수수료를 챙기는 것이라고 지적한다. 그리고 나머지 25퍼센트도 처음에 제약회사가 건네준 결론에 근접하게 자료를 조작한다고 한다.

2005년에 이오아니디스는 거짓 연구가 어떻게 현대의학을 지배하는지에 대해 발표했다. 1993년에 합성 비타민E가 심혈관질환 치료에 효능이 좋다고 발표된 연구가 조작이라는 사실이 1999년에 밝혀졌다. 하지만 비타민E가 심혈관질환에 좋다는 내용으로 2004년까지 발표된 논문 중, 60퍼센트 이상이 위의 거짓 논문을 인용했음이 밝혀진 것이다. 1981년에는 합성 베타카로틴이 항암효과가 있다는 내용이 발표되었고, 1994년에는 이것이 조작이라는 사실이 밝혀졌다. 하지만 조작이 밝혀진 후에도 이 논문은 계속해서 인용되었고, 합성 베타카로틴이 암 치료에 효능이 있다는 내용의 새로운 연구는 계속 발표됐다. 합성 에스트로겐이 알츠하이머 치료에 효능이 좋다는 내용의 논문도 1996년에 발표되었고, 2004년에 조작임이 밝혀졌지만 이 연구결과는 폐기되지 않고 다른 연구자들에 의해 계속 인용되었다. 결국 합성 에스트로겐이 알츠하이머병 치료에 좋다는 주장은 현대의학의 교리로 굳어져 버렸다.[85]

우리나라나 일본, 미국, 캐나다 등에서 새로운 약이나 식품첨가제 등의 승인을 신청할 때 식품의약청 등과 같은 규제기관에는 단지 실험 결과를 요약한 보고서만을 제출한다. 규제기관은 현장실험에는 참여하지 않고 이 보고서만을 검토하고 승인한다. 게다가 보고서에 관행처럼 따르는 것이 두툼한 돈 봉투다. 이런 상황에서 안전성 결과에서 부적격으로 거부되는 일이란 애당초 기대할 수 없다. 이런 보고서에 의해 승인받고 시판되는 의약품이나 식품첨가제를 복용하는 인류의 건강이 참으로 걱정스럽다. 시간이 흐르면서 주류의사들의 자녀나 손자들도 결국 약이나 가공식품을 복용하게 되어 결국 희생자가 될 것이다. 그동안 우리는 정부 또는 전문가가 우리를 지켜줄 것이라는 '과학이라는 신흥종교'에 얼마나 오랫동안 속아왔던가? 마약에 찌든 주류의사들에게 위험한 합성 마약을 얼마나 많이 처방받아 왔던가?

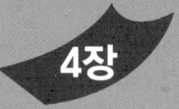

4장
유전자조작 작물을 먹어도 괜찮을까?

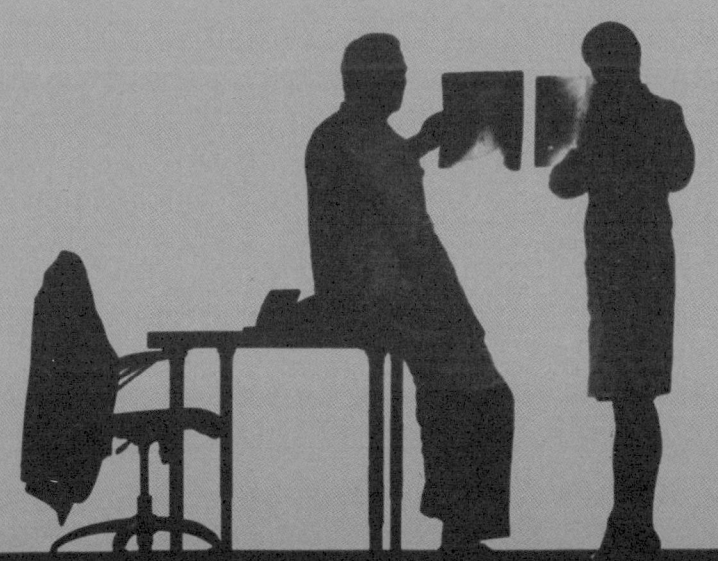

23

죽음의 밥상이 차려지다

미국이 제2차 세계대전에 발을 들여놓기 몇 개월 전인 1940년, 프랭클린 D. 루즈벨트 대통령의 세 번째 임기가 시작된다. 이때 런닝메이트로 부통령에 당선된 헨리 A. 월러스는 취임도 하기 전에 세계의 석유산업을 장악한 넬슨 록펠러와 함께 멕시코 정부와 식량생산을 늘리는 방안을 논의하려고 멕시코를 방문한다. 월러스는 루즈벨트 대통령 제2기 재임 시 농무장관을 맡았고, 거대 GMO 종자기업의 하나인 '파이어니어 하이브레드'를 세운 사람이다.

1949년 중국의 마오쩌뚱이 '붉은 혁명'을 성공시키자, 미국은 남미와 아시아에서 붉은 혁명의 파도를 잠재우기 위해 '녹색혁명'이란 이름의 농업정책을 수행한다. 녹색혁명의 실체는 미국이 지적한 표적국가, 즉 멕시코, 필리핀, 인도, 한국 등 개발도상국의 출산률과 식량생산을 통제해 국가를 영구적으로 장악하려는 전략이었다. 핵무기의 개발로 제2차 세계대전이 기업들의 예상보다 일찍 끝나자 듀퐁, 다우케미칼, 몬산토 등 화학업체들의 창고에는 폭탄과 탄환의 원료인 '질산암모늄'이 가득 쌓이게 되었다.

화학업체와 군수업체는 재빨리 이를 농업용으로 사용하기 위해 전략을 세운다. 이때부터 인류는 식량을 생산하는 에너지를 태양에서 석유로 바꾸게 된다. 탄화수소의 분자(CnHn)를 변형시켜 화학적으로 만들어내는 물질은 자연에 존재하지 않는 물질이어서 이것이 체내로 들어와 이상 증상을 일으켜도 인간의 면역시스템은 작동하지 않는다. 이후 인간의 건강은 급속도로 악화되기 시작했고, 치명적인 새로운 질병들이 속출했다.

미국은 농학자인 노먼 볼로그를 앞세워 멕시코에서 다수확품종을 개발해 생산량을 늘리고, 농민들을 가난에서 구출한다는 명분을 세웠다. 그러나 다수확품종은 필연적으로 합성비료와 제초제, 살충제 그리고 풍부한 물과 농기계, 그리고 거대 자본을 필요로 한다. 강제적인 이종교배와 무작위 아미노산 혼합이라는 방법으로 유전자를 변형시켜 만들어진 다수확품종 밀과 쌀을 계속 유지하려면 각종 화학비료, 제초제, 살충제를 대량으로 사용해야 한다. 이 같은 교잡종은 농업전문가와 분자생물학자들에게는 특허를 통해 계속 거대한 부를 안겨주는 매력적인 대상이지만, 지금까지 단 한 번도 안전성 검사가 진행된 적이 없다. 식량위기*라는 거대한 공포를 조작해 "안전한 식량보다는 많은 식

---

* 2012년 현재 세계 인구는 70억 명. 2012년 전 세계에서 생산되는 식량은 인구 120억 명이 충분히 섭취할 수 있는 양이다. 인구 대비 160퍼센트의 초과 식량이 생산된다는 의미이다. 그럼에도 불구하고 전 세계적으로 심각한 기아현상이 일어나는 까닭은 생산되는 곡물의 거의 절반이 가축사료로 사용되고, 분배구조 또한 정의롭지 않기 때문이다. 쇠고기 450그램을 얻으려면 곡물사료

량"이 필요하다는 관념을 세뇌시켰기 때문이다.

식량위기의 공포가 세계를 휩쓸던 당시에 영국과 미국의 화학자들은 식물성장을 억제하는 호르몬의 정체를 규명하고 화학적으로 합성해내는 데 성공했다. 그들은 소량의 인공호르몬을 주입할 경우 식물의 성장이 크게 촉진되지만, 다량의 인공호르몬은 식물을 죽게 만든다는 사실을 알아냈다. 이렇게 해서 2차 대전이 끝난 후 두 종류의 제초제(2,4-D와 2,4,5-T)는 비료, 살충제인 DDT와 더불어 '녹색혁명'의 실탄이 된다. 이 품종들은 화학적인 변형을 통해 알곡의 수는 크게 늘리고 줄기는 반으로 줄인 것이다. 성장억제호르몬을 투여했기 때문이다. 이 교잡종은 일종의 기형이라서 그 씨앗이 발아하지 않거나, 발아하더라도 수확량이 아주 미미하다. 이런 이유로 다음 해에 농사를 지으려면 종자를 다시 구매해야 한다.

록펠러재단의 노먼 볼로그가 시작한 녹색혁명의 재료인 비료, 살충제, 제초제는 석유에서 추출하는 합성물질이 원료이고, 거대한 담수시설과 농기계 역시 석유가 있어야만 가능한 것들이다. 이러한 투입요소들은 자본과 토지를 확보한 부농을 위한 것이어서, 자급자족 형태의 소농들은 오히려 부채를 지게 만들었다. 합성비료, 살충제, 제초제로 인해 토양은 점점 산성으로 변했고, 그 결과 수확량이 줄어들자 농민들은 전보다 더 많은 비료를 뿌려야 했다. 시간이 흐르면서 잡초와 해충들이

4,000그램이 필요하다. 또한 미국에서 버려지는 식량은 아프리카인 전체가 2년 동안 먹을 수 있는 양이다. 사실 식량문제는 인구문제가 아니라, 정치적 부도덕함으로 인해 발생하는 분배의 문제이다.

내성을 갖게 되자 점점 더 많은 제초제, 살충제가 필요했다.

인류는 오래 전부터 거름, 석회질 등을 이용해 농사를 지었다. 1800년대 독일 화학자 '유스투스 폰 리비히'는 뼛가루가 지력을 회복시켜 준다는 사실을 알아냈다. 희석시킨 황산에 뼛가루를 섞어 경작지에 투여하면 작물의 흡수력이 높아지고, 질소가 식물에게 꼭 필요한 아미노산과 핵산의 핵심 성분임을 알아낸 것이다. 농부들은 상아, 뼈, 뿔 등으로 장식품을 만들고 남은 뼛가루를 모으기 시작했고, 수요가 늘자 전쟁터에서 전사한 군인들의 뼈까지 비료로 사용했다. 독일의 한 납골당에서는 모아둔 뼈가 통째로 매매되기도 했다.

리비히는 연구를 계속해 식물이 성장하는 데 필수적인 3대 영양소가 질소, 인산, 칼륨임을 발견했고, 프리츠 하버[**]는 석유에서 질소비료를 합성하는 방법을 개발했다. 합성비료가 개발된 이후, 농경지는 이 3가지 성분 외에 다른 성분은 거의 공급받지 못했다. 리비히는 사람이 먹는 음식 중 단백질, 지방, 탄수화물 등 다량 영양소에 주목하면서 비타민, 폴리페놀, 섬유질 등 미량 영양소를 간과했다. 이와 똑같이 식물에서는 질소, 인산, 칼륨 등 다량 영양소에만 관심을 두고 미량 영양소를 간과했다. 사람이 패스트푸드에 의존하면 각종 질병에 시달리듯이, 작

[**] 프리츠 하버(1868~1934)는 독일의 화학자로, 질소비료와 폭발물의 주원료인 질산암모늄의 합성법을 개발했다. 그는 제1차 세계대전 중 자이클론 B, 클로린 등을 비롯한 여러 독가스를 합성해 내 '화학 무기의 아버지'로 불리기도 한다. 그러나 남편이 전쟁에 미쳐 살인무기 개발에 전념하자 동료 화학자였던 그의 아내는 자살하고 만다. 하버가 국가에 공헌했음에도 불구하고 유태인이라는 이유로 1934년 나치당에 의해 독일에서 추방당하고 마침내 스위스의 한 호텔에서 자살함으로써 생을 마감한다.

물들도 패스트푸드인 비료에 의존하면 각종 질병에 시달리게 된다.

　모든 생명은 질소에 의존하고 있다. 자연은 질소를 원료로 아미노산, 단백질, 핵산 등을 만든다. 생명에게 지시를 내리고 삶을 지속시키는 유전정보 역시 질소로 저장되어 있다. 에너지를 보관하고 있는 탄소는 생명의 양을 규정하고, DNA의 재료가 되는 질소는 생명의 질을 규정한다. 하지만 지구상에서 활용 가능한 질소는 그 양이 한정되어 있다. 지구 대기의 약 75퍼센트가 질소이지만 모든 질소 원자는 단단하게 결합되어 있어 유용하지 않다. 질소가 단단한 결합을 깨고 나와 수소와 결합해야만 생명체에 쓸모가 있게 되는 것이다. 합성질소가 나타나기 이전, 인류는 콩 같은 식물의 뿌리에 사는 토양 박테리아를 활용하거나 번개에 의해 깨진 질소결합을 통해 내리는 비옥한 비 등으로 질소를 공급받았다. 또한 물고기나 오리에 의해 질소를 공급받기도 했다. 합성질소의 등장과 함께 인류의 삶을 완전히 변화되었다.

　질소비료는 수용성이어서 농작물이 이를 흡수하게 하기 위해서는 많은 물이 필요하다. 물이 많아지면 작물은 당연히 병충해에 취약해진다. 질소가 작물의 수분 함량을 높여, 작물의 세포벽이 약해지기 때문이다. 또한 논에는 늘 물이 채워져 있어야 하므로, 논에서 작업하기 위해 경운기, 트랙터 등 농기계가 필요하다. 비료, 살충제, 농기계에 의존하는 농법은 필연적으로 단작을 하게 된다. 비료, 살충제, 농기계를 사용하는 농법은 거대한 농토에 단일 작물만 재배할 때 가장 효율적이기 때문이다. 결국 모든 농경법이 석유에 의존하도록 만들어진 것이다. 그리고 이러한 단작 농법은 씨앗을 더 촘촘히 심게 되므로 쌀과 밀, 옥수수, 콩 등의 작물에 적합하다. 현대 농작물의 대부분이 쌀과 밀, 옥수수,

콩인 이유이다.

  이와 함께 나물이나 약초 등 전통적인 작물들은 잡초로 규정되면서 사라지기 시작했다. 오랜 기간 우리의 조상들이 나물, 약초로 이용했던 아주까리[***], 한삼덩굴, 머위, 줄풀, 돼지감자, 엉겅퀴, 씀바귀, 질경이, 민들레, 개똥쑥 등이 우리 곁에서 사라지고, 그 자리에는 아스피린, 스테로이드, 이뇨제, 심바스타틴, 니페디핀 등의 합성약이 채워졌다. 음식이자 천연의 약초가 사라지고 합성물질로 만들어진 병원약이 자리 잡으면서 우리는 관절염, 만성두통, 백내장, 치아질환, 위궤양, 신부전증, 간질환, 심장질환, 뇌졸중, 암 등 각종 만성질병에 시달리다가 자연수명의 3분의 2도 누리지 못한 채 삶을 마감하고 있다.

[***]피마자라고도 하는 아주까리는 배변을 원활히 해주기 때문에 비만치료와 변비치료에 좋다. 특히 체내의 합성물질을 끌어들여 배출시키는 효능이 탁월해 디톡스에 특히 효과적이다. 따라서 관절염, 맹장염, 부종, 신경통, 파킨슨병, 치아질환, 뇌졸중, 전신마비, 치질, 신장질환 등에 좋은 효능을 보인다. 복용과 관장뿐만 아니라 외용에도 사용된다. 또한 소화를 도와주어 위궤양 치료에도 좋다. 아토피, 건선, 민감성피부, 화상 등에도 좋고, 피부 윤활제로서 천연화장품 및 천연비누에도 사용된다. 중증일 때에는 방앗간에서 압축해 짜낸 아주까리 기름을 매일 1잔씩 복용하고, 증상이 약할 때는 반잔씩 복용하거나 물에 달여 차로 매일 3잔 정도 복용한다.

24

미국산 밀가루는 발암물질이다

자연적으로 재배한 작물에는 폴리페놀, 아스코르빈산 같은 항암제이자 천연의 살충제가 풍부하지만, 석유에서 추출하는 비료, 살충제, 제초제 등을 사용하게 되면 작물은 스스로 천연의 살충제를 만들어내지 못하게 된다. 뉴욕타임스의 음식 전문 기자인 마이클 폴란은 "합성비료보다 자연퇴비를 사용했을 때 생산량이 더 많고, 병에도 강하며, 영양소도 풍부하다. 특히 단작보다 혼작을 할 때 전염병 피해가 적다."고 강조한다. 퇴비에는 각종 영양소가 풍부해 생명체의 신비인 자연치유력이 회복되고, 혼작은 상호작용을 통해 만들어지는 피톤치드에 의해 병충해를 효과적으로 막아주기 때문이다.

인공적으로 만들어진 교잡종은 모든 개체가 유전적으로 동일한 특징을 가지고 있기 때문에 태양, 물, 토양 성분 등 자연의 요소들을 동등하게 공유하게 된다. 따라서 아무리 조밀하게 파종해도 모든 개체는 동일하게 성장하며 유전적으로 동일한 특성을 갖고 있어서 특정 질병이 생길 경우 그해 농사는 전멸할 위험이 크다. 따라서 교잡종에는 주기적으로 많은 양의 살충제와 비료를 뿌려야 한다. 자연은 계란을 한 바구니에 담지 않는다. 그것이 다양성의 원리다. 광우병으로 고기를 먹을 수 없을 때, 특정 작물에 퍼진 돌림병으로 특정 작물을 먹을 수 없을 때, 살충제가 더 이상 효과를 보지 못할 때, 자연은 다양성의 원리를 통해 인류에게 다른 식량을 공급해준다.

과자, 빵, 케익, 국수, 라면 등 우리 식단을 이루고 있는 가공식품은 대부분 밀가루와 콩, 옥수수다. 반면 우리의 주식인 쌀은 소비량과 생산량이 급감하고 있다. 그런데 가공식품에 사용되는 밀가루, 콩, 옥수수는 99퍼센트 이상이 미국산으로 유전자가 변형된 것이다. 즉 자연에 존재하는 밀이나 콩, 옥수수가 아니다. 게놈 프로젝트에 의해 확인된 사실은 쥐와 인간의 유전자는 95퍼센트 이상이 동일하고, 침팬지와 인간의 유전자는 99퍼센트가 동일하며, 남자와 여자의 유전자는 99.9퍼센트가 동일하다. 극미한 차이가 자연에서는 커다란 차이로 나타난다는 사실을 알 수 있다.

화학처리를 거쳐 유전자가 변형된 밀은 단백질이나 탄수화물, 지방, 비타민, 미네랄 등의 함량과 성분이 변했기 때문에 이전에 인류의 조상들이 먹던 곡물이 아니다. 모양이 동일하다고 해도 그 내용이 달라진 것이다. 유전자가 변형된 교잡종 밀은 비만, 파킨슨병, 관절염, 치아질환, 심장질환, 뇌졸중, 각종 암을 유발시키는 독극물이다. 게다가 다량의 합성비료와 살충제, 제초제로 재배되는 곡물은 그 위험이 더 커진다. 그뿐이 아니다. 밀이나 콩, 옥수수는 거의 전량 미국에서 수입하기 때문에 배로 태평양을 건너는 동안 뜨거운 적도에서 부패하는 것을 막기 위해 살충제인 농약 등을 다량 투여한다. 이렇게 재배되고 유통된 밀은 가공과정에서 또 다시 각종 합성첨가제가 투여된다.

휘발유 자동차에 경유를 채우면 자동차는 고장나게 되어 있다. 마찬가지로 자연의 일부인 생명체에 자연물질이 아닌 합성물질을 공급하면 생명체는 고통스럽게 죽어간다. 밀은 자연에 존재하지 않는 성분과 구성 비율로 식욕을 자극시켜 비만을 유발하고, 혈당을 상승시키고, 혈관을 굳게 해 고혈압과 심장질환을 유발시키며, 뼈의 칼슘을 배출시켜 골다공증과 치아질환을 일으키는 등 각종 만성질병의 원인으로 밝혀지고 있다. 특히 밀가루 음식을 자주 섭취할 경우 치명적인 질병인 셀리악병[*]에 노출될 위험이 있는 것으로 밝혀졌다. 사실 비만이나 당뇨병, 고혈압 등 질병은 의사들의 지적대로 과식과 운동부족 때문이 아니다. 유전자조작으로 변형된 밀 단백질인 글루텐과 옥수수의 탄수화물을 화학처리해 만든 액상과당이 자연치유력을 무너뜨렸기 때문이다. 미국산 밀가루와 콩, 옥수수로 된 가공식품만 중단해도 자연치유력에

---

* 글루텐 불내증의 한 가지인 셀리악병이란 소장에서 일어나는 알레르기 질환이다. 장내의 영양분 흡수를 저해하는 밀 단백질인 글루텐에 대해 감수성을 나타냄으로써 설사, 구토, 속쓰림, 위산역류, 위경련, 복부팽만, 두통, 빈혈, 습진, 비만, 위암 등의 증세를 유발한다. 그런데 글루텐은 밀, 보리, 호밀, 귀리 등의 곡물에 함유되어 있는 단백질인데 유전자가 변형되지 않은 토종 밀, 보리 등에 대해서는 셀리악병 증산을 일으키지 않는다. 단지 유전자가 변형된 미국 산 밀에 대해서만 증상이 나타난다. 대부분 생후 2주의 유아에서부터 1세 전후의 어린이가 변형 밀 섭취를 시작하면서 나타나며, 드물게는 성인이 된 후에 나타나는 경우도 있다. 셀리악병을 진단받았다면, 일체의 방사선 검사와 약, 수술을 중단하고 유전자가 변형된 미국산 밀의 섭취를 중단하면 쉽게 치료된다. 현대의학에서는 셀리악병을 선천적 자기면역질환으로 규정하고 평생 면역억제제를 처방하고 있다. 면역억제제의 부작용으로 뼈 괴사, 치주질환, 관절염, 심장질환, 각종 암 등으로 이어질 위험이 크다.

의해 치아질환, 비만, 관절염 등은 쉽게 치유된다.

셀리악병은 유전자조작 밀, 옥수수, 쌀 등을 섭취할 때 나타난다. 극심한 가려움증과 수포가 일어나고, 후에는 견디기 힘든 통증이 유발되는 질병인데 우리나라에서는 일반적으로 수두바이러스에 의해 유발되는 전염성 대상포진(VZV)**으로 진단하고 합성 마약인 스테로이드제나 항바이러스제, 항경련제 등을 투여한다. 반면 미국이나 유럽에서는 셀리악병의 일종인 포진성 피부염(DH)으로 진단하고 한센병에 사용하는 답손을 처방한다. 그런데 강독성 면역억제제인 답손은 그 부작용으로 두통, 간 손상, 간질, 혼수상태, 심장마비, 각종 암을 유발하는 독성 약물이다.[86] 이럴 경우 자연의학에서는 유전자가 조작된 밀이나 옥수수 등의 섭취를 금하는 처방을 한다.

이전의 전통적인 밀은 단백질 함유량이 28퍼센트, 탄수화물이 50퍼센트에 달했으나, 유전자변형 교잡종은 단백질 함유량이 10퍼센트로 줄고, 반면 탄수화물 함량이 70퍼센트로 증가했다. 그런데 교잡종 밀의 단백질인 글루텐은 구성 비율이 변하면서 영양소가 아닌 질병의 원인이 되고 있다. 또한 탄수화물은 아밀로펙틴과 아밀로스로 구성되어 있는데 이 두 성분은 모두 소장에서 소화되지 않은 채 결장으로 이동해 그곳에서 염증을 유발시킨다. 게다가 토종 밀의 탄수화물은 아밀로펙

** 대상포진으로 수포가 생기고, 가려움증이 극심할 때는 건조된 비단풀(약재상에서 쉽게 구입할 수 있다)을 가루로 만들어 전통방식으로 착유한 참기름이나 들기름(콩기름, 옥수수기름, 기타 가공기름은 피한다)에 개어 환부에 매일 2~3회 바른다. 또한 비단풀을 물에 달여 약차로 매일 1~2회 마신다. 대상포진은 수술, 약, 방사선, 가공식품 등에 의해 면역력이 무너지면서 나타나는 증상이므로 약과 방사선, 가공식품 등을 중단하고 유기농 자연음식을 섭취하고 비단풀 치료를 병행하면 자연 치유력이 회복된다.

틴으로 이뤄져 있으나 변형 밀의 탄수화물은 아밀로펙틴A 형태로 이루어져 혈당을 크게 증가시킨다. 이 때문에 변형 밀은 당뇨병의 주요 원인으로 밝혀지고 있다.[87]

이 같은 변형 밀로 인해 식품기업은 수십 조 원에 달하는 식품시장을 창출하고, 제약회사와 주류의사들도 수십 조 원에 달하는 의료시장을 창출한다. 이렇게 거대한 시장이 만들어지는 동안 대중은 만성질병에 시달리고, 고가인 각종 검사와 약, 수술의 부작용으로 죽음으로 내몰리고 있다. 병원 식당에서 악마가 전해준 음식이라고 할 정도로 건강에 유해한 라면, 햄버거, 콜라 등이 버젓이 팔리고 있다는 사실은 얼마나 끔찍한 일인가?

210명의 셀리악병 환자를 11년간 추적 연구한 사례에 의하면 이 병을 앓고 있는 환자들은 그렇지 않은 사람에 비해 비호지킨 림프종 암에 걸릴 위험이 77배, 구강암과 식도암, 인후암 등에 걸릴 위험이 22배이며, 기타 각종 암의 발병률도 월등히 높다고 한다. 또한 위장에 나타나는 염증인 위궤양의 위험도 크게 늘어난다는 사실이 밝혀졌다. 그런데 놀라운 것은 셀리악병 환자들에게 변형된 밀가루로 만들어진 음식을 중단시키자 빠른 시일 내에 암의 발병률이 크게 줄어들었다는 것이다.[88] 즉 유전자가 변형된 미국산 밀이나 콩, 옥수수 등은 당뇨병뿐만 아니라 위궤양, 심장질환, 신부전증, 암 등 치명적인 만성질병의 주요 원인이다. 건강과 재산을 지키기 위해서 미국산 밀, 콩, 옥수수, 고기 등의 소비를 줄여야 하는 이유이다.

25

유전자조작의 결과는 끔찍하다

주류의사들은 분자 또는 세포를 분류하고 분석해 극도로 세분화된 자신의 전문분야에만 집중한다. 그들의 교육과정은 잘못된 과학인 환원주의*에 얽매여 있기 때문에 드넓은 세계의 윤곽을 볼 수 없으며, 최첨단 분야에서 가능한 한 빨리 자신만의 업적을 쌓는 데 필요한 훈련만 받는다. 수백만 달러를 지원받는 실험실에 소속된 과학자들은 큰 그림에 대해 생각할 여유가 없다. 그들은 늘 강박관념에

---

* 복잡한 체계도 그것을 이루는 가장 단순한 부분에 의해 설명이 가능하다고 하는 입장이 환원주의. 생명체는 그 생명체를 이루는 유전자에 의해, 무기물은 그 무기물을 이루는 분자에 의해, 사회는 그 사회를 이루는 구성원들에 의해 완전하게 설명된다고 한다. 이는 나무를 보고 숲을 판단하려는 입장이다. 록펠러대학교에서 발전시킨 분자생물학은 환원주의에 바탕을 두고 있는 학문이며 그 연구 대상이 유전자이다. 따라서 유전자조작은 분자생물학의 연구 결과다.
환원주의는 모든 자연 현상을 분자나 세포로 분해했을 때 예측 가능한 규칙 아래 움직이기 때문에 인간이 이를 완벽하게 측정할 수 있다는 데카르트식의 관념을 토대로 하고 있다. 데카르트는 영혼이 육체와 분리되어 있으며, 육체는 단지 정교하게 조립된 기계에 불과하므로 세포와 분자를 분석하면 육체를 정복할 수 있다고 믿었다.

사로잡혀 있다. UCLA 암센터 연구원인 제프리 H. 밀러는 이렇게 말한다. "의학자가 어떤 이론을 지지할 때, 어떤 경우에도 그 이론이 틀렸다는 주장을 받아들여서는 안 된다. 그러면 지원금이 중단되기 때문이다."[89] 이것이 주류 의학계의 모습이다. 결코 부정적인 현상에 대한 연구가 허용되지 않는 세계! 이 때문에 너무도 쉽게 연구가 조작되는 것이다.

특히 생명공학은 피 말릴 정도로 끔찍한 경쟁의 세계다. 이 치열한 경쟁의 세계에서 버티려면 그들은 오로지 자기의 특정 연구 분야에만 매달릴 수밖에 없다. 따라서 유전공학을 다루는 의학자들은 시야가 좁다. 그들은 희박한 가능성에 삶을 바치는 석유채굴꾼들과 동일하다. 노다지에 대한 망상에 젖어 여기저기를 들쑤시다가 대부분 한 생애를 마감한다. 그러다가 운 좋게 한 곳에서 석유가 뿜어져 나오면 '특허'를 획득하고 돈방석에 앉게 되지만 그 확률은 로또에 당첨될 확률보다 낮다. 따라서 대박을 꿈꾸는 현대의학이라는 신흥종교에는 극단적인 광신자는 많지만 성찰하는 철학자는 없는 것이다. 결국 인간과 자연에 대한 애정이 없기 때문에 주류의사들이 개발한 특허 의약품이나 복제 가축은 대부분 인간과 자연에 치명적인 고통을 남긴 채, 거짓임이 밝혀지면서 사라지게 된다.

인간의 유전자가 약 2만 5천 개라는 사실이 확인되면서 과학자들은 생명의 비밀을 풀었다고 환호성을 질렀다. 이 2만 5천 개의 유전자가 상호작용을 통해 수백만 가지의 특성을 만들어낸다. 그런데 이 과정에 인간이 인위적으로 개입해 다른 종의 유전자를 투입시키면 진화의 방향과 속도에 영향을 주게 되므로 상호작용은 깨지고 그 결과는 치명적일 수 있다. 그럼에도 불구하고 그들은 유전자를 조작해 사회에 만연한 질병뿐만 아니라 범죄, 빈곤, 폭력 등 악을 없애고 사회기강을 바로 잡을 수 있다고 확신한다.

그들은 자신의 연구 결과가 인류에게 어떤 불행을 초래할지 생각지도 않은 채, 우생학에 몰두하며 핵무기, 합성물질, 유전자조작, 합성약, 가축복제, 인간복제 등 잘못된 과학적 산물도 서슴없이 만들어낸다. 생명공학자인 리차드 밀턴은 유전자조작에 대해 "DNA 분자는 시험관에서는 안정적이지만 살아있는 생명체에서는 극히 복잡하고 다양한 방식으로 상호작용하므로 매우 불안정해질 수 있다. 생명은 복잡하게 진화하기 때문이다."라고 경고한다.[90] 우리의 미래를 과학자들이 지배하도록 허용할 것인가, 아니면 우리 스스로 선택할 것인가? 이 질문에 대한 답이 인류의 미래를 결정할 것이다.

과학자들은 같은 종끼리 재조합을 통해 유전자를 새로 만들어내는 것이나, 종의 장벽을 넘나들면서 유전자를 옮겨 형질을 전환한 새로운 유기체를 만들어내는 것이나, 유전자가 변형된다는 점에서는 동일하다고 믿는다. 그러나 전자는 자연의 질서 속에서 유전자의 변형을 유도하는 행위이지만, 후자는 자연의 질서를 무시하고 유전자를 직접 조작하는 행위로 엄연히 다른 것이다. 유전자는 생명체의 핵심으로 홀로 작용하거나 자연의 질서를 벗어나 이곳에서 저곳으로 임의로 옮겨질 수 있는 것이 아니다.

그런데 영국 왕립학회 회원이며 과학저술가인 브라이언 클레그는 "그레이트데인과 치와와라는 늑대를 개량해 애완견을 만들었고, 식용으로 거의 불가능했던 원형 옥수수를 변형시켜 생산량이 많은 식용 옥수수를 만들었으며, 양배추를 변형시켜 콜리플라워를 만들었다. 즉 인류는 오래 전부터 '자연스런 유전자조작'을 해왔다. 과학자들이 책임감 있게 기술을 이용한다면 안전하다. 유전자조작의 위험은 지나치게 과장되어 있다."고 하며 유전자조작을 옹호한다. 유전자를 조작하거나 자연에서 특정 성분을 추출해 인체에 투여해도 인체는 모든 물질을 분자로 구분해 처리하기 때문에 아무런 부작용 없이 자연과 동일하게 받아들인다는 것이다.[91]

그러나 확실한 것은 그레이트데인, 치와와, 원형 옥수수, 콜리플라워 등은 45억 년의 진화과정을 통해 만들어진 자연의 형질을 인위적으로 바꾼 '조작'이 아니라는 것이다. '동일한 종' 중에서 우수한 암컷과 수컷을 되풀이 교배함으로써 자연의 질서 속에서 인류가 필요로 하는 방향으로 '개선'시킨 것이다. 그러나 유전자조작은 자연에 존재하는 '종의 장벽'을 벗어난 것이다. 수선화의 유전자가 들어 있는 황금쌀은 자연에 존재하지 않는다. 치누크[**]의 유전자가 들어 있는 연어도, bt박테리아의 유전자가 들어 있는 옥수수도, 인간의 인슐린유전자가 들어 있는 박테리아도, 산호의 유전자가 들어 있는 글로피시[***]도 자연에 존

[**] 북극에 사는 연어의 일종. 이 연어의 유전자를 따뜻한 대서양에 사는 연어의 DNA에 이식하면 겨울에도 양식이 가능하고, 육식인 연어를 곡물(옥수수) 사료로 양식할 수 있게 변형된다.
[***] 2003년 싱가포르에서 산호의 유전자를 물고기에 집어넣어 빛을 내는 관상어를 개발했다. 다음 해인 2004년 미국 생명공학회사인 요크타운테크놀로지스가 이 기술을 사들여 글로피시라는 이름을 붙여 상업용으로 시판 중이다. 그러나 이렇게 유전자를 조작한 생명체는 성장 속도가 빠르고 독성을 함유하고 있어 자연으로 방출되지 못하도록 철저한 관리를 해야 하지만 이미 대부분의 유전자조작 생명체가 자연으로 방출된 상태다.

재하는 생명체가 아니다.

자연에 존재하지 않는 물질인 DDT, DES, 비옥스**** 등으로 인류가 얼마나 고통을 겪었는지 우리는 지금도 생생하게 기억하고 있다. 성찰이 결핍된 환원주의 사고에 젖어 단 한 번의 우연으로 부와 명예를 거머쥐려고 수십 년을 몇 십억 짜리 실험도구에 매달려 거짓 연구를 대량 생산하고 있는 그들에게 인류의 안전을 맡길 수 있겠는가? 환원주의는 과학이 아니라 탐욕에 젖은 청교도 이데올로기일 뿐이다. "역사라는 기차가 굽은 길을 돌 때마다 모든 지식인들은 창문 밖으로 튕겨져 나갈 것이다."라는 어느 경제철학자의 말을 주류 학자들은 새겨들어야 할 것이다.

존 페이건은 미국립보건원(NIH)의 재정지원을 받아 20년이 넘도록 유전공학을 연구해온 분자생물학자다. 하지만 그는 1994년 10여 년간 수행한 연구에서 남은 60만 달러의 연구비를 국립보건원에 반납하고, 총 125억 달러 규모의 연구계획안도 반납했다. 인류의 건강을 위해 최고의 명예와 부를 포기한 것이다. 그는 "유전공학자들은 시험관 안에

**** 비옥스는 1999년 FDA의 승인을 받고 주류의사들의 찬사 속에 전 세계에서 판매된 관절염치료제다. 그러나 이 약을 복용했던 수많은 환자들이 심장마비, 각종 암, 뇌졸중 등으로 사망하면서 2004년에 처방이 금지됐다. 1996년부터 2004년 사이에 제약회사인 머크사가 피해소송과 관련해 법원에 제출했던 자료에 의하면, 그 기간 동안 신약 승인을 위해 FDA에 제출했던 임상시험 보고서 24종 중 22종이 유령저자에 의한 것임이 밝혀졌다. 22종의 보고서는 머크사가 작성하고 주류의사들의 이름을 빌린 것이었다. 미국이나 우리나라의 임상시험에서 유령저자 사건은 흔한 일이다. 규제완화라는 유령에 휩싸여 임상시험을 전적으로 제약회사에 맡기고 국가는 요약 보고서만을 검토하고 이를 검토하는 심사위원의 대부분은 제약회사 임원 또는 연구원들이다.

서는 유전인자들을 매우 정밀하게 자르고 붙일 수 있다. 그러나 그 인자들을 살아 있는 다른 유기체에 집어넣는 과정은 너무 불안정하며 통제할 수 없다. 잘못된 조작으로 유기체의 기능에 변화를 주면 변종이 출현할 수 있다. 그리고 일단 다른 유기체에 들어간 유전자는 예상하지 못한 끔찍한 부작용을 일으킬 수 있다."고 경고한다.[92] 현재 페이건은 유전자조작의 위험을 알리는 시민운동을 주도하고 있다.

한 유기체에서 DNA 조각을 잘라 다른 유기체에 집어넣을 때에는 DNA 조각만 들어가는 것이 아니라 바이러스 같은 다른 유전적 기생체도 함께 들어간다. 유전적 기생체는 원래 특정 종의 몸속에서만 살게 되어 있어 '종의 장벽'을 벗어날 수 없지만, 이 벽이 인간에 의해 무너지면 그 결과는 끔찍한 사태로 발전할 수 있다. 뉴질랜드 오클랜드 대학의 생물학자인 로버트 만은 "살아 있는 세포는 원자로와 비교되지 않을 정도로 복잡하다. 하나만 잘못돼도 그 결과는 비참해진다. 모든 과학자들이 안전할 것이라고 확신했던 원자력도 극히 위험한 기술로 확인됐다. 유전자조작 역시 조금이라도 위험이 있다면 그것을 엄격하게 배제해야 한다. 유전자조작은 핵무기에 버금갈 정도로 위험하다. 상업적 이기주의에 젖어 있는 주류과학자들이 주장하는 환원주의적 단순화는 앞으로 발생할 수 있는 인류 멸망의 위험을 외면하고 있다."고 경고한다.[93]

2012년 9월 19일 데일리 메일 온라인판에 2년간 유전자조작 옥수수로 사육한 쥐에게 커다란 암덩어리가 생긴 사진이 공개됐다. 프랑스 칸 대학이 유전자조작 옥수수로 수행한 연구 결과, 실험용 쥐는 간과 신장 등 중요기관들도 크게 손상되었음이 밝혀졌다. 그러나 이 실험이 공개

되었음에도 불구하고, 주류의사들은 아직도 더러운 돈에 눈이 멀어 유전자조작 작물이 안전하다고 거짓 선전하고 있다.[94] 문제는 우리 주변에 있는 미국산 콩, 옥수수, 밀로 된 가공식품이 모두 유전자조작 작물로 만들어진 것이며, 미국산 육류나 유제품은 복제가축으로 사육된 것이라는 점이다. 현재 전 세계에서 급증하는 암이나 간질환, 신장질환 등은 유전자조작 동식물의 영향일 가능성이 매우 높다.

사실 유전자조작은 인류의 식량이나 질병을 해결하기 위한 선의의 행동이 아니고 종자에 대한 특허를 통해 식량을 장악함으로써 황금탑을 쌓으려는 주류학자들의 끔찍한 몸부림이다. 특허란 인간의 기술이 가미되어 자연에 존재하지 않는 새로운 기계나 물질 등을 만들어냈을 때, 인류의 삶을 개선하는 데 기여한 노력에 대해 보상을 해주는 것이다. 이런 이유로 1980년 이전까지 동물이나 식물 등 생명체뿐만 아니라 비타민이나 각종 영양소 등은 자연에 존재하는 물질이어서 특허의 대상이 아니었다. 그러나 1980년 미국 대법원은 유전자조작 생물에 대한 특허권을 인정하는 판결을 내리면서 생명체에 대한 특허권을 인정하기 시작했다. 1985년에는 유전자조작 작물에 대해서, 1988년에는 유전자조작 동물에 대해서 특허를 인정하더니 2000년에는 인간 태아에도 특허를 인정하기에 이르렀다.

부를 최고의 덕목으로 여기는 일그러진 자본주의는 특허를 확보할 수만 있다면 인류의 합의도, 이성도 문제 삼지 않는다. 특허를 신청할 때는 "유전자가 조작되었기 때문에 자연에 존재하는 생명체와는 성분이 다르다."는 논리로 법원의 승소판결과 특허청의 특허를 받아낸다. 그러나 대중을 상대로 할 때에는 "분자구조가 동일하기 때문에 자연에 존재하는 물질이다."라는 논리로 세뇌시킨다.[95] "합성물질과 천연물질은 분자구조가 동일하기 때문에 인체에 아무런 영향을 미치지 않는다."는 주류의사들의 거짓 연구를 바탕으로!

1950년대 초부터 식량증산이라는 허울 아래 미국이 중심이 되어 시작된 녹색혁명은 50년간 온 지구를 석유로 덮었다. 쌀과 밀, 옥수수, 콩 등을 화학처리해 종자를 변형시키고, 살충제와 제초제, 합성비료를 논과 밭에 마구 뿌렸다. 농민에게는 논과 밭을 담보로 종자, 합성비료, 살충제, 제초제, 농기계 등에 들어가는 비용을 대출해주었다. 그 결과 초기에는 생산량이 느는 듯 했지만, 곧 생태계가 급속도로 파괴되면서 생산량은 급속도로 하락했다. 농민은 논과 밭을 대부분 은행에 빼앗기고 도시로 흘러들어 저임금의 도시빈민이 되어야만 했다.

미국을 중심으로 한 일그러진 자본주의 체제는 옥수수, 콩, 밀, 쌀, 연어, 젖소 등의 유전자를 조작해 그 종자에 대한 특허권을 장악하고 있다. 유전자조작 동식물은 2세대에 가서는 수정이나 발아가 되지 않도록 조작된 것이어서 몬산토 등 미국의 화학기업으로부터 매년 새로운 종자를 구매해야 한다. 복제가축을 비롯해 유전자조작 밀, 콩, 옥수수, 면화, 연어 등은 대부분 미국의 몬산토 등 화학회사가 장악하고 있으며, 유전자조작산업은 미국의 전략산업으로 국가적인 특별지원을 받는다. 결국 일그러진 자본주의의 첨병인 미국에 의해 세계 인류는 합성물질과 유전자조작으로 생체실험을 당하고 있는 중이다.

26

콜레스테롤은 심장병의 원인이 아니다

 자연의 조화를 그대로 보여주는 것이 음식이다. 음식 속에는 수만 가지의 성분들이 있어 서로 상호작용을 하면서 완벽한 질서를 구축하고 있다. 각 성분들을 별도로 추출해내면 인체 내에서 독으로 작용하지만 전체를 하나로 묶어 섭취하면 상호작용을 일으켜 독성이 중화되고 훌륭한 음식이자 약으로 작용한다. 이 때문에 특정 성분을 추출해낸 영양소가 아닌, 전체가 상호조화를 이루는 음식으로 먹어야 한다. 그러나 환원주의에 매몰된 현대의학은 자연의 조화를 무시하고 음식이나 약초의 효능을 거부한다.

 마가린은 DES(탈리도마이드를 포함)와 함께 현대의학의 추악함을 보여주는 가장 대표적인 실례다. 방사성물질인 니켈을 매개체로 이용해 수소분자를 첨가한 식물성지방은 자연에 존재하지 않는다. 마가린으로 대표되는 합성 트랜스지방은 가공되지 않은 유제품에 풍부하게 들어 있는 천연의 트랜스지방과 이름만 같을 뿐이지 구조와 작용은 전혀 다른 가짜다. 합성 트랜스지방은 인간이 진화과정을 통해 접해보지 못한 물질이다. 트랜스지방은 인체가 좋은 콜레스테롤(HDL)*인 필수지방산을 흡수하지 못하도록 방해하고 반면에 나쁜 콜레스테롤(LDL)을 흡수하도록 유도한다.

나쁜 콜레스테롤 수치가 높아지면 혈관이 굳어져 혈액의 흐름을 방해하기 때문에 심장마비와 뇌졸중 등의 원인이 된다. 마가린이 얼마나 유해한지는 쉽게 실험해 볼 수 있다. 마가린을 베란다의 서늘한 곳에 그대로 방치해 두고 2~3개월 후에 관찰해 보면 어떤 미생물이나 벌레도 건드리지 않을 뿐 아니라 전혀 부패하지도 않는다. 단지 색깔만 변한 채 그대로 쭈그러들어 있는 것을 볼 수 있다. 이런 현상은 햄버거나 케이크, 빵, 마요네즈 등 대부분의 가공식품에서도 관찰된다. 부패하지 않는 것은 독극물인 방부제를 과다 첨가했거나, 자연에 존재하지 않는 물질이기 때문이다.

그러나 천연 영양소에 있어서도 중요한 것은 조화로운 비율이다. 좋은 콜레스테롤(HDL)이 중요하다는 것은 나쁜 콜레스테롤과의 조화가 필요하다는 말이지 HDL 그 자체만으로 건강에 유익하다는 말이 아니다. 정상적인 LDL과 HDL의 체내 비율은 1:1~1:2 정도지만 현재 미국이나 우리나라 사람들의 평균은 무려 5:1~10:1이다. 주류의사들의 거짓 선전에 속아 약과 가공식품 등을 통해 합성물질이 너무 많이 체내에

---

* 좋은 콜레스테롤(HDL)은 천연의 지방을 말하고, 나쁜 콜레스테롤(LDL, 산화 콜레스테롤)은 트랜스지방이나 올레스트라와 같은 합성지방을 말한다. 콜레스테롤의 허구에 대해서는 필자의 저서 '병원에 가지 말아야 할 81가지 이유'에서 자세하게 다루고 있다.

축적됐기 때문이다. 주류의사들은 심장질환자를 양산하기 위해 마가린을 건강에 좋은 식물성지방이라고 50년간 거짓 선전해 왔다. 그러면서 한편으로는 심장질환을 비롯한 모든 질병은 수술과 약으로 치료할 수 있다고 확신한다. 그러나 심장수술의 의료비는 개인부담금만 7,000만 원 이상이고, 퇴원 후에도 매월 300만 원 이상 지출된다. 반면 심장수술을 통해 건강을 유지하고 수명을 연장하는 환자는 2퍼센트에 불과하고 98퍼센트는 수술 도중 사망하거나 수술 후 재발, 합병증, 뇌손상 등으로 사망한다.[96]

사실 콜레스테롤은 심장질환의 원인이 아니라 세포막과 신경세포의 주성분이다. 또한 지방을 소화시키는 담즙산, 혈당과 혈압수치의 균형을 이뤄주는 스테로이드 호르몬, 에스트로겐 및 테스토스테론 등의 성호르몬을 생성하는 주요물질이기도 하다. 특히 남성의 정액을 만드는 물질이며 비타민A, E, K 등 지용성 비타민을 흡수할 수 있게 해주고, 햇빛을 이용해 비타민D를 합성하여 자연치유력을 강화시켜 주는 영양소다. 2005년에 발표된 네덜란드의 연구에 의하면 천연의 콜레스테롤은 우리 몸의 위와 장, 폐에서 미생물의 감염을 막아주는 역할을 하기 때문에 콜레스테롤이 적으면 자연치유력이 약해져 건강을 잃을 위험이 커진다고 한다.[97]

서구사회에서 폐암과 심장질환이 급속도로 늘어나던 1950년대 초에 주류의사인 리처드 돌은 화학업계로부터 더러운 돈을 받고 폐암의 원인을 담배로 돌리며 담배공포를 만들어냈다. 안셀 키즈는 마가린업계로부터 더러운 돈을 받고 동물성지방인 콜레스테롤을 심장질환의 원인으로 지목했다. 키즈는 콜레스테롤이 심장질환의 원인이라는 거짓 증거를 끌어내기 위해 22개국에서 조사한 자료 중 자신이 원하는 결론을 끌어낼 수 있는 7개국의 자료만 선택하고 나머지는 폐기했다. 그들은 제약회사와 화학회사, 식품회사를 보호해주고 잠재적으로 자신들의 고객인 심장질환자를 양산하기 위한 술책으로 거짓 연구를 자행했다. 그들이 발표한 거짓 연구는 제약회사와 주류의사들의 적극적인 지원과 주류언론의 우레 같은 박수를 받으며 현대의학의 교리가 되었다.[98]

그러나 이런 거짓 연구에 속은 인류의 건강은 참담하다. 1950년대엔 미국 남성의 90퍼센트가 흡연자였다. 2010년대 그 비율은 23퍼센트로 줄었는데, 폐암환자는 1950년대에 비해 4배 이상 늘어났다. 또한 1950년대 이전 대부분의 미국인은 콜레스테롤 함량이 높은 버터와 계란을 일상의 식사로 활용했으나 심장질환 문제는 없었다. 마가린의 등장 후, 콜레스테롤을 낮추는 약이 엄청나게 처방되었음에도 불구하고 현재 심장질환은 1950년대에 비해 4배 이상 늘어났다.

1980년대 후반 프랑스 국립의학연구소에서 미셸 드 로르주릴에 의해 진행된 연구를 살펴보자. 심근경색을 경험했던 환자를 각 300명씩 두 그룹으로 나눠 한 그룹에는 콜레스테롤이 적게 들어간 음식을 제공하고, 한 그룹에는 콜레스테롤이 정상적으로 들어간 음식을 제공하면서 관찰한 결과, 콜레스테롤을 적게 제공한 그룹에서는 심근경색 재발로 16명 사망, 돌연사로 6명이 사망했다. 콜레스테롤을 정상으로 제공한 그룹에서는 심근경색 재발로 3명이 사망했을 뿐, 돌연사로는 단 1명도 사망하지 않았다. 결국 이 연구는 5년 예정으로 진행됐지만 2년 만에 중단해야 했다. 그런데 왜 콜레스테롤을 적게 먹은 사람들의 사망률이 높았을까? 콜레스테롤이 적게 함유된 식단은 오메가-6 지방이 많이 들어 있는 가공음식이고, 콜레스테롤이 정상인 식단은 오메가-3 지방이 상대적으로 많은 천연의 음식이기 때문이다.[99]

스타틴 계열의 약은 전체 콜레스테롤의 80퍼센트를 만들어내는 간의 기능을 약화시켜 콜레스테롤의 수치를 낮추는 기전을 갖고 있다. 인체 내에서 천연의 콜레스테롤을 만들어내는 장기인 간의 기능을 약화시켜 콜레스테롤 수치를 낮추겠다는 발상은 얼마나 우매한가? 이런 이유로 콜레스테롤 억제제를 오랫동안 복용하면 간경화와 간암으로 이어질 위험이 커진다. 스타틴은 코엔자임Q10과 칼슘, 베타카로틴 등 중요한 효소작용을 억제하는 효과도 있어 극히 위험한 약이다. 또한 콜레스테롤 억제제를 통해 콜레스테롤 수치가 낮아지면 장에서 분비하는 세로토닌의 분비가 어려워진다. 세로토닌은 폭력행동을 억제해주는 기능을 하는 뇌호르몬이다. 콜레스테롤 억제제를 복용해 세로토닌의 수치가 낮으면 주류의사들은 우울증치료제를 처방한다. 한 연구에 의하면 콜레스테롤 억제제를 복용한 환자들은 우울증에 더 많이 걸리고, 결국 합성 마약인 우울증치료제의 부작용으로 자살이나 살인 등을 더 많이 저지른다고 한다.[100]

한창 마가린의 유해성이 대중에게 알려져 소비가 급감하던 1999년 미국 FDA는 베네콜과 테이크 콘트롤이라는 새로운 마가린[**]을 승인했

[**] 지방이 체내에 들어오면 수소를 흡수해 인체가 알칼리성을 유지하게 하는데, 이미 수소가 채워져 있으면 화학반응이 이뤄질 수 없다. 불포화지방(산화되지 않은 지방)이란 이 같이 수소가 채워질

다. 기존의 마가린은 옥수수기름을 수소 처리한 제품이지만, 새로운 제품은 콩기름을 수소 처리한 제품이다. 이 제품은 콜레스테롤을 10퍼센트 정도 낮추는 효과가 있다며 약이 아닌 식품으로 승인되었다. 하지만 나중에 밝혀진 사실에 의하면 새로운 마가린이 낮춘 것은 천연 콜레스테롤(HDL)이고 건강에 해로운 산화된 콜레스테롤(LDL)은 오히려 높인다고 한다. 또한 각종 암과 심장질환, 당뇨병 등을 예방해주는 베타카로틴을 크게 감소시킨다.[101]

결국 베네콜 등 합성 마가린을 섭취한 수많은 사람들은 심장마비, 각종 암, 뇌졸중, 신부전증 등으로 고통을 겪었다. 그러나 많은 사람들이 각종 질병으로 고통스럽게 죽어가는 모습을 보면서도 주류의사들은 아마 만족의 미소를 지었으리라. 그들이 원하는 대로 콜레스테롤 수치는 내려갔고 황금탑은 더 높아졌으므로. 결국 내려간 수치는 좋은 콜레스테롤이었지만! 이 같은 독극물인 마가린은 지금도 커피 크리머와 튀김용 기름인 쇼트닝으로 대량 팔리고 있다.

주류의사들은 콜레스테롤과 당뇨병, 흡연이 심장질환의 가장 중요한 원인이라고 주장하며, 심장질환과 뇌졸중을 예방한다는 미명 아래

자리가 비어 있다는 말이다. 사실 천연의 지방은 그것이 포화지방이든, 불포화지방이든 생명체의 건강을 유지시켜 주는 데 필수적이다. 예컨대 돼지기름은 동물성지방이지만 불포화지방이 많고, 팜유나 야자유 등은 식물성지방이지만 포화지방이 많다. 모유에도 포화지방이 많지만 아기의 성장에는 분유보다 월등히 효능이 좋다. 포화지방은 체내에서 피하지방을 만들어 체온을 유지하고, 외부 충격을 완화시키는 물리적 작용을 하고, 불포화지방은 신경세포, 세포막, 호르몬 등을 만들어 생리적 작용을 담당한다. 다만 화학처리를 통해 변화시킨 트랜스지방은 불포화지방이지만 자연에 존재하지 않는 독극물이어서 미생물이 거의 침입하지 않기 때문에 방부제로 쓰인다. 이런 까닭에 트랜스지방이 많이 함유된 마가린으로 만들어진 가공식품은 방부제를 따로 투여하지 않아도 유통기한이 20배 이상 길어진다. 이것이 '무방부제'의 비밀이다.

제약회사가 정한 수치에 맞춰 콜레스테롤 저하제를 처방한다. 그러나 콜레스테롤과 흡연이 심장질환을 유발한다는 주장은 과학적으로 증명된 이론이 아니고 주류의사들이 진실을 은폐하기 위해 만들어낸 가설일 뿐이다. 콜레스테롤 수치를 낮추고 금연한다고 해서 심장질환이 예방된다는 것이 과학적으로 증명된 사례는 단 한 건도 없다. 게다가 콜레스테롤 자체가 문제가 아니라 혈전의 원인이 되는 트랜스지방이 문제다. 사실 마가린에 많이 들어 있는 트랜스지방은 지금까지 수 십 년 동안 주류의사들이 건강에 좋다고 앞장서서 선전해왔던 가짜 음식이다.

체내에 들어온 지방은 다른 성분들과 상호조화를 이루며 화학반응을 통해 수소를 흡수하여 인체를 약알칼리인 ph7.4로 유지하게 한다. 그러나 이미 화학처리되어 수소가 채워져 있는 포화지방은 체내에서 화학반응이 이루어지지 않는다. 우리 몸에 좋은 불포화지방이란 수소가 채워질 자리가 비어 있는 지방을 말한다. 우리 몸은 대사과정을 통해 수소분자를 배출시켜야만 혈액의 산성도를 정상적으로 유지할 수 있다. 포화지방인 트랜스지방은 독이어서 미생물이 침입하지 못하기 때문에 방부제로 쓰인다. 이런 까닭에 트랜스지방이 많이 함유된 마가린으로 만들어진 가공식품은 방부제를 첨가하지 않아도 유통기한이 20배 이상 길어진다. 이것이 '무방부제'의 비밀이다.

미국 보스턴 셀틱스 구단 주장으로 연봉 6천 5백만 달러를 받던 농구 선수 레지 루이스(Reggie Leis)가 1993년 4월 경기 직후 심근경색으로 쓰러졌다. 그는 당시 27세였다. 구단 측은 세계적으로 유명한 심장병 전문의 12명을 초빙해 각각 100만 달러씩을 선불로 주며 루이스를 다시 구장에 서게 해줄 것을 요구했다. 이 12명의 전문의들은 심장수술을 결정했다. 그런데 누가 심장 수술을 주도할 것인지에 대해 다투던 중 루이스 선수는 그해 7월 경기 중 2차 심장마비로 사망했다.

후에 밝혀진 사실은 루이스 선수에게 셀레늄*이 결핍됐다는 것이다. 단지 1달러면 구입할 수 있는 과일에 풍부한 미네랄로 심근경색을 치료할 수 있다는 사실을 주류의사들은 인정하려 하지 않는다. 천연의 셀레늄은 강력한 활성산소인 과산화수소를 분해하며 세포의 손상을 예방해주는 미네랄로 연근과 마늘, 양파, 다시마, 과일, 소금 등에 풍부하게 들어 있다. 그러나 인공적으로 분리해내는 합성 셀레늄은 강독성 물질로 심장을 파괴하고, 혈관을 굳게 해 죽음으로 이어지게 한다. 탐욕과 무지에 젖은 주류의사들은 천연의 비타민, 미네랄, 효소 등이 들어 있는 음식으로 치료하게 되면 자신들의 수입이 적기 때문에 이를 거부하고 대부분 수술과 약으로 치료하려 한다.

12명의 의사들 중 팀장이었던 하버드의대 심장학과 교수 W. 토머스 네사는 루이스가 사망한 지 1년 6개월이 지난 1995년 1월에 루이스와 동일한 질병인 심근경색으로 사망했다. 18개월 전 루이스의 시신을 직접 부검하고 사망 원인이 셀레늄 부족이라는 사실을 알았지만 그 스스로는 음식으로 질병을 치료할 수 있다는 사실을 믿지 않았기 때문이다.

---

* 셀레늄은 1975년에 발견된 미네랄로 토양에 풍부하고 마늘, 야채 또는 견과류를 통해 쉽게 필요량을 섭취할 수 있다. 연구에 의하면 셀레늄이 부족하면 불임이 되기도 하고 심장병과 각종 암, 고혈압, 관절염 등이 유발된다. 또한 셀레늄은 카드뮴, 수은, 비소, 니켈 등 중금속을 체외로 배출시키는 기능도 한다. 그러나 보조식품으로 팔리는 합성 셀레늄은 전기로 제련한 구리 용기 바닥에 가라앉은 침전물에서 추출하는 준금속(금속과 비금속의 중간 형태)으로 독한 냄새를 띠는 독성 물질이다. 복사기, 태양광 집전판, 유리 첨가제, 가공식품의 방부제로도 사용된다.

27

딸기향 우유는
수십 가지 첨가물 범벅이다

딸기에는 항산화제인 천연의 비타민C가 풍부하기 때문에 일주일에 딸기 6~10개만 먹어도 비타민C를 충분히 섭취할 수 있다. 게다가 딸기에는 소염과 진통작용이 있는 물질인 메탈살리실산이 풍부하게 들어 있다. 고혈압이나 당뇨병, 비만, 심혈관질환, 암 등 만성질병 예방 효과가 있으며 시력 향상에도 좋다. 물론 이런 효과는 딸기에만 있는 것이 아니다. 서로 조금씩 차이가 있긴 하지만 모든 천연의 과일과 채소가 이런 작용을 한다. 다시 말해 제철에 주변에서 생산되는 과일과 채소를 섭취하는 것으로도 충분히 건강을 지킬 수 있다.

그런데 현대의 첨단과학이 자연에 존재하는 모든 물질의 성분과 분자구조를 분석해내면서 문제가 생겼다. 기체 크로마토그래피는 물질의 구성요소를 정확히 분리해내고, 질량분석기는 각 요소의 분자량을 정확하게 측정하는 동시에 성분들의 조성관계를 밝혀주고, 핵자기공명(MMR)분석기는 분자구조를 정확하게 분석해준다. 게다가 유니버설

TA-XT2 텍스처 분석기는 25개의 정밀탐침을 이용해 우리 입이 느낄 수 있는 촉감을 정확하게 찾아낸다. 몬산토, 듀퐁, 지보단 등 대표적인 화학회사들은 이런 첨단기기와 석유를 이용해 지구상에 존재하는 모든 색깔과 냄새, 맛 등을 유사하게 합성해낼 수 있다.

슈퍼마켓에서 파는 딸기향 우유에는 한 방울의 딸기즙도 들어가지 않는다. 다만 석유폐기물에서 추출해내는 벤즈알데하이드라는 첨가제 등으로 딸기 색상과 딸기 냄새, 딸기 맛을 그대로 재현해낸 것이다. 종이 제조 과정에서 폐기물로 생성되는 바닐린이라는 합성물질은 바닐라 난초에서 나오는 바닐라향과 흡사하고, 아미노산 L-시스테인이라는 합성물질은 닭고기 육수의 감칠맛을 그대로 재현해낸다. 식품회사가 천연의 첨가제가 아닌 합성첨가제를 사용하는 까닭은 천연은 비싸고 부패하기 쉬운 반면, 합성은 부패하지 않아 유통기간을 늘릴 수 있고 가격도 20분의 1 수준밖에 되지 않기 때문이다. 또한 영양분도 전혀 없어 다이어트용으로 선전하기도 좋다. 마찬가지로 대부분 커피 크리머에도 우유나 크림이 들어가지 않는다. 주원료는 옥수수나 팜유에 전분과 방부제, 유화제, 용해제, 증점제(끈적끈적한 느낌을 주게 하는 첨가제) 등의 식품첨가물을 혼합하고, 카제인나트륨 등의 용해제를 넣은 것이다. 그리고 하얀 우유 같은 느낌을 주기 위해 표백제를 첨가한다. 한마디로 커피 크리머는 식물성지방에 수소를 첨가해 경화시킨 일종의 마가린이다.

최근 카제인나트륨의 유해성이 문제 되자 커피 크리머에 들어가는 성분을 인산나트륨으로 대체하는 추세이다. 인산나트륨은 미네랄의 일종이라는 이유로 그 첨가량에 제한을 두지 않고 있다. 그러나 합성

인산나트륨은 자연에 존재하는 천연의 인과 이름만 같을 뿐, 사실 석유폐기물에서 추출해낸 물질로 합성비료의 원료이다. 비료의 잔재물은 식수로 흘러 들어가 사람에게 아토피, 관절염, 유산, 불임, 암, 뇌졸중, 심장질환 등을 일으키는 것으로 밝혀졌다.

중요한 것은 석유폐기물에서 추출해내는 물질의 분자구조를 변형시켜 딸기 맛을 그대로 재현했다고 해도 딸기향 우유에는 아무런 영양소도 미네랄도 없다는 것이다. 오히려 분자 구조가 변형된 합성물질은 인체 내에서 독으로 작용한다. 가공식품에 에틸-2-메틸부틸레이트를 첨가하면 사과 맛을, 에틸-2-피리딜케톤을 첨가하면 팝콘 맛을, 에틸-3-하이드록시부타노에이트를 첨가하면 머시멜로 맛을, 메틸에스테르를 첨가하면 포도 맛을, 헥사날을 첨가하면 싱싱한 야생 풀 냄새를, 타르트라진을 첨가하면 바나나 오렌지의 색을 그대로 재현해낼 수 있다.

그리고 빙초산에 합성 아밀알코올과 황산을 섞으면 완벽한 바나나향을 재현해낼 수 있다. 수십 가지 합성향료를 섞으면 커피 맛도 그대로 낼 수 있다. 딸기 우유를 만들기 위해 코치닐색소를 사용하는 경우도 있다. 문제는 이 코치닐 색소가 주류의사와 광고의 힘에 의해 중남미의 선인장에 기생하는 암컷 연지벌레에서 추출하는 것으로 알려져 있지만 사실은 석유폐기물인 타르의 분자구조를 변형시켜 만든 합성물질이라는 것이다. 코치닐은 장에 염증을 일으키고 알레르기와 과민성쇼크 및 유전자를 변형시키기도 한다.

더 큰 문제는 이처럼 한 가지 가공식품에도 맛을 내는 것, 향을 내는 것, 색을 내는 것, 촉감을 내는 것, 그 외에도 방부제, 보존제, 용해제 등 수십 가지 첨가물이 들어간다는 사실이다. 딸기향 우유에 들어 있는 벤즈알데하이드는 일일섭취허용량을 넘지 않는 미량이므로 당장은 부작용을 일으키지 않을 수 있다. 그러나 성장호르몬, 항생제, 각종 농약, 각종 식품첨가제 등 수십 가지가 첨가되면 그 양은 일일섭취허용량을 훌쩍 뛰어넘어 뇌 손상, 간 손상, 척수 손상 등 치명적인 부작용을 일으킬 수 있다. 게다가 우리는 하루에 한 가지의 가공식품만 먹는 것이 아니다. 빵도 먹고, 피자도 먹고, 주스도 마시고, 아이스크림도 먹고, 라면*도 먹는다.

심지어 식품회사는 식품의 색을 밝게 하기 위해 치명적인 중금속인 수은과 납을 첨가하기도 하고 아세트산구리를 첨가해 색깔을 변형시키기도 한다. 아이스크림이나 케이크, 우유, 사탕 등의 색을 하얗게 만들어 먹음직스럽게 만들어주는 화학물질은 이산화티탄이다. 이산화티탄은 코발트**를 섞어 만드는 물질로 자외선차단제, 페인트, 치아미백제 등에 사용하는 공업용 원료다. 이산화티탄은 분자를 나노입자로 극히 작게 만들어 빛의 파장이 조밀하기 때문에 흰 색을 띄는 것이다.

이산화티탄은 흰색이 필요한 사탕이나 아이스크림, 케이크, 우유 등에 들어간다. 딸기주스나 토마토주스 등에서 붉은 색을 내는 색소는 카르민산이다. 맹물에 카르민산을 넣어 딸기 색을 내고, 옥수수를 화학처

---

* 쇠고기 라면에는 쇠고기가 단 한 조각도 들어 있지 않고 맛과 향을 모두 합성물질로 만들어낸다.

** 내열성 합금과 자성 합금 제조에 쓰인다. 코발트 화합물은 오래 전부터 유약과 도자기에 청색을 내는 재료로 사용되어 왔다. 야채, 과일에 풍부한 천연의 코발트는 건강에 반드시 필요한 물질이지만, 합성 코발트는 강독성 중금속인 비소를 함유하고 있어 건강에 치명적이다.

리한 전분 가루를 넣어 딸기 알갱이를 흉내 내고, 벤즈알데하이드를 넣어 딸기 향을 내면 맛있는 딸기 주스가 완성되어 1,000배 이상의 가격으로 팔리게 된다.

28
일일섭취허용량은 사기다

합성물질이 인간의 건강을 해친다는 사실은 수십 년이 지나서야 양심적인 비주류의사들에 의해 밝혀지고, 결국 대중의 분노로 인해 법으로 금지되는 경우가 많다. 이런 현상이 의료계와 식품업계에서 자주 일어나는 까닭은 의약품이나 식품의 안전성을 확인하는 동물실험에 이용되는 동물이 자연에는 존재하지 않는 무균동물이고, 또한 실험실이 무균실이기 때문이다. 문제는 수많은 환자나 소비자들이 주류의사들의 거짓 연구를 믿고 이미 수십 년 동안 그것을 섭취해왔다는 사실이다. 지금 주류의사들이 안전하다고 판단해 약이나 식품의 첨가제로 허용되고 있는 합성 첨가제들이 언제 치명적인 발암물질로 확인되어 시장에서 퇴출될지 아무도 모른다.

현재 가공식품에 흔하게 첨가되는 이산화티탄이나 벤즈알데하이드는 암을 일으키는 물질이고, 카르민산은 천식을 유발하는 물질이며, 아스파탐이나 MSG는 정신이상이나 뇌종양을 일으키는 물질이다. 치약에 들어 있는 라우릴황산나트륨이나 불소는 각종 암과 심장질환, 신경마비 등을 유발시키는 유해물질이다. 이런 물질들도 언제 거짓 연구가 발각되고 사용이 금지될지 모른다. 그러나 금지될 때까지 안전하다는 주류의사들의 거짓 선전을 믿고 섭취해온 수천만 명의 질병과 수백만 명의 죽음은 누가 책임질 것인가?

주류의사들이 이런 물질을 안전하다고 주장하는 근거는 식품에 첨가된 정도의 양으로는 당장 사망하거나 병이 생기지 않는다는 것이다. 다시 말해 일일섭취허용량*을 거론하며 '당장은 안전하다.'는 것이다. 그러나 아직 질병이 나타나지 않았을 뿐, 몸속에서 다른 합성물질들과 상승작용을 일으켜 질병을 유발시키고 있는지도 모른다. 만성질환은 하루 이틀에 발병하는 것이 아니라 수십 년의 기간 동안 자연치유력이 무너지면서 나타난다. 시간이 흐를수록 각종 만성질병이 급증하는 현상은 이를 증명한다. 인류를 희생시키며 무지를 감추고 탐욕을 불태우는 주류의사들을 믿어서는 안 되고 자연에 가까운 음식을 통해 자기 건강은 스스로 지켜야 한다.

예를 들어 A첨가물의 일일섭취허용량이 0.007mg/kg이고, B첨가물이 0.008, C첨가물이 0.009라고 해보자. A첨가물은 0.0069mg/kg, B첨

---

* 실험용 쥐에게 특정 합성물질의 양을 줄여가면서, 일주일 내에 쥐의 50퍼센트가 죽는 양을 측정해 그것의 100분의 1을 일일섭취허용량으로 정한다. 그러나 합성물질은 체내에 축적되기 때문에 한 번 섭취했을 때 곧바로 체외로 배출된다는 전제 자체가 잘못되었으며, 다른 합성물질과의 상승작용도 전혀 고려하지 않고 있다. 또한 화학회사의 자체 실험에 의존한다는 점, 실험의 목표가 '특정 합성물질이 어느 양까지는 안전하다.'는 결론을 미리 내려놓고 탐욕에 젖은 의사를 매수해 진행된다는 점에서 일일섭취허용량은 일종의 사기다. 일그러진 자본주의 사회에서 이 같은 거짓 데이터는 '상업적 비밀'로 철저히 보호 받는다.

가물은 0.0079, C첨가물은 0.0089를 첨가할 경우 합법적으로 허용된다. 그러나 A, B, C 첨가물이 들어 있는 약이나 식품을 섭취한다면 하루에 0.0237mg의 첨가물을 섭취하게 되고, 이들이 체내에서 어떤 상승작용을 일으킬지는 상상할 수도 없다. 게다가 합성물질은 천연물질과 달리 체내에서 쉽게 배출되지 않고, 계속 축적된다. 이렇게 매일 섭취하는 약과 가공식품으로 인해 10년 정도 지나면 체내에 10그램 이상이 축적되어 뇌신경과 척추신경을 마비시키고, 근육과 간, 폐, 관절, 뼈의 세포를 파괴해 정신질환, 신체마비, 간질환, 관절염, 폐질환, 치아질환, 뇌졸중, 각종 암등을 유발하게 된다. 결국 탐욕에 젖은 의사들의 고객은 늘어나게 된다.

최근에 식물의 잎이나 꽃, 열매, 줄기 등에 존재하는 플라보노이드의 일종인 안토시아닌이란 천연색소가 암이나 심장질환, 당뇨병, 고혈압, 뇌졸중 등을 예방해주고, 시력을 개선시켜주며, 뇌기능을 향상시켜준다는 사실이 밝혀졌다. 그러자 화학업계는 주류화학자들을 동원해 이를 대량으로 합성해냈고, 주류의사들을 동원해 생명체에 유용하며 아무런 부작용이 없다는 결론을 이끌어냈다. 안토시아닌이 건강에 유용하다면 이는 비타민 등 다른 수백 가지의 성분들과 조화를 이룬 천연의 과일이나 채소를 말하는 것이다. 결코 석유폐기물에서 추출해낸 물질을 화학처리해 분자구조만 동일하게 하고 동일한 이름을 붙인 합성물질을 말하는 것이 아니다.

강력한 산화방지제인 글루타티온도 가공되지 않은 천연의 음식으로 섭취하면 다른 수만 가지의 성분들과 상호작용을 일으켜 활성산소를 만들어내는 과산화수소를 제거하고, 비타민C의 기능을 높이고, 체내의 독소를 배출시키는 기능을 수행한다. 그러나 합성 글루타티온은 육류제품이나 헤어제품 등에 사용되는 인공향미제로 이것이 인체 내로 들어오게 되면 신경독소로 작용해 두통과 구토를 일으킬 수 있다. 제약회사들은 약삭빠르게 글루타티온을 이용해 관절염이나 간경화 등의 치료제를 만들었지만 치료 효과는 없고 각종 부작용을 일으켜 문제가 되고 있다.

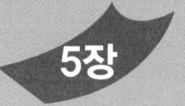

천연과 합성은
효과가 비슷할까?

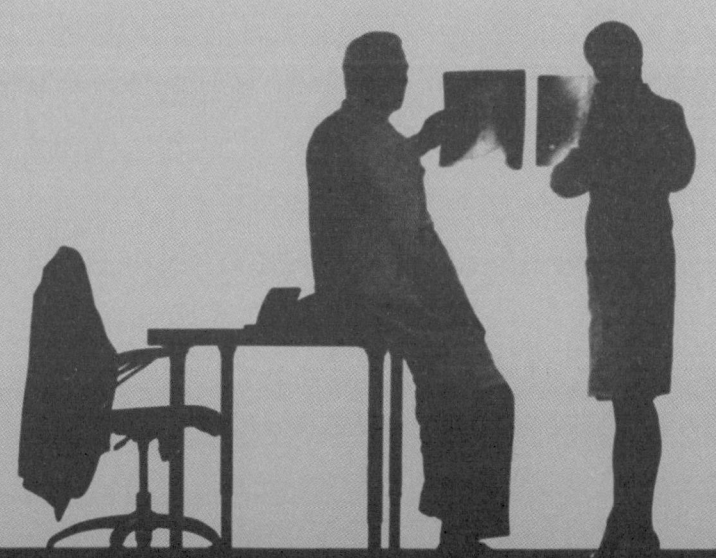

29

분자구조가 같다고
같은 물질이 아니다

환원주의에 기초해 분자생물학을 태동시킨 록펠러대학교의 연구진들은 "모든 생명체는 유전자복제를 통해 자신의 유전자를 후대에 전달하는 것을 유일한 목적으로 삼는 기계"라는 다윈의 결론을 신앙으로 받아들였다. 그들은 자연의 모든 유기체는 그것을 구성하고 있는 기본 요소인 분자로 환원시킬 수 있고, 이 분자의 인공적인 재결합을 통해 완전한 유기체를 만들어낼 수 있다고 확신한다. 그들은 생명체를 구성 요소로 나누고 그것들을 하나씩 하나씩 조사할 뿐, 그들 사이의 미묘한 상호작용은 무시한다. 생명체에서는 전체가 부분의 합보다 클 수 있다는 사실을 그들은 철저히 부인한다.

우리의 생명 유지에 필수적인 공기는 산소, 수소, 질소, 이산화탄소 등이 조화를 이루고 있다. 하지만 공기 중에서 산소만을 떼어낸다면 치명적인 독극물이자 발암물질이 된다. 나트륨, 불소도 마찬가지다. 주류 학자들이 실험실에서 생산해내는 나트륨이 가장 깨끗한 소금이라고 하지만 자연에 존재하지 않는 물질이어서 인체에는 치명적인 독으로 작용한다. 나트륨은 주로 가공식품의 방부제로 사용된다. 인체가 단백질을 분해하는 과정에서 생성되는 방귀의 경우를 보자. 천연의 방귀 속에 들어 있는 암모니아는 다른 성분들과 상호작용을 일으켜 건강에 아무런 해를 미치지 않지만 합성된 암모니아는 상호작용을 일으키지 못하기 때문에 치명적인 독가스로 작용한다.

공기 중 산소는 우리의 생명유지를 위해 필수적이지만, 90퍼센트 이상의 순수한 산소를 20분만 들이마셔도 폐 조직과 중추신경이 파괴되고 암세포를 증식시키기도 한다. 신생아가 인큐베이터에 오래 있을 경우, 면역력이 약해지고 실명이 되는 것도 이 때문이다. 산소가 많이 섞여 있는 과산화수소수나 오존도 자연의 조화가 깨진 상태여서 인체에 치명적이다. 일산화탄소가 생명에 치명적이라 하더라도 질소 78퍼센트, 산소 21퍼센트, 기타 아르곤, 네온, 수소, 크립톤 등이 1퍼센트로, 자연의 조화를 이룬 상태의 공기로 흡입하면 아무런 해가 없고 오히려 생명을 건강하게 만들어준다. 공기 중의 일산화탄소는 혈관과 심장의 수축력을 회복시켜 준다. 다시 말해 건강을 지켜주는 것은 각 물질 사이에 상호조화가 이루어진 맑은 공기이지, 산소가 아니다.

소금도 마찬가지다. 인류가 45억년 동안 접해온 것은 비타민, 구리, 황, 요오드 등 각종 영양소와 미네랄이 풍부하게 들어 있어 그 성분들이 상호작용을 하고 있는 천연소금이지 실험실에서 소금을 전기분해해 추출하는 염화나트륨이 아니다. 천연의 나트륨도 필요량 이상을 섭취하면 인체에 해가 된다. 하물며 전기분해로 생산해낸 나트륨이라면 그 부작용은 더욱 크다. 또한 식물은 광합성의 과정에서 반응성이 큰

산소(활성산소)를 만들어 내지만, 활성산소로부터 스스로를 보호하기 위해 산화방지제인 폴리페놀, 비타민, 코엔자임Q10 같은 산화방지 물질 역시 만들어낸다. 그러나 산화방지제인 폴리페놀도 전체에서 떼어내 그것만 별도로 섭취하거나 화학적으로 합성한 것을 섭취하면 오히려 심장질환, 신부전증, 각종 암의 원인이 될 수 있다.

2007년 제리 파이어만의 연구에 의하면 심장질환, 암, 당뇨병, 뇌졸중 등을 예방해주어 젊음을 유지시켜 주는 항산화제는 차, 양파, 사과, 벌꿀 등 자연의 음식에 포함되어 있는 다양한 물질이 상호작용을 일으킨 결과라고 한다. 폴리페놀은 여러 가지 성분들이 상호조화를 이룬 상태의 복합물이라는 것이다.[102] 마찬가지로 비타민도 하나의 성분이 아니라 여러 가지 성분이 상호작용을 일으킬 때 효능을 나타내는 복합물이다.

이러한 예는 무수히 많다. 동물에게서 자연적으로 생성되는 인슐린 유사성장인자(IGF-1)는 세포분열을 촉진시켜 성장을 촉진하는 작용을 한다. 그러나 몬산토라는 화학기업이 유전자를 조작한 박테리아를 이용해 대량 생산하는 성장호르몬 '포실락'과 우리나라의 LG생명이 생산하는 '유트로핀'의 경우는 다르다. 포실락을 투여한 젖소에서 생산되는 우유에 들어간 이 인자는 치명적인 암과 심장질환, 뇌졸중의 원인이 된다.

30
마늘과 알리신은
전혀 다른 물질이다

천연의 음식은 최고의 약이다. 음식 속에는 과학이 확인하지 못한 수천, 수만 가지의 성분이 들어 있고 그 다양한 성분들이 체내의 박테리아, 기생충들과 상호작용을 하기 때문이다. 마늘은 고대로부터 인류의 조상들이 애용하던, 약의 효능을 가진 대표적 음식이다. 이 때문에 전 세계 대부분의 민족이 약초 겸 양념으로 활용하고 있고, 세계보건기구(WHO)에서도 10대 건강 식품 중 1위로 선정하기도 했다. 마늘에는 셀레늄, 황화합물, 칼륨, 인, 아미노산, 비타민B와 C, 구리, 아연 등 200가지 미네랄과 활성성분들이 함유되어 있다. 특히 마늘에는 알칼로이드인 '알리신' 성분이 풍부하게 들어 있어 유방암 등 각종 암을 막아주고, 염증을 치료하며, 혈관을 넓혀 고혈압을 완화한다.

그러나 마늘에서 알리신만을 따로 추출해내면 이것은 인체 내에서 독으로 작용한다. 상호작용이 이루어지지 않기 때문이다. 특히 건강보조식품에 첨가하는 합성 알리신은 이름만 같을 뿐 전혀 다른 물질이므로 간암 등 치명적인 부작용을 일으킬 수 있다. 이것이 현대의학이라는 신흥종교가 저지르는 오류다. 자연의 물질에 어떤 효능이 있다면 그 효능이 나타나는 단일물질의 분자 구조를 분석해 석유폐기물에서 추출해낸다. 그 물질에 천연과 동일한 이름을 붙여 약으로 만들고, 그 약에서 부작용이 발생하면 다른 성분으로 그 부작용을 완화시키는 약을 만들고, 또 다른 부작용이 나오면 그 부작용을 완화시키는 약을 또 만들고…….

오늘날 일그러진 자본주의의 폐해는 경제학의 기본 전제가 잘못됐기 때문이다. 자유방임주의에 기초한 주류경제학은 인간이 이성적이고 합리적으로 행동하는 개체임을 전제로 한다. 즉 시장은 합리적인 소비자들의 보이지 않는 손에 의해 가격이 결정되며, 인간은 시장에서 결정된 합리적인 가격을 고려해 자신의 수요를 이성적으로 결정한다는 것이다. 그러나 인간은 본질적으로 이성보다는 탐욕에 좌지우지되고, 시장은 결코 합리적으로 작동하지 않는다. 가격은 수요와 공급의 법칙에 의해 결정되는 것이 아니라 담합, 매점매석, 투기, 충동구매, 과시욕, 선전 등의 비합리적인 요인에 의해 결정된다. 사실 자유방임주의는 경제적 강자가 정치, 사회, 문화, 의료 등 모든 부문에서 칼을 휘두를 수 있는 파시즘을 미화시킨 이름이다. 현대 자본주의 경제학의 전제가 '이성적 인간'이라는 잘못된 전제에서 시작되었기 때문에 매년 10억 명은 여위어서 죽어가고, 또한 매년 10억 명은 부어서 죽어가고 있다.*

---

* 10억 명은 기아로 죽어가고, 10억 명은 비만으로 죽어간다. 그러나 비만은 영양상태가 좋아 살이 찐 것이 아니라 약과 가공식품을 통해 자연치유력이 무너져 대사 작용에 이상이 생긴 것이다.

최근 거대한 우주를 설명하는 상대성이론과 소립자와 미립자를 설명하는 양자이론을 통합해 자연을 이해하려는 관점인 '통섭'이 설득력을 얻고 있다. 그러나 아직도 잘못된 과학인 환원주의에 젖은 주류의 사들은 협소한 범위 내에서 평생 한두 가지 소재만을 깊이 있게 다루기 때문에 통섭을 철저히 거부한다. 전문가라는 집단사고를 형성한 그들은 나무만 보고 숲을 보지 못하는 잘못을 범하기 마련이다. 자연과 생명은 기계와 다르다. 전체로 받아들이지 않으면 제대로 이해할 수 없는 세계다.

비만이란 영양이 부족해 살이 부은 상태라 봐야 한다.

31
자연에서 일부만
추출하면 독이 된다

현대의학은 모든 음식을 분자로 환원해 각각에 새로운 이름을 붙인다. 포화지방, 콜레스테롤, 탄수화물, 폴리페놀, 알리신, 커큐민, 아미노산, 플라보노이드, 카로티노이드, 섬유질, 프로바이오틱, 파이토케미칼, 폴리카보네이트, 비타민C, 아연, 칼륨, 칼슘, 솔라닌, 캡사이신, 옥살산, 사포닌 등등. 환원주의 과학은 분석과 분류가 기본이기 때문에 미네랄을 60가지로, 비타민을 16가지로, 필수 아미노산을 20가지로, 필수 지방산을 3가지로 분류하고 각각의 물질 하나에 대해서만 집중 연구한다.

1990년대 미국의 인류학자인 마크 J. 플로트킨과 그의 동료들은 아마존에서 원시 상태로 사는 인디안 부족들과 함께 생활하며 원시림 보호활동을 하고 있었다. 인디언 중 35세의 한 여인이 사경을 헤매고 있어 현대의학으로 검진을 한 결과, 심각한 당뇨합병증 환자임이 밝혀졌다. 그녀에게 현대의학의 각종 당뇨병 치료제를 투여했지만 아무런 차도가 없었다. 현대의학으로는 치료는 불가능했다. 그저 죽음을 기다리는 상황에서 이웃 부족의 자연치료사가 찾아와 그녀에게 약초*를 짓이긴 즙을 먹였다. 환자는 하루에 한 번 4일간 약초 즙을 먹고 당뇨병에서 완전히 해방되었다.

몇 년 후 플로트킨은 미국으로 돌아올 때 그 약초를 가져왔다. 그런데 성분 분석을 한 결과, 추출된 수 십 가지의 성분 중 혈당을 내려주는 작용을 하는 것은 전혀 없다는 결론을 내렸다. 각 개별 성분을 추출해 동물실험을 한 결과였다. 분명 플로트킨은 35세의 여인 이외에도 중증 당뇨병 환자 여러 명이 천연의 약초로 치료되는 것을 목격했다. 이후 많은 연구 끝에 그는 특정 성분을 분리, 추출해내는 환원주의는 잘못된 것이며 전체적으로 자연과 조화를 이루어야만 질병을 치료할 수 있다는 사실을 깨닫게 된다. 그는 현재 미국에서 약초 등 천연물질로 질병을 치료하는 자연의학 활동에 전념하고 있다. 2000년에 발간된 '의약탐구(Medicine Quest)'에서 그는 "원시부족의 자연치료사 한 명을 잃는 것이 미국의 대형 도서관 하나를 잃는 것과 같은 인류의 손실이다."라고

---

* 담쟁이덩굴은 돌담, 나무 등에 붙어서 자라는 포도나무과 식물로 한방에서는 지금(地錦)이라고 불리며, 전 세계 대부분의 나라에서 오래 전부터 약초로 사용해 왔다. 어혈을 풀어주고 지혈 및 진통작용이 탁월해, 각종 암, 당뇨, 골절, 관절염, 고혈압, 두통, 혈류개선, 신부전증, 위궤양 등에 효능을 보인다. 소나무나 참나무 줄기에서 자라는 담쟁이덩굴(도시의 시멘트벽에서 자라는 것은 금물이다)의 뿌리나 줄기, 잎, 꽃, 열매 등을 달이거나 생즙을 내 차로 마셔도 좋고, 말려서 보관해 차로 달여 마셔도 좋다. 효소로 만들거나 술을 담가 마셔도 좋다. 효소를 만드는 방법은 항아리에 뿌리, 줄기, 잎, 꽃, 열매 등을 넣고 유기농설탕을 10:9의 비율로 넣어 실온에서 3개월 이상 발효시킨 후 체에 걸러 즙을 마시면 된다. 항아리에 뿌리, 줄기, 잎, 꽃, 열매 등이 모두 잠길 정도로 증류식소주를 붓고, 3개월 이상 숙성시킨 후 매일 3~4잔씩 마셔도 좋다. 당뇨병에는 돼지감자가 특효다.

말했다.[103]

　자연의학은 화학처리해 특정성분을 분리하지도 않고, 석유폐기물에서 비슷한 물질을 합성해내지도 않는다. 자연을 전체로 보고, 자연과 조화를 이루는 방법을 찾아낸다. 자연의학에서는 질병도 단일 질병으로 진단하지 않고 전체로 진단한다. 당뇨병이 아니라 몸의 전체 균형이 무너진 것으로 보고 이를 회복시켜 주는 전체로서의 음식, 약초, 침, 뜸, 부항, 운동, 햇빛, 천일염 등 자연의 질서를 이용한 방법으로 치료한다. 자연치유력을 회복시키는 방법은 암이나 신부전증, 당뇨병, 고혈압, 관절염, 심장질환 등 만성질병 치료에 공통적으로 유용하게 사용될 수 있는 것이다. 그러나 현대의학은 감기조차도 해결하지 못한다. 감기를 치료하려고 병원에 입원했다가 병원 치료의 부작용으로 몇 개월 후에 암이나 폐렴, 심장질환 등으로 악화돼 사망하는 사례는 주위에서 흔히 볼 수 있다.

　「웰컴 투 정글」의 저자이자 생태학자인 마거릿 D. 로우먼은 태평양의 열대림 사모아에서의 경험을 이렇게 전한다. "자연치료사인 펠레는 여든이 넘은 노인인데, 식물의 효능과 치유효과에 대해서는 그야말로 걸어 다니는 백과사전이다. 그녀는 만성 무좀으로 고생하던 동료 바트에게 약초 즙을 발라주었다. 그것으로 바트는 수년간 미국의 첨단 의학으로도 치료하지 못했던 무좀에서 벗어났다. 이뿐만 아니라 자연에서 채취하는 약초로 류머티스 관절염, 위궤양, 결핵, 골수암 등 대부분의 만성질병을 치료할 수 있었다."[104] 물론 아무런 부작용이나 재발없이…….

　자연이라는 어머니는 생명을 구할 수 있는 약을 도처에 나누어 주었다. 인간과 함께 공존하는 식물, 곤충, 미생물, 동물 가운데 천연의 약들이 가득하다. 자연의 물질이 인간에게 훌륭한 약으로 작용하는 까닭은 인간도 자연의 일부이기 때문이다. 그러나 자연의 특정 성분을 추출해내는 현대의학으로는 치료효과를 볼 수 없다. 특히 합성물질은 자연치유력을 빠르게 무너뜨리기 때문에 오히려 건강을 더욱 악화시킨다. 자연이 준 선물을 거부하고 실험실에서 특정 성분을 합성해내면 상호작용이 이뤄지지 않기 때문이다.

인체 내에 살고 있는 박테리아도 개별적으로 분리해 실험을 하면 모두 간, 신장, 신경세포 등을 파괴하는 독성을 분비한다. 하지만 다른 수많은 박테리아와 기생충, 영양소, 효소들이 상호작용을 하기 때문에 오히려 자연치유력을 회복시켜 주는 인류의 좋은 이웃이 된다. 자연은 진공을 싫어하기 때문에 전체가 하나로 채워져 움직일 때 효능을 발휘한다. 분리된 것이나 비어있는 것은 결코 자연이 아니다.

> 미국의 식물학자이자 환경운동가인 개리 폴 나브한은 그의 책 「거주지의 문화」에서 이렇게 밝혔다. "인류는 아무런 부작용 없이 사용할 수 있는 약초 등 자연치유법이 가까이 있음에도 불구하고 환원주의라는 무서운 정신병에 걸려 이를 사용하지 않고 죽어갔다. 이 병을 악화시킨 것은 엘리트주의의 갑작스런 발작이었다."

32

청산가리도 음식으로 섭취하면 안전하다

모든 생명체는 스스로를 보호할 수 있는 장치를 갖고 있다. 예컨대 식물은 주변의 적으로부터 도망갈 수 없기 때문에 스스로 자연에서 터득한 여러 가지 방법으로 자신을 보호한다. 식물은 다른 식물과 어울리며 상호조화를 통해 박테리아를 물리치고, 바이러스를 이겨낸다. 식물이 아스코르브산, 알리신, 플라보노이드, 코엔자임Q10, 셀레늄, 토코페롤 등 항산화제(알칼로이드)를 풍부하게 만들어내는 이유는 광합성 과정에서 만들어지는 활성산소를 해독하기 위한 자정작용이다. 그리고 특정 식물이 생성하지 못하는 성분은 옆의 다른 식물이 생성해 서로를 보완해준다. 이렇게 식물 개체가 뿜어내는 각종 알칼로이드 성분이 합쳐진 숲의 맑은 공기가 바로 피톤치드*다.

---

* 식물은 지구상에서 유일하게 스스로 영양을 만들어내는 생물이다. 삼림욕을 하면 상쾌해지면서 활력이 되살아나는 느낌을 받는데 이는 식물이 방출하는 신비한 성분 '피톤치드'의 효과 때문이

그러므로 강독성 살충제인 농약을 사용하지 않아도 여러 가지 작물을 동시에 재배하는 혼작을 하면 효과적으로 해충을 막아낼 수 있다. 이것이 자연의 조화다. 주류의사들은 합성물질뿐만 아니라 천연물질에도 독성이 있다고 주장한다. 물론 감자의 솔라닌, 버섯의 히드라진과 팔로이딘, 시금치의 옥살산, 당근의 미리스티신, 고추의 캡사이신, 상추의 라쿠루신 등을 별도로 화학처리해서 추출하면 독성물질이다. 하지만 전체를 음식의 형태로 섭취하면 식물과 사람에게 아무런 해를 미치지 않는다. 다른 물질과의 상호작용을 통해 독성이 중화되고, 조리과정에서 분해되거나 자연치유력에 의해 제어되기 때문에 오히려 훌륭한 약으로 작용한다.

인류의 선조들은 이미 이것을 알고, 생활에 이용해 왔다. 마늘이나 고추, 생강 등을 양념으로 분류해 소량을 꾸준히 섭취하도록 했으며, 효모를 이용해 콩의 독성을 제거한 된장이나 간장 등을 매끼 먹었던 선조들의 생활방식은 얼마나 수준 높은 과학인가? 고추의 캡사이신만을 추출하면 강독성의 유해물질이지만 양념인 고추나 발효음식인 고추장으로 섭취하면 함께 들어 있는 황, 인, 비타민, 효소 등이 상호작용을 해 식욕을 증진시켜 준다. 게다가 각종 암을 예방하며, 뇌출혈이나 뇌경색으로 손상된 뇌신경을 회복시켜 주는 역할을 한다.

또한 시아나이드라고 불리는 청산가리는 생명체가 호흡하는 데 꼭

다. 피톤치드란 숲속의 식물들이 만들어 내는 살균성을 가진 모든 물질을 통틀어 지칭하는 말로 주성분은 테르펜이다. 삼림욕을 하면 자연치유력이 회복되어 비염, 피부질환, 심장질환, 자폐증, 각종 암 등에도 효과를 볼 수 있다.

필요한 시토크롬 효소를 마비시켜 생명을 앗아가는 무서운 독이다. 이러한 시아나이드는 대부분의 야채나 과일 속에서 흔하게 발견된다. 주류과학자들은 천연의 야채에도 치명적인 독이 있으므로, 과학의 검증을 거친 합성물질이 더 안전하다고 한다. 그러나 채소에 들어 있는 시아나이드는 다른 천연의 영양소, 박테리아 등과 상호작용을 일으키기 때문에 생명체에 아무런 독성을 끼치지 않고 오히려 질병을 막아주고 치료해 주는 항산화제 역할을 한다. 다시 말해 채소에서 시아나이드만을 별도로 추출하거나 석유폐기물로 합성하면 치명적인 독이지만, 천연의 시아나이드를 음식으로 섭취하면 아무런 독성이 없는 훌륭한 약이다.

또 하나의 중요한 사실이 있다. 천연물질은 조리나 발효 과정, 자연치유력에 의해 제어되지만, 합성물질은 조리나 발효 과정을 통해서도, 자연치유력에 의해서도 제어되지 않는다. 천연의 독성물질인 알칼로이드를 소량 섭취하거나 여러 가지 다른 물질과 혼합하면 대부분 독성이 중화되어 약으로 작용하며 24시간 이내에 몸 밖으로 배출된다. 그러나 합성물질은 아무리 소량을 섭취해도 지방층에 축적되어 면역체계를 서서히 무너뜨리다가 일정량을 초과해 임계치에 도달하면 치명적인 질병을 유발한다. 이런 이유로 병원약을 오래 복용하면 간부전증, 신장질환, 심장질환, 뇌졸중, 각종 암 등으로 이어질 위험이 커진다. 병원약은 100퍼센트 합성물질이기 때문이다.

그러나 약을 피한다고 해도 합성물질을 온전히 피할 수는 없다. 옷에는 포르말린이, 가구나 그릇에는 프탈레이트가, 페인트나 화장품에는 벤젠이, 침대나 의류에는 브롬화합물이, 세제와 치약에는 트리클로산이나 불소가, 모든 플라스틱 병과 캔에는 비스페놀A가, 프라이팬 등 주방기구에는 과불화합물**이, 잔디밭에 뿌리는 제초제에는 글리포세이트가, 주방의 가스에는 수은이, 그리고 각종 가공식품에는 수십 가지의 합성첨가제가 들어가기 때문이다. 게다가 자동차의 휘발유에도 수십 가지의 합성첨가물을 넣기 때문에 일초도 쉬지 않고 공기를 들이마시는 우리의 몸은 걷잡을 수 없이 무너지게 된다. 된장, 고추장 등의 발효음식과 천일염, 맑은 물 등을 적절히 섭취하고, 햇빛을 자주 쬐어 체내에 축적된 합성물질을 배출시키려는 노력이 절실히 필요하다.

** 음식이 달라붙지 않게 하는 미끈미끈한 코팅제로 프라이팬, 팝콘 봉지, 스티커, 페인트 등의 내면에 사용된다. 독극물인 불소를 화학처리한 것으로, 듀퐁이 '테플론'이라는 상품명으로 독점 생산한다. 이는 신경계와 내분비계에 이상을 일으켜 기형아 출산과 각종 암, 심장질환 등의 원인이 되는 독성물질로 밝혀졌다.

33

탄수화물, 지방, 단백질만으로는 살 수 없다

주류의사들은 농부들이 농약에 중독되는 이유가 한꺼번에 다량의 농약을 흡입하기 때문이지 조심스럽게 다루면 아무런 해가 없다고 한다. 마찬가지로 지금까지 야채나 과일에 남은 농약잔류물 때문에 구체적인 피해를 입은 사례가 보고된 적은 없다며 합성물질의 안전성을 강조한다. 그러나 이것은 무지를 감추고, 탐욕을 불태우기 위한 거짓이다. 암을 포함한 대부분의 만성질환은 합성물질에 오랜 기간 노출되면서 서서히 발병하기 때문에 발병 원인이 된 특정 합성물질을 구체적이고 과학적으로 증명하기가 쉽지 않다. 그러나 많은 연구들이 지방층에 축적된 합성물질이 암뿐만 아니라 심장병, 신부전증, 뇌졸중 등 만성질환의 주원인이라는 사실을 계속해서 입증해왔다. 암을 비롯해 각종 질병에 시달리는 환자들은 건강한 사람에 비해 체내 합성물질의 축적량이 특히 많다는 사실은 이미 확인되었다.

독일의 화학자 유스투스 폰 리비히는 음식에서 단백질, 지방, 탄수화물이라는 3대 영양소를 찾아내고는 "인간에게 필요한 영양소의 비밀을 발견했다."고 스스로 경탄했다. 그러나 이 세 가지로 만든 가공식품을 먹은 사람들은 대부분 질병에 시달리며 고통스럽게 죽음으로 내몰렸다. 이후 폴란드의 화학자 카시미르 풍크가 비타민을 찾아냈고, 이후 가공식품에 추가되기 시작했다. 그러나 과일을 섭취한 환자들에게서는 각기병이나 야맹증 등이 사라졌지만, 합성 비타민을 섭취한 환자들은 더욱 악화되었다. 이후 소화가 되지 않는다는 이유로 식품의 가공과정에서 제거했던 섬유소를 합성으로 만들어 다시 가공식품에 추가했고, 폴리페놀이란 성분도 제거한 후 합성으로 만들어 추가했다. 오메가-3 지방산도 식품을 쉽게 부패시킨다는 이유로 가공식품에서 제거했다가 필수지방산이란 사실이 확인되면서 역시 다시 합성으로 추가했다. 칼슘도, 마그네슘도, 섬유소도…….

현대인은 아직도 부족한 영양분으로 인해 수많은 질병에서 벗어나지 못하고 있다. 식물이나 가축을 합성물질로 재배, 사육할 뿐 아니라, 식품의 가공과정에서 쉽게 부패한다는 이유로 천연의 성분들을 대부분 제거하기 때문이다. 과학이 자연 전체를 파악하고 분석한다는 것은 불가능하다. 현대에 와서 과학자들은 야채나 과일의 색을 만드는 성분인 플라보노이드 종류만 해도 안토시아닌, 안토크산틴 등 6,500여 가지란 사실을 확인하고, 이런 물질로 약과 가공식품을 만들어 판매한다. 물론 이것은 자연의 물질이 아니라 석유폐기물인 콜타르나 벤젠, 아스팔트, 벤조퀴논 등에서 추출해낸 합성물질이다.

34
합성 영양보충제는 안 먹느니만 못하다

리처드 돌과 함께 담배공포를 만들어냈던 하버드대학의 리처드 페토는 1981년 네이처에 연구 논문 한 편을 발표했다. 항산화제인 베타카로틴을 추가로 섭취하면 암 발병률이 크게 줄어든다는 것이다. 그는 혈액 내 베타카로틴 농도가 높은 집단이, 농도가 낮은 집단에 비해 암 발병률이 2분의 1 수준이었다는 것을 근거로 내세웠다. 그러나 이는 마치 몰몬교도가 비몰몬교도에 비해 암 발병률이 크게 낮은 것을 근거로 몰몬교에 귀의하면 암 발병률이 크게 줄어든다고 주장하는 것과 비슷하다. 몰몬교도에게서 암, 심장질환, 뇌졸중, 당뇨병, 고혈압, 관절염 등 만성질환이 거의 나타나지 않는 까닭은 그들이 약과 가공식품, 육식 등을 금하고 채식과 경건한 생활을 유지하기 때문이다. 또 그들은 자동차도 거의 이용하지 않는다. 수백 가지 요인 중 한 가지만 비교 검토하는 것은 과학이 아니다. 네이처의 편집자는 페토의 논문 끝부분에 다음과 같은 주석을 달았다. "독자들은 경솔하게 베타카로틴

단일 성분이 암을 예방해준다고 받아들여서는 안 된다. 암을 예방하려면 베타카로틴 보충제가 아니라 베타카로틴이 들어 있는 당근을 섭취해야 한다. 당근에는 베타카로틴 이외에도 다양한 성분이 함께 들어 있기 때문이다."[105] 참으로 현명한 조치였다.

이 같이 주류의사들의 연구는 단지 제약산업을 보호해주기 위한 선전일 뿐이다. 사실 우리는 토마토만을 먹는 것이 아니다. 사과도 먹고, 오이도 먹고, 김치도 먹고, 마늘과 후추도 먹는다. 2004년 하인츠사가 토마토에 들어 있는 리코펜을 별도로 추출해서 만든 가공식품을 시판하면서 "리코펜은 전립선암과 자궁경부암의 위험을 줄일 수 있다."는 선전 문구를 사용했다. 그러자 FDA는 "제출한 연구 결과들을 면밀하게 검토했지만 리코펜이 전립선암이나 자궁경부암의 위험을 줄일 수 있다는 과학적인 증거를 전혀 찾을 수 없다."며 과대광고를 금지시켰다.[106] 전립선암을 예방하고 치료해주는 것은 리코펜이 아니라 천연의 토마토였던 것이다.

철분의 경우도 살펴보자. 1971년, 뉴질랜드의 토착민인 마오리족에게서 현대의학 기준으로 심각한 철분 결핍 현상이 확인되었다. 뉴질랜드 의사들은 마오리족 주민들에게 철분 보충제를 투여했다. 철분은 우리 몸에 필요한 산소를 운반해주고, 각종 효소를 만드는 주역이다. 또한 간에서 해독작용을 하고 포도당을 에너지로 전환해주므로 생명체가 건강을 유지하는 데 없어서는 안 되는 미네랄이다. 그런데 철분을 투여 받은 주민들에게서 패혈증과 뇌막염 등 치명적인 질병이 7배나 늘어났다.[107] 생명체를 유지하는 데는 천연의 이온화된 철분이 필요한 것이지, 무수린산이나 질산에 철을 결합시켜 대량생산하는 합성 철분 보충제가 필요한 것이 아니다. 마오리족의 식생활, 환경 등을 전체적으로 고려할 때, 그들에게는 철분이 다른 민족보다 부족한 상태가 정상적인 것이다. 이것이 생명의 신비다. 그러나 모든 질병을 '분자로 분석하고, 미리 정해 놓은 수치로 진단하는' 현대의학은 자연을 전체적으로 볼 수 있는 능력이 없기 때문에 오히려 치명적인 결과를 불러온 것이다.

미국의 일그러진 자본주의가 들어가기 전, 에스키모나 오키나와 주민들, 지중해 주민들이 건강하게 장수했던 가장 큰 이유는 가공식품이나 중금속, 화학물질 등을 가까이 하지 않았기 때문이다. 그러나 최근 에스키모들이나 오키나와 주민들이 미국 문화를 받아들이면서 약과 가공식품이 범람하게 됐고, 결국 각종 만성질병이 급속도로 증가하고 있다. 심장병, 뇌졸중, 신장병, 각종 암, 우울증과 같은 만성질환은 약이나 가공식품에 들어 있는 합성물질에 의해 자연치유력이 무너져서 발병한다. 이러한 질병들은 합성물질을 쉽게 접하지 않는 아시아, 남미, 아프리카, 중동, 뉴질랜드 지역 등에서는 발병률이 아주 낮다.

부분의 합이 그 이상일 수 있다는 사실은 바로 자연의 질서인 상호작용 때문이다. 자연의 질서 속에서 인간의 몸은 신비롭다. 원상태로 돌아가려는 복원력과 적응력은 경이로울 정도다. 이 복원력과 적응력은 정교하게 연결되어 있는 수많은 요소들로 이루어진다. 이 때문에 촛불만한 생명력만 남아 있어도 자연의 원리인 상호작용을 잘 유지하면 생명은 다시 활활 타오르는 거대한 불꽃으로 피어난다. 말기 암환자가 약을 중단하고 자연에 귀의하면 쉽게 건강이 회복되는 까닭은 바로 이 생명력 때문이다. 우리 인간은 자연의 일부이기 때문에 자연과 조화를 이뤄야만 가장 건강한 삶을 유지할 수 있다.

35

천연의 커피는 질병을 예방한다

2011년 9월 19일, KBS의 '대국민 토크쇼 안녕하세요'라는 프로그램에 키가 173센티미터에 몸무게 48킬로그램인 남성이 출연했다. 그 남성은 커피 중독자로 커피를 매일 20잔 이상 마시고, 그것도 모자라 밥을 먹을 때도 커피에 말아 먹는다고 했다. 마치 말기 암환자처럼 보이는 그의 모습을 본 시청자들은 커피의 위험성을 심각하게 느꼈을 것이다. 그러나 이 프로그램은 기획자가 의도적으로 연출해낸 과장된 내용이었다.

사실 천연의 커피는 카페인, 메틸피리디늄, 탄닌산 등의 알칼로이드 성분이 풍부한 천연의 항산화제로 생명체의 자연치유력을 높여줘 치매와 담석증, 위궤양, 파킨슨병, 심장질환, 암, 간질환 등을 예방해주고, 지능을 높여준다. 그뿐만 아니라 변비와 치아질환, 통풍 등도 예방해준다는 사실이 확인되어 예로부터 '신비의 열매'로 알려져 왔다. 중요한 사실은 카페인, 에틸카바메이트, 탄닌, 알리신, 알코올, 니코틴 등 천연의 알칼로이드 성분은 생명체의 자연치유력을 높여 주고 빠르게 체내에서 배출되기 때문에 체내에 축적되지 않는다.

1981년 뉴욕타임스는 하버드대학의 브리언 맥매혼에 의해 진행된 연구를 특집기사로 내보냈다. 이에 의하면 커피가 미국에서 4번째의 사망 원인이며 생존률이 극히 낮은 췌장암의 주요 원인이라는 것이다. 커피에 들어 있는 카페인이 인슐린의 분비를 억제하면서 당뇨병을 유발시키고, 이 당뇨병이 췌장암으로 발전한다는 것이다. 반면 그때까지 췌장암의 원인으로 알려졌던 알코올이나 니코틴은 췌장암과 거의 인과관계가 없다고 한다. 이 자료에 의하면 하루 2잔 이상의 커피를 마시는 사람은 전혀 마시지 않는 사람에 비해 췌장암에 걸릴 위험이 2배, 하루 5잔 이상을 마시는 사람은 3배가 높다고 하며 췌장암의 원인은 50퍼센트가 커피라고 결론 내렸다.[108]

그러나 이 연구는 11개 병원에 췌장암으로 입원해 있는 환자 369명과 췌장암이 아닌 다른 병으로 입원해 있던 644명의 환자들을 상대로 한 설문조사에 의한 것으로, 비교 그룹인 일반 환자들은 대부분 소화계통 질병을 앓고 있는 환자들이었다. 소화계통 환자들이 커피를 적게 마시거나 안 마시는 것은 당연하다. 설문조사란 방법을 사용한 것이나, 비교 그룹을 소화계통 환자들로 한 것이나 모두 의도된 조작이었다. 암은 여러 가지 원인이 복합적으로 관여하면서 발병하는 것이고, 또한 수십 년에 걸쳐 진행되는 것이다. 커피와 췌장암의 관련성을 설문 대상자의 기억에 의존한다는 것은 지극히 비과학적이다.

반면 일본에서 중년 이상을 대상으로 한 대규모 연구에서는, 커피를 매일 여러 잔 마셨던 사람이 전혀 커피를 마시지 않았던 사람들에 비해 간암에 걸릴 위험이 50퍼센트 낮다는 사실이 확인됐다. 10년간 커피를 매일 마셨던 그룹에서는 100,000명당 200명에게서 간암이 발병했지만, 커피를 전혀 마시지 않았던 그룹에서는 100,000명당 550명에게서 간암이 발병했다는 것이다. 캘리포니아의 카이저 퍼머넌트 연구소에서 125,000명을 대상으로 한 연구에서도 커피를 자주 마시는 사람들이 알코올로 인해 야기된 간경화의 치료효과가 더 좋았음이 확인됐다. 이탈리아에서 진행된 연구도 비슷한 결과를 보여준다. 또한 하버드대학에서 126,000명을 대상으로 한 연구에 의하면 매일 1~3잔의 커피를 마시는 사람이 안 마시는 사람에 비해 당뇨병에 걸릴 위험이 10퍼센트 낮고, 매일 6잔 이상을 마시는 남성은 54퍼센트, 여성은 30퍼센트 낮았다고 한다. 연구진들은 커피에는 산화방지제, 마그네슘, 토코페롤, 클로로겐산 등이 풍부하기 때문에 인슐린 반응성과 글루코오스 대사를 높여준다고 결론 내렸다.[109]

이 같이 커피 그 자체는 천연의 항산화제인 알칼로이드가 풍부하게 들어 있는 천연의 음식이어서 각종 질병을 예방해 주고 건강을 지켜준다. 그러나 사실 우리는 가공되지 않은 천연의 커피를 마실 수 있는 기회가 거의 없다. 게다가 커피를 마실 때에는 습관처럼 커피 크리머를 섞는다. 한때 커피 크리머에 함유된 카제인나트륨의 유해성이 이슈가 된 적이 있다. 카제인나트륨은 세제의 주원료로 사용되는 합성 계면활성제다. 우유단백질을 화학처리해 추출해낸 카제인에 나트륨을 혼합해 합성해내는 물질로 가루가 물에 잘 녹도록 하는 작용을 한다. 그리고 쉽게 굳어지지 않게 하기 위해 설탕, 밀가루, 커피 등의 분말에 사용되는 알루미늄을 첨가한다. 알루미늄은 맛이 쓰기 때문에 쓴맛을 감추기 위해 아스파탐을 첨가한다. 합성물질인 아스파탐은 MSG와 같이 뇌암과 뇌신경 파괴의 원인물질이다.

그런데 커피 크리머 자체에도 문제가 많다. 커피 크리머는 식물성지방에 중금속인 니켈을 촉매로 사용해 수소 분자를 첨가해 경화시킨 다음 방부제, 표백제, 연화제, 향미제 등 수십 가지의 합성첨가제를 혼합한 것이다. 수소분자가 새로 첨가된 식물성지방은 자연에 존재하지 않는 합성물질이다. 다시 말해 커피크리머는 수천만 명의 생명을 심장마비와 암, 뇌졸중 등으로 앗아갔던 마가린과 유사하다. "마가린은 식물성지방으로 건강을 지켜준다."며 선전하는 동안 심장마비환자, 암환자, 뇌졸중환자 등이 늘어날 때 주류의사들은 얼마나 즐거워했을까? 농축 우유단백 분말 역시 지방과 카제인을 제거하는 과정에서 고온과 고압으로 농축하면서 화학처리를 하기 때문에 합성물질이다. 따라서 커피 크리머에서 카제인나트륨을 빼고 농축 우유단백 분말을 첨가한다 해도 건강에 좋지 않은 것은 동일하다. 따라서 원두커피 그대로 마시거나, 유기농설탕이나 꿀 또는 천일염을 첨가해서 마시는 것이 좋다.

36

무카페인 커피가 훨씬 위험하다

천연의 커피에 들어 있는 폴리페놀, 클로로겐산, 카페인 등은 혈관을 이완시켜 혈류를 안정적으로 유지시켜 주기 때문에 심장병, 고혈압 등 각종 질병을 예방해준다. 그러나 환원주의에 젖은 과학자들은 분자 단위의 성분을 분석해 실험한 후 독성이 발견되면 그 성분이 들어 있는 일반 물질까지 독이라고 오해한다. 합성 나트륨으로 실험한 결과를 가지고 소금이 건강에 해롭다고 오해하는 것과 같이, 합성 카페인으로 실험한 결과로 '커피가 건강에 해롭다.'는 결론을 끌어낸다. 공기 중에서 산소만을, 술에서 알코올만을, 담배에서 니코틴만을 따로 추출해내면 독이 되는 것과 마찬가지로 커피에서 카페인만을 따로 추출해 섭취하면 사람을 죽음에 이르게도 할 수 있다. 10그램의 카페인은 성인에게 치사량이다. 그러나 천연 상태의 카페인을 한 번에 10그램 복용할 사람은 없다. 우리가 보통 마시는 한 잔의 커피에는 천연 카페인이 0.1그램 이하로 들어 있다. 인간은 누구나 자연에 존재하는 물질을 적절히 활용하기 때문에 자연물질로부터 해를 입는 경우는 거의 없다.

요즘 항산화제로 각광받는 셀레늄도 마찬가지다. 각종 암을 예방해 주고, 혈당을 조절해 당뇨병을 예방하고, 성기능 강화에도 효과가 있는 천연의 셀레늄은 토양에 풍부하게 들어있는 미네랄로 채소나 과일을 통해 충분히 섭취할 수 있다. 그러나 합성 셀레늄은 이러한 효과가 없고 오히려 독으로 작용한다. 2007년 존스 홉킨스 대학의 요하킴 브레이스가 진행한 연구에 의하면 1,200명(평균 63세)을 두 그룹으로 나누어 7년간 한 그룹에는 합성 셀레늄을, 다른 그룹에는 가짜 약을 제공했더니 합성 셀레늄을 복용한 그룹에서 당뇨병, 탈모, 위경련, 신경장애 등의 질환이 크게 늘어났다. 영국에서 노인 501명(60~74세)을 대상으로 진행한 연구에서도 합성 셀레늄은 미미하게 콜레스테롤 수치를 조절해 주지만 부작용으로 각종 치명적인 질병을 유발시키는 것으로 밝혀졌다.[110]

산소를 공기로 흡입하면 아무런 해가 없고 생명 유지에 필수이듯이, 카페인을 커피로 섭취하면 아무런 해가 없고 오히려 질병을 예방해주는 훌륭한 항산화제 역할을 한다. 커피가 아니라 별도로 추출해낸 카페인으로 실험한 결과를 가지고 카페인이 들어 있는 커피가 건강에 나쁘다는 주류의사들의 무지 때문에 더 큰 문제가 발생했는데 바로 무카페인 커피다. 커피에서 카페인 성분을 중화시키는 과정에서 페인트의 원료이며 발암물질인 벤젠이나 염화메틸렌*, 매니큐어 제거제로 쓰이는 아세트산에틸, 마취제로 쓰이는 트리클로로에틸렌 등을 첨가해야 하기 때문이다. 또한 카페인이 중화된 커피는 맛이 쓰기 때문에 다이아세틸**이나 아스파탐 등의 각종 향미제, 감미제, 유화제 등을 첨가한다.

  그런데 염화메틸렌 등을 첨가한다고 해서 카페인 성분이 제거되는 것이 아니다. 염화메틸렌 등과 카페인 성분이 섞여 다른 새로운 화학물질로 변하는 것이다. 이렇게 변형된 새로운 합성물질이 건강에 치명적이란 사실은 자명하다. 사실 카페인의 위험을 조작하고 과장하는 까닭은 따로 있다. 화학산업과 제약산업을 비호하기 위해 담배의 해악성을 조작하고 과장한 것과 마찬가지로, 콜라 등 청량음료업계를 비호하기 위한 일종의 '관심 돌리기'다. 커피의 유해성에 관한 연구는 청량음료업계의 재정지원으로 이뤄지는 경우가 대부분이다. 마찬가지로 커피가 유용하다는 내용의 연구는 대부분 커피업계로부터 지원을 받는다. 우리가 꼭 알아두어야 할 것은 '커피에는 천연의 카페인이 풍부하지만 콜라 등 청량음료에는 합성 카페인과 합성 인산이 다량 들어 있다.'는 사실이다. 합성 인산은 비료의 원료로 쓰이는 물질로 내분비계를 교란시켜 기형아를 유발시킨다.

---

* 염화메틸렌은 발암물질인 솔벤트 또는 클로로포름을 원료로 만들어지는 무색의 합성화학물질로 페인트, 우레탄 발포제, 고무, 왁스, 소화기용 액체, 세탁소 용해제 등 화공약품으로 주로 쓰인다. 간을 크게 훼손시키고 알레르기를 일으키는 것으로 알려져 있다.
** 버터향으로 개발된 합성 다이아세틸은 인체에 무해한 버터향이라는 주류의사들의 거짓 연구로 팝콘, 커피, 초 등에 첨가되었으나, 생산현장에서 일하는 수많은 노동자들에게 기관지 폐색증과 폐암, 간암 등을 유발시켰다.

37

나노입자는
최악의 합성첨가물이다

최근 합성화학물질에 대한 비난의 목소리가 커지자 산업계는 은밀히, 아주 은밀히 나노입자로 대체하는 작업을 진행 중이다. 2012년 현재 나노입자와 관련된 특허만 210만 개가 넘는다. 1나노미터는 10억분의 1미터로 사람 머리카락 굵기의 약 10만분의 1 크기 입자를 가리킨다. 나노입자로 만들어진 물건은 빛의 파장이 불안정해 색깔이 변하게 되며, 입자가 작아지므로 표면적이 늘어나 화학적 반응이 더 잘 일어난다. 예컨대 나노입자로 된 합성첨가물인 '실리디움디옥시드'를 케첩에 첨가하면 작아진 분자에서 생기는 점성 때문에 병에서 한꺼번에 쏟아지지도 않고 핫도그 위에서 흘러내리지도 않는다.

또한 나노입자 때문에 케첩의 색깔이 더욱 빨갛게 보여 신선한 느낌을 준다. 자외선 차단제 등 화장품과 궤양치료제 등 의약품의 원료로 사용되는 '티타늄디옥시드'나 '알루미늄실리케이트'라는 나노입자를 샐러드소스에 첨가하면 역시 더욱 밝은 색상을 띠게 되어 신선해 보이는 효과가 있다. 아이스크림이나 사탕 등의 색을 하얗게 변화시켜 먹음직스럽게 만들어주는 화학물질도 나노입자인 이산화티탄이다. 이산화티탄은 코발트를 섞어 만드는 물질로 자외선차단제, 페인트, 치아미백제, 립스틱, 자동차도장제 등에 사용되는 공업용 원료다. 그러나 나노입자에 대해서는 라벨에 성분표기를 하지 않아도 되기 때문에 소비자로서는 이를 알아낼 방법이 없다.

나노입자가 위험한 까닭은 입자가 극도로 작기 때문에 인간의 통제에서 벗어난다는 사실이다. 산소 분자보다도 작아 보호 마스크로도 걸러내지 못해 폐와 간 등의 기관에 축적되기 때문에 '21세기의 석면'으로도 불린다. 폐의 입구에는 이물질이 폐로 들어오는 것을 막아주는 문지기 역할의 폐 섬모가 있는데, 나노입자는 이 방어막을 손쉽게 뚫고 들어가 곧바로 폐 조직으로 침투해 폐암을 유발시킬 위험이 높다. 또 나노입자는 대개 바늘 같은 형태를 띠고 있다. 혈액 속으로 들어간 나노입자는 혈관 벽 곳곳에 꽂혀 염증을 일으킬 위험이 높다.

화장품, 자외선차단제 등에 들어 있는 나노입자는 모공보다 훨씬 작으므로 모공을 통해 쉽게 세포 속으로 침투할 수 있다. 나노입자가 피부 속으로 쉽게 침투하는 성질을 이용해 '피부 깊숙이 스며드는 기능성 화장품'이라고 선전하고, 소비자들은 이를 효능이 좋다고 생각하며 고가로 구입한다. 현재의 기능성 화장품은 대부분 나노입자 또는 유전자를 조작한 박테리아에서 대량생산하는 물질로 만들어진다. 그러나 피부 속으로 쉽게 침투한다는 의미는 인체의 자연적 방어막이 거르지 못한 채, 인체 내에 축적된다는 것이므로 대단히 위험하다. 그러나 규제 완화라는 유령에 휩싸인 미국 환경보호청(EPA)은 2.5마이크로미터 이상의 물질에 대해서만 규제하고 그 보다 작은 크기의 나노물질에 대해서는 산업체의 양심에 맡기고 있다.[111] 현재 우리나라에서도 화장품, 가공식품, 의약품, 가정용품 등에 광범위하게 사용되고 있지만 아무런 규제를 받지 않고 있다.

강독성의 은나노입자는 물, 공기, 생활용품 등에 광범위하게 사용된다. 마치 봄날의 아지랑이같이 우리의 코, 입, 피부를 통해 체내에 들어와 치명적인 질병을 일으킬 위험이 크지만 치료가 거의 불가능하다는 것이 문제다. 한 번 유입된 나노입자는 배출이 거의 불가능하기 때문이다. 또 한 가지 중요한 문제는 나노입자가 대부분 금속으로 만들어진다는 사실이다. 천연의 금속을 원료로 사용한다 할지라도 분자의 크기를 줄이면 자연에 존재하지 않는 물질로 변한다. 천연의 물질과 분자식이 같다고 해도 분자의 크기나 모양 등 물리적 특성이 다르면 화학적으로는 전혀 다른 물질이다. 우리의 면역체계는 자연의 물질이 아닌 것을 처리하지 못하고, 소화도 배출도 시키지 못한다.

인디애나주의 퍼듀 대학에서 수행한 연구에 의하면, 일반적으로 대기 중에 널리 퍼져 있는 탄소 나노입자는 신장의 네프론 조직을 파괴해 신부전증을 유발시킨다고 한다.[112] 현재는 합성 비타민도 나노입자로 만들고 있다. 합성 비타민이 체내에서 소화되지 않는다는 점을 개선하기 위해 나노입자로 만들어 효소의 수용체로 하여금 쉽게 흡수하도록 한 것이다. 이런 나노입자 합성 비타민이 체내에 흡수된다면, 그 위험성은 흡수되지 않고 지방층에 축적되는 경우보다 수십 배 커진다. 게다가 최근에는 나노플란트를 개발해 나노입자를 치아대체용으로 사용하고 있다. 임플란트에 들어 있는 수은이나 베릴륨을 나노화 시키면,

분자로 기화된 입자가 폐나 산에 쉽게 침입해 폐암, 간암을 유발할 위험이 극히 높아진다.

38
소금은 생명 그 자체이다

2007년 영국의 낸시 쿡이 30~54세 사이의 성인 남녀 3,126명을 대상으로 15년에 걸친 연구 결과를 발표했다. 소금의 양을 줄인 그룹은 평상시대로 소금을 섭취한 그룹에 비해 심장질환과 조기사망이 각 30퍼센트씩 줄었다는 것이다. 그러면서 하루 소금 섭취량을 1.5그램 이하로 줄인다면 고혈압 환자가 1,100만 명 정도 줄고, 그에 따른 의료비도 180억 달러 줄일 수 있을 것이라고 전망했다.[113]

그러나 이 실험에서 사용했던 재료는 소금(salt)이 아니고 소디움(sodium)이라는 폭발성 금속물질인 나트륨이다. 소금 가설을 만들어냈던 FDA국장 아서 헐 헤이즈의 실험뿐만 아니라 대부분의 주류의사들이 진행한 실험은 합성 나트륨으로 한 실험이었다. 산업부산물로 생성되는 합성 나트륨은 정제염으로, 약과 가공식품을 만들 때 방부제로 사용하는 첨가물이다. 합성 나트륨은 '짠맛이 난다'는 것 외에는 염화물과 나트륨, 각종 미네랄이 조화롭게 함유돼 있는 천연 소금과 다르다.

이같이 합성 나트륨을 소금과 동일시하는 사고는, 고용량의 합성 카페인을 쥐에게 실험한 결과를 근거로 '커피가 건강에 나쁘다.'고 선전하거나, 고용량의 합성 타르를 쥐에게 투여한 실험을 가지고 '담배가 폐암의 원인이다.'라는 결론을 이끌어내는 현대의학의 오류와 동일하다.

소금에서 나트륨이나 염소만을 빼내면 독이다. 주류의사들이 나트륨(Na) 또는 염화나트륨(NaCl)을 소금과 동일시하며 소금이 고혈압과 신부전증을 일으키고 심장질환을 유발한다고 주장하는 이유는 환원주의에 세뇌되었기 때문이고, 또한 제약회사의 로비 때문이다. 이 때문에 세계보건기구에서는 소금과 젓갈을 석면, 탈크, 담배, 방사선, 라돈 등과 함께 1급 발암물질로 규정하고 있다. 이를 추종해 한때 대한의사협회는 김치*를 발암물질로 규정하기도 했다.[114] 이 얼마나 어이없는 판단인가?

환원주의에 물든 현대과학은 나트륨만을 순수한 소금으로 인정하고 효소나 미네랄 등은 모두 불순물로 규정하면서, 음식에서 제거하려 한다. 비타민이나 섬유소도 한때는 불순물로 취급되어 음식에서 제거되었던 역사를 보면 현대과학이 얼마나 무지한지 알 수 있다. 지금도 현대과학은 H_2O를 물이라고 한다. 물은 H_2O에 각종 미네랄과 비타민, 영양소, 박테리아들이 들어 있어 상호작용을 하는 상태의 자연수를 말한다. H_2O만으로 구성된 완전한 증류수는 물이 아니고 생명체에게 독으

---

* 김치는 마늘, 생강, 고추, 부추, 파 등 항암성분이 풍부한 양념을 사용하는 발효음식이다. 건강에 유익한 유산균이 풍부하고 각종 비타민, 칼슘, 인, 마그네슘 등의 미네랄도 풍부하다. 게다가 소금도 적절하게 들어 있어 자연치유력을 회복시키는 데 훌륭한 음식이다.

로 작용한다. 이 때문에 어항에 H_2O만을 투여하면 물고기는 며칠 지나 모두 죽게 된다. 우리나라도 1962년부터 2008년까지 미네랄 등이 들어 있는 천일염을 광물로 분류해 식용을 금지시키고 정제염, 화학염처럼 미네랄이 없는 염화나트륨만을 식용인 소금으로 인정하기도 했다. 1979년 일본 오사카대학의 무시야무니 교수는 고혈압 등 만성질병이 급증하는 현상에 대한 원인을 찾던 중, 시중에 널리 퍼져 있는 정제소금이 주 원인임을 밝혀냈다. 그는 '순수한 소금'이라 여겨지던 정제소금이 사실은 미네랄이나 비타민 등이 전혀 포함되지 않은 '살인 소금'이며, 이는 식용이 아닌 염색제나 도로제설용 등에만 사용해야 하는 합성물질이라고 지적했다. 정제소금으로 김치를 담으면 그 맛이 써서, 이를 가리기 위해 김치에 설탕을 첨가하기 시작했다고 한다.[115] 식당 음식의 경우에는 정제소금의 쓴맛을 가리기 위해 아스파탐이나 MSG를 첨가하게 되었다.

'소금이 고혈압을 유발한다.'는 주류의사들의 주장과는 달리 오히려 소금이 각종 질병을 예방하고 우리의 건강을 유지시켜 준다는 연구는 많다. 2011년 미국에서 진행된 6개 연구의 대상자 6,250명을 분석해보니, 소금을 적절하게 섭취한 사람이 소금을 적게 섭취한 사람보다 오히려 고혈압, 심장질환, 뇌졸중 등의 위험이 크게 줄어든 것이 확인됐다. 2011년 미국학회지에 발표된 유럽의 연구는 8년간 3,681명의 건강한 사람을 상대로 실시되었는데, 저염분 식사가 오히려 혈압을 높여 심장마비를 일으킬 위험이 더 커진다는 사실을 밝혀냈다. 2011년 영국의 데일리 메일에도 "소금을 줄이는 것은 건강에 해롭다."는 제목의 연구 결과가 발표되었다.

  영국 엑서터대학의 연구진들은 6,489명을 상대로 진행한 연구와 기존의 연구 7건을 분석한 후, '저염분 식사는 심장병, 뇌졸중, 고혈압 등을 악화시켜 조기사망 가능성을 높인다."고 결론 내렸다. 따라서 지금까지 하루 6그램 이하로 섭취하라는 의사들의 권장사항은 잘못된 것이며, 하루 평균 9그램 이상을 섭취하는 것이 건강에 좋다고 강조했다. 52개국에서 진행된 초대형 연구에서도 하루 14그램 이상의 천연소금을 섭취하는 사람들이 하루 7.2그램 이하를 섭취하는 사람들에 비해 평균 혈압이 낮았다고 한다.[116]

  소금이 건강에 해롭다는 생각에 대중들이 세뇌된 까닭은 제약회사가 '소금이 고혈압과 심장질환, 신부전증, 위암 등의 원인이다.'는 결론을 미리 내려놓고 주류의사들을 더러운 돈으로 매수해 거짓 연구를 하기 때문이다. 주류의사들은 소금에 들어 있는 나트륨이 수분을 끌어들이기 때문에 혈액량을 증가시켜 혈압을 높인다는 가설을 세운 후, 과학적인 임상시험도 거치지 않은 채 그대로 현대의학의 교리로 삼은 것이다. 그들은 나트륨과 칼륨이 상호조화를 이루며 체내의 염분농도를 정확하게 유지시키고 있다는 사실은 무시한다. 그리고 나트륨을 줄이고 칼륨을 추가로 첨가한 저나트륨 소금을 개발해 판매하고 있다. 하지만 혈액에 칼륨 농도가 높아지면 고칼륨혈증이 나타나 심장마비를 유발시킬 위험이 높아진다. 이는 생명을 근원적으로 보호하는 천연의 음식이자 약인 소금 섭취를 줄여 만성질환자를 양산하기 위한 제약회사와 주류의사들의 검은 술책이다. 세계 최대 화학기업인 몬산토는 제초제 '라운드 업'을 광고하면서 이런 문구를 썼다. '글리포세이트보다 소금이 더 해롭습니다.' 글리포세이트는 몬산토가 생산한 제초제인 '라운드업'의 원료다. 급증하는 만성질병의 원인을 합성물질로부터 다른 곳으로 돌리기 위한 희생양이 담배와 소금이다. 현대인에게 흔하게 나타나는 만성피로나 천식, 소화불량, 위궤양, 만성두통, 관절염, 요통 등은 저염식으로 인한 탈수현상 때문에 나타나는 증상들이다. 예컨대 디스크나 관절에 수분이 부족해지면서 탄력성을 잃게 되기 때문에 경고 증상으로 통증이 나타나는 것이다.[117]

따라서 이런 증상은 적절한 소금과 물의 섭취로 쉽게 해소되지만, 의사들은 절제수술과 합성 마약인 병원약으로 치료하려고 한다. 환자의 생명은 고려하지 않고 오로지 무지를 감추고 탐욕만을 불태우기 때문이다. 유럽의 전통의학이나 이슬람의학, 인도의 아유르베다 의학은 두통, 관절염, 디스크, 위궤양, 늑막염, 아토피, 천식, 당뇨, 고혈압, 자가면역질환, 비만, 뇌졸중, 우울증, 신부전증, 통풍, 심장질환, 암 등 대부분의 만성질환이 만성탈수로 인해 야기되며, 그 원인은 소금 부족이라고 본다.

미국의 M. H. 알더만은 25세부터 75세까지의 성인 200,729명을 대상으로 건강과 소금섭취량의 관계를 조사했다. 1일 평균 소금섭취량을 4등급으로 분류하여 여러 가지 질병의 발생과 사망률을 비교한 것이다. 그 결과 소금섭취량이 가장 높은 1일 약 19그램 그룹에서 고혈압, 뇌졸중, 심근경색 등 각종 질병발생률과 조기사망률이 가장 낮게 나타났다. 반면 1일 소금섭취량이 가장 낮은 1일 약 2그램 그룹에서 질병발생률과 조기사망률이 가장 높았다.[118] 이런 맥락에서 유럽의 병원에서는 오래 전부터 바닷물로 각종 질병을 치료하는 '탈라소테라피'가 시행되고 있다. 우리나라에서는 농축 소금인 간수**나 죽염이 현대인의 부족한 염분 농도를 보충해 자연치유력을 회복시켜준다는 사실이 알려지면서 널리 보급되고 있다.

  인체 조직에서 염분을 가장 많이 함유하고 있는 곳은 심장이다. 때문에 심장은 탄력이 가장 뛰어나고 암세포가 자라지 못한다. 현대에 심장질환자가 급증하는 까닭은 천연 소금의 섭취가 줄고, 정제염인 염화나트륨 섭취가 늘었기 때문이다. 천연 소금은 위액과 췌장액의 주요 성분으로 장내의 좋은 박테리아를 키우고 음식물을 분해하며, 부패를 방지하는 역할을 한다. 따라서 인체에 염분이 부족하면 대사기능이 약해지면서 면역체계가 급속히 무너진다. 뇌도 소금물인 뇌척수액에 잠겨 있다. 심장, 혈관처럼 단 한 순간도 쉬지 않고 평생 활동하는 기관의 신축력도 소금의 전위차를 통해 조절된다.[119]

  갑상선에서 분비하는 티록신은 사람의 두뇌발달과 성장, 신진대사 등에 반드시 필요한 호르몬이다. 티록신의 주성분인 천연의 요오드는 천연소금에 풍부하게 들어 있으며, 갑상선암 환자에게 투여하는 방사

** 간수는 농축소금으로 유해한 물질이 아니다. 간수는 선조들의 오랜 지혜로 추출해낸 자연물로 금속을 제련할 때, 사찰에서 두부를 응고시킬 때, 된장이나 간장, 고추장 등을 발효시킬 때, 소금의 쓴맛을 완화시킬 때 또는 약제로 활용되었다. 콩물이 두부로 응고되는 현상을 보고, 주류의 사들은 '간수가 단백질을 응고시키기 때문에 혈액도 응고시켜 혈전을 형성한다.' 또는 '간수를 뺀 소금이 달달한 까닭은 유해한 간수 함량이 적기 때문이다.'는 가설로 소금의 유해성을 선전한다. 그러나 두부가 응고되는 현상은 간수가 단백질을 응고시키기 때문이 아니라 염도가 높은 간수의 삼투압작용으로 콩물에서 수분이 배출되기 때문이며, 간수가 빠진 소금이 달달한 까닭은 단지 염분 농도가 낮기 때문이다. 소금의 주성분인 염화나트륨(NaCl)은 원래 맛이 쓰다. 따라서 오래 숙성되어 간수 농도가 낮아진 소금을 좋은 소금으로 생각해 고가로 구입할 필요는 없다.

성 요오드와는 그 성질이 전혀 다르다. 천연 요오드는 자연치유력을 회복시켜 각종 질병을 치료해주지만 방사성 요오드는 간암, 심장질환, 유방암 등을 비롯한 각종 질병을 일으킨다.

그런데 문제는 갑상선암이 우리나라에서 급증하고 있다는 것이다. 연간 증가율 24퍼센트로 일본의 16배이고 미국의 4배 수준이다. 주류의사들은 대부분의 질병과 마찬가지로 진단방법이 발달했기 때문이라고 하지만, 사실은 천연소금 섭취량이 줄고 합성 나트륨 섭취량이 증가했기 때문이다. 여기에 탐욕에 젖은 주류의사들의 과잉진단이 더해진 광란이라 할 수 있다.[120] 초음파로 진단되는 갑상선결절은 누구에게나 나타나는 양성종양으로 소금과 야채, 과일을 적절하게 섭취하고 휴식을 취하면 쉽게 사라진다. 소화액인 위산의 주요원료도 소금이다. 따라서 소금 섭취가 부족하면 위산을 분비하지 못하고 체내에서 대사가 이뤄지지 않으므로 소화불량, 위궤양으로 고통 받게 된다. 이때 위궤양을 치료하기 위해 합성물질로 된 제산제를 장기 복용하면 위암이나 간암으로 진행될 위험이 높아진다.

고혈압일 경우에도 과일과 야채, 천연의 물, 천연소금, 천연식초 등을 통해 칼륨을 충분히 섭취하여, 나트륨과 칼륨이 비율이 1:1이 되도록 유지하면 혈압이 정상적으로 관리된다. 인간의 세포 내 주요물질은 칼륨이고, 세포 밖 주요물질은 나트륨이다. 칼륨과 나트륨이 균형을 이루며 근육, 신경, 혈압을 포함한 전체 몸의 기능을 컨트롤하는 것이다. 그러나 현대인들은 가공식품을 통해 과도하게 흡수되는 나트륨에 의해 체내 나트륨과 칼륨의 비율이 보통 5:1이어서 고혈압과 뇌졸중, 심장질환을 유발하게 된다. 또한 야채에 함유된 질산염은 혀에 있는 박테리이에 의해 아질산나트륨으로 변해 위에서 분해된다. 이때 아질산나트륨으로 분해되면서 혈관내막에서 생성되는 산화질소가 동맥을 이완시키는 작용을 하게 된다.

소금의 부족으로 인해 포도당이 부족해지면 뇌세포의 활동이 둔화되면서 두통, 우울증, 민감증, 정신질환 등이 나타나고 결국 폭력적인 행동과 치매를 유발하게 된다. 또한 포도당이 부족한 인체는 스스로 당분을 찾게 되고, 이때 가공식품에 다량 함유된 아스파탐[***]이나 글루타민산나트륨(MSG)[****], 정제 설탕 등이 뇌세포의 파괴를 가속화시킨다. 따라서 뇌세포를 정상으로 회복시키기 위해서도 소금의 적절한 섭취

[***] 사카린을 생산했던 몬산토가 독점 생산한 아스파탐은 합성물질인 페닐알라닌 50퍼센트와 아스파라긴 40퍼센트, 그리고 메탄올 10퍼센트를 혼합해 만든다. 합성 페닐알라닌과 아스파라긴은 장내에서 단백질과 같이 아미노산으로 분해되기 때문에 단백질과 동일한 양의 에너지(4kcal/g)를 공급한다. 게다가 공업용 알코올인 메탄올은 그 자체도 발암물질이지만, 체내에서 포름알데히드로 변해 암을 유발하는 독성물질이다. 실험실에서 살균제, 방부제 또는 동물실험용 마취제로 쓰이는 약품이다. 주류의사들은 천연의 채소, 과일에도 메탄올이 존재하기 때문에 아스파탐에서 나오는 메탄올도 건강에 해롭지 않다고 한다. 그러나 천연의 메탄올은 그대로 몸 밖으로 배출되지만 합성메탄올은 지방층에 축적되어 환경호르몬으로 작용한다.
아스파탐은 두통, 어지럼증, 우울증, 시력상실, 건망증, 구토증, 평형감각상실, 근육경련, 뇌세포파괴, 신경세포파괴 등을 일으키므로 피해야 한다. 또한 아스파탐은 장내에서 페닐알라닌이란 물질로 분해되는데 아미노산을 소화시키지 못하는 페닐케톤뇨증(PKU) 환자에게는 치명적이므로 현재 대부분의 나라에서는 극미량의 아스파탐을 첨가한 경우에도 '페닐알라닌 함유'라고 표시하도록 하고 있다. 아스파탐은 구조면에서, 화학작용면에서, 효능면에서 MSG(글루타민산나트륨)와 거의 유사하다.

[****] L-글루타민산나트륨(MSG)은 단백질 구성성분인 아미노산의 일종이지만, 이 같은 천연의 글루타민산나트륨과 합성 SG에 들어 있는 유전자조작 글루타민산나트륨은 전혀 다른 물질이다. 인체에서도 합성해내고, 다시마, 우유 등의 음식으로도 섭취하는 천연의 글루타민산나트륨은 뇌와 장에서 신경조직을 작동하게 하고, 통증을 전달하고 생식을 조절해 주는 물질이지만 합성 MSG는 오히려 뇌와 장의 신경조직을 파괴시켜 죽음 또는 신체장애를 유발한다. 주류의사들은 '유전자조작 MSG는 천연 글루타민산나트륨과 동일하게 작용하므로 인체에 아무런 영향을 미치지 않으며, 따라서 평생 섭취해도 안전하다. 지구상에 MSG만큼 안전한 인공감미료는 없다.'는 끔찍한 거짓말을 서슴없이 한다. 합성 MSG는 라면과 햄, 소시지, 과자, 치즈 등 거의 모든 가공식품에 아로마, 카라기난, 말토덱스트린, 글루텐 또는 효모추출물 등으로 이름을 바꿔가며 다량 첨가된다.

는 반드시 필요하다.

우리가 땀으로 내보내는 염분의 양은 시간당 평균 0.1그램으로 하루에 2그램 이상을 땀으로 배출한다. 소변으로도 5그램 이상을 배출하기 때문에 대사과정을 원활하게 하기 위해서는 주류의사들이 권장하는 하루 2그램 이하가 아니라, 적어도 하루 20그램 이상의 천일염을 섭취해야 한다. 세계보건기구는 1일 소금섭취량을 5그램 미만으로 정해 놓았는데, 대한의사협회는 그 기준을 2그램 미만으로 낮췄다. 이는 전 국민을 그들의 고객으로 만들기 위한 무지와 탐욕에서 나오는 발상이다.

간수는 천연 마그네슘이 풍부한 농축소금으로 유해한 물질이 아니다. 간수는 선조들이 오랫동안 이용해온 자연물로 금속을 제련할 때, 사찰에서 두부를 응고시킬 때, 된장이나 간장, 고추장 등을 발효시킬 때, 소금의 쓴맛을 완화시킬 때 또는 약제로 사용된다. 주류의사들은 콩물이 두부로 응고되는 현상을 보고 '간수가 단백질을 응고시키므로 혈액도 응고시켜 혈전을 형성한다.'며 소금의 유해성을 선전한다. 그러나 두부가 응고되는 현상은 간수가 단백질을 응고시키기 때문이 아니라 염도가 높은 간수의 삼투압작용으로 콩물에서 수분이 배출되기 때문이다.

산업화가 진행되면서 소금에서도 오염물질이 발견되는 것이 사실이지만, 이 같은 오염물질은 간수나 죽염에도 같은 비율로 들어 있다. 따라서 오래 숙성되어 간수 농도가 낮은 소금을 비싼 금액을 지불하며 구입할 필요는 없다. 청정지역에서 생산되는 천일염이면 충분하다.

단식의 효능

관절염, 신부전증, 정신질환, 뇌졸중, 심장질환, 루게릭병, 각종 암 등 대부분의 만성질환을 야기하는 원인은 하나다. 약, 가공식품, 화장품, 실내오염 등을 통해 체내로 들어오는 합성물질과 정기검진으로 노출되는 방사선과 전자파에 의해 자연치유력이 무너졌기 때문이다.

따라서 치료의 방법도 한 가지다. 체내에 쌓인 합성물질과 방사능 등을 배출시키면 생명체의 신비로운 힘인 자연치유력이 정상으로 돌아오면서 건강이 회복되는 것이다. 합성물질이 쌓인 정도와 면역의 형태, 생활환경 등이 서로 다르기 때문에 회복되는 시간이나 예후 등이 서로 다를 뿐이다.

따라서 만성질병을 치료하기 위해서는 아래의 과정이 필수적이다.

첫째, 약과 가공식품, 화장품, 방사선 등을 일체 중단해 새롭게 체내에 들어오는 독극물을 차단하는 일이 치료의 전제조건이다. 음식, 침, 뜸, 약초, 부항, 기 수련, 천일염, 운동, 햇빛 등 자연의학의 방법으로 치료하면서 한편으론 독극물인 약이나 가공식품 등을 계속 복용하면 질병의 원인이 계속해서 축적되기 때문에 오히려 증상이 악화되거나 치료가 늦어지게 된다.

둘째, 10~30일 정도의 단식이나 부항, 사혈, 디톡스 등을 통해 수십 년간 체내에 쌓인 합성물질을 배출시켜야 한다. 단식이나 부항, 사혈은 '칼을 대지 않는 수술'이라 할 정도로 부작용이 거의 없어 합성물질을 배출시키는 방법으로는 가장 훌륭한 의술이다. 특히 평소 체내의 에너지는 대부분 대사과정에 집중하게 되므로 음식 공급을 일정 기간 중단하면 대사과정에 사용될 에너지가 모두 이상이 있는 부위를 치유하는 데 집중하게 되므로 질병이 쉽게 치유된다. 이것이 자연치유력의 신비다.

단식을 하게 되면 수십 년간 체내에 축적된 합성물질이 배출되기 때문에 몸과 마음이 동시에 건강해진다. 단식 과정에서 육체적으로는 합성물질을 배출시키고, 정신적으로는 분노 등을 정화하는 것이다. 단식이 힌두교, 이슬람교, 불교, 기독교 등 종교에 뿌리내리고 있는 것도 이 때문이다. 동물은 상처가 나거나 질병이 생기면 본능적으로 어두운 곳으로 가서 단식을 한다. 약 중단과 단식! 이것이 바로 가장 완벽한 해독이자 자연의학이다.

3만 년의 임상시험을 통해 안전성과 효능이 입증된 약초, 침, 뜸 등의 자연의학도 중요하지만, 그 이전에 몸을 자연 상태로 돌려놓아야 한다. 자연의학은 합성물질이 지구에 나타나기 전의 인체를 토대로 발전된 의학이기 때문이다. 몸을 자연 상태로 전환시켜야만 음식, 소금, 약초, 침, 뜸, 기 치료, 일광욕 등의 자연의학이 효능을 크게 발휘할 수 있다.

반면 10~30일간의 단식은 단지 식사를 굶는 것만으로는 부족하고, 맑은 공기와 맑은 물, 냉온욕, 죽염, 효소, 관장 등의 재료와 시설이 갖춰진 곳에서 전문가의 지도 아래 과학적이고 체계적으로 진행해야 한다. 단식 중에 일광욕과 소금 섭취, 효소 섭취, 충분한 물 섭취, 모관운동, 냉온욕 등을 병행하는 것이 좋다. 햇빛과 콜레스테롤로 합성해내는 비타민D가 자연치유력 회복에 반드시 필요하므로 하루 1시간 이상 일광욕을 꼭 해야 한다. 부항이나 사혈은 체계적인 단식을 할 수 없는 사람이 도시생활을 유지하면서도 쉽게 시행할 수 있는 가족의료다.

단식은 이슬람, 기독교, 인도의 아유르베다, 불교의 의학 전통을 통해 수천 년간 이어져 온 인류의 지혜다. 최근 유럽 중심의 연구들은 단식이 아무런 부작용 없이 건강을 회복시키고 수명을 연장시켜준다는 사실을 밝혀내고 있다. 천식이나 관절염 등 자가면역질환뿐만 아니라 동맥경화증, 심근경색증, 각종 암, 당뇨병, 신부전증, 호흡기질환 등 대부분의 만성질병은 단식을 통해 쉽게 치유할 수 있다. 체내에 축적되어 자연치유력을 약화시키는 자연의 독소와 합성물질을 배출시켜 몸을 자연 상태로 깨끗하게 회복시키기 때문이다. 혈당이나 혈압, 혈류 등이 정상이 됨으로써 나타나는 당연한 결과이다.[121]

셋째, 단식이 끝난 후에도 약, 가공식품, 합성 화장품 등의 사용을 중단하고 채식과 과일 위주의 자연식, 천일염, 발효음식, 천연효소, 천연영양소, 햇빛, 맑은 물 등의 섭취를 지속적으로 이어가야 한다. 특히 발효효소, 발효술, 발효식초의 섭취는 아주 중요하다.

콘크리트와 2중창으로 만들어진 아파트는 실내오염이 실외오염보다 20배 이상 심각하다. 수시로 창문을 열어 환기하고, 집안 곳곳에 숯이나 화분을 비치해 공기 정화에 노력해야 한다.

*장두석 선생의 다음 카페 '건강아이(http://www.gungangi.com/)'에서 단식에 관한 유용한 정보를 얻을 수 있다. 전남 화순에서 '한민족생활수련원'을 운영하며 단식과 음식요법을 시행하는 장두석 선생은 관절염, 뇌졸중, 간질환, 정신질환, 심장질환, 암 등으로 고통 받던 3만 명이 넘는 만성질환자들에게 희망을 찾아주었다.

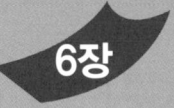

치과 검진을 받으면 충치가 안 생길까?

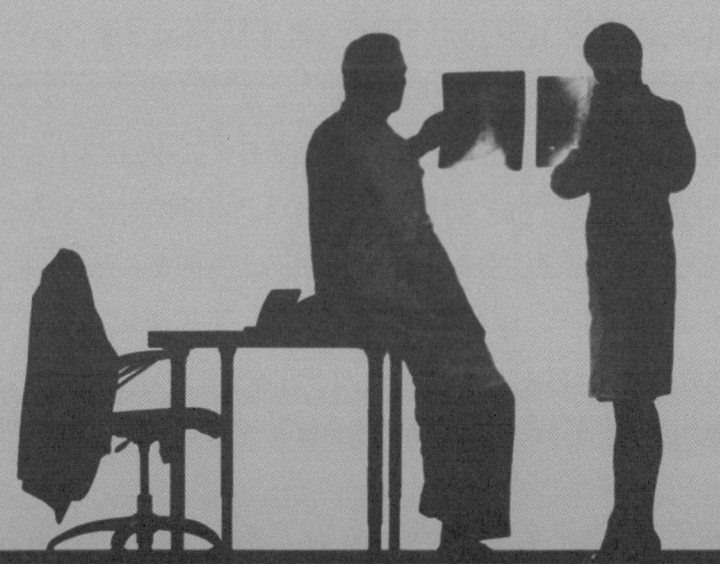

39
충치는 인간에게만 발생한다

세상에서 가장 흔한 질병은 감기이고, 두 번째로 흔한 질병은 충치다. 그런데 충치는 다른 만성질병인 암, 심장질환, 신부전증, 고혈압, 당뇨병 등과 같이 과거에는 거의 존재하지 않던 질병이었다. 전 세계에서 발견되는 100년 이전의 유골에서는 충치가 발견되지 않는다. 다른 모든 만성질병과 같이 충치도 서구문명의 산물이다. 전통문화를 따르며 사는 사람들이나 야생의 동물에게는 충치가 발견되지 않는다.

그러나 충격적인 사실은 최근 동물원의 동물이나 반려동물에게 충치가 심각하게 발생한다는 것이다. 가공사료 등 가공식품과 의약품을 통해 합성물질이 동물의 몸으로 들어가면서 자연치유력이 무너졌기 때문이다. 반려동물의 사료는 인간이 먹는 식품의 찌꺼기와 폐기물, 즉 유통기한이 지나 회수된 식품, 부패해 반품된 식품 또는 죽은 동물의 사체로 만들어진다. 여기에 각종 합성첨가제를 투여해 악취를 없애고,

색을 변화시켜 사료로 재탄생시키는 것이다. 동물사료에는 식품에는 사용할 수 없는 에톡시킨, BHT 같은 방부제, 펜토바비탈나트륨 같은 안락사용 독극물 등이 들어가기도 한다.[122]

20세기 초 아프리카 원주민과 함께 생활했던 알버트 슈바이처나 세계 각 지역 원주민들의 질병을 연구했던 캐나다의 치과의사 웨스턴 프라이스 등이 전하는 기록에 의하면 천연의 음식을 섭취하고 의약품과 가공식품을 모르는 원주민들에게는 암, 심장질환, 당뇨병, 고혈압, 신부전증 등의 질병뿐만 아니라 충치도 전혀 나타나지 않는다고 한다. 원주민들은 치약을 전혀 사용하지 않아도 약과 가공식품을 먹지 않기 때문에 노인이 되어서도 32개의 하얗고 튼튼한 치아를 그대로 유지하는 것이다. 1906년 캐나다의 탐험가 빌할무르 스테판손은 알래스카 에스키모의 유골 100구를 뉴욕으로 옮겨 두개골을 정밀 검사한 후, '충치의 흔적은 단 한 개도 없었다.'고 기록을 남겼다. 그러나 100년이 지난 현재 에스키모들의 상당수는 치아에 문제를 갖고 있다. 미국 조지아 주 해안가에서 출토된 1000년 이상 된 유골에도 충치는 전혀 없었다.[123]

현대문명으로 인해 각종 만성질환이 크게 늘어나자 치과의사들도 발 빠르게 이를 그들의 수입원으로 삼기 시작했다. '충치를 치료하지 않으면 심장마비, 정신질환, 당뇨병, 류머티스 관절염 등에 걸릴 수 있다.'며 협박하고 '어느 치아가 앞으로 충치를 유발할지 검진을 통해 미리 알아낼 수 있다.'고도 한다. 다시 말해 심장마비 등을 예방하려면 스케일링 같은 치과 치료를 정기적으로 받고 자일리톨*같이 충치를 예방해 주는 껌을 자주 씹으라는 말이다. 그러나 충치를 포함해서 모든 질병은 면역체계가 약해져서 발병하는 것이므로 충치가 있다면 심장질환뿐만 아니라 당뇨병, 고혈압, 신부전증, 각종 암 등이 생길 위험이 큰 것은 당연하다. 면역체계가 약해지면 한 가지 질병만 생기는 것이 아니고 곳곳에 여러 가지 질병이 동시에 생기기 때문이다. 특히 혈당저하제와 혈압저하제의 영향으로 당뇨병환자와 고혈압환자의 대부분이 잇몸이 파괴되는 치주질환을 겪는 것으로 밝혀졌다.[124]

주류의사들은 치아 충전용 아말감이나 임플란트, 레진 등에서 나오는 유해금속인 수은, 베릴륨과 치아치료 과정에서 복용하는 약물 때문에 일어나는 부작용이 심장질환, 뇌졸중, 기형아, 자폐증, 신경마비 등을 일으킨다는 사실은 철저히 숨긴다. 그리고 오로지 충치를 치료해야만 심장병 등을 예방할 수 있다고 주장한다. 특히 수은은 신경조직의 뉴런과 중추신경을 파괴해 영구적으로 정신질환과 신체마비를 유발하며, 적은 양으로도 우울증, 심장병, 간경화, 각종 암 등을 일으키는 치명적인 물질이다. 그리고 치아치료 중에 흔히 사용되는 마취제인 클로

---

* 자일리톨은 야채와 과일에 들어 있는 섬유소인 자일로스라는 성분을 모방한 합성 자일로스에 중금속인 니켈을 통해 수소를 첨가하여 대량 생산하는 당알코올인 합성화학물질이다. 합성 자일리톨은 복통, 설사, 가스팽창, 습진, 간부전증, 신부전증, 뼈 부식, 각종 암, 뇌졸중 등의 부작용을 일으키며 또한 치아를 크게 부식시킨다. 자일리톨이 치아를 보호해준다는 가설은 자일리톨이 합성화학물질이어서 입안에 있는 박테리아가 소화시키지 못하고 오히려 박테리아를 죽이기 때문에 박테리아의 증식을 억제한다는 이유다. 그러나 사실 합성 자일리톨이 박테리아를 살균한다는 것은 그 성분이 체내에서 사람의 세포도 파괴할 위험이 있음을 의미한다.

랄하이드레이트나 히드록시진, 미다졸람 등은 호흡정지, 쇼크, 간 손상, 우울증, 뇌신경 손상뿐만 아니라 면역체계를 크게 파괴하는 것으로 알려져 있다.

사실 인체의 뼈 중에서 가장 단단한 치아가 썩는 이유는 치아의 표면을 보호해주는 에나멜층과 치아를 받쳐주고 있는 단단한 법랑질이 합성물질에 의해 부식되기 때문이다. 또한 치아를 감싸고 있는 턱뼈가 칼슘 부족에 의한 골다공증으로 약해져도 치아 주위가 상하고, 항생제와 진통제 등의 약물로 인해 독성으로 변한 뮤탄스균 같은 박테리아가 번성하여 치주염을 일으키기도 한다. 따라서 치약에 들어 있는 계면활성제인 라우릴황산나트륨 같은 합성물질과 유해금속으로 만들어진 치약으로 하루에도 3분 이상씩 3~4회 치아를 닦으라는 말이나, 치열교정과 스케일링이 치아를 건강하게 보호해준다는 치과의사들의 권고는 거짓이다.

그들은 '뮤탄스균과 유산균은 당을 분해해 산으로 바꾸기 때문에 치아 겉면을 덮어 법랑질을 보호하고 있는 에나멜층을 녹여 치아를 썩게 만들며, 치주질환의 원인인 치태와 치석은 잇몸 염증을 일으키며, 구강세균이 심장혈관에 침입하면 심장에 염증을 유발하고 혈전을 만들어 동맥경화를 일으킬 수 있다.'고 주장한다. 그러면서 매년 1회 이상 에나멜층을 벗겨내는 스케일링을 할 것을 강력히 권고한다. 그러나 인체는 ph7.4 정도의 약알칼리성을 띠고 있는 반면 입이나 소장, 대장, 질 등은 강산성을 띠고 있다. 이는 외부로부터 들어오는 악성 박테리아를 방어하기 위한 면역시스템의 일환이다. 따라서 뮤탄스균 등에 의해 젖산이 분비되어 구강이 강산성을 유지하는 것은 정상이다.

뮤탄스균은 치아를 보호해주는 좋은 박테리아인데 다만 의약품과 치약 등 합성물질로 인해 악성으로 변형될 수도 있다. 뮤탄스균이나 젖산균(모든 대장균도 마찬가지)이 인체에 무해한 까닭은 다양한 영양소와 미네랄, 기타 다른 수많은 균들과 상호작용을 하기 때문이다. 단독으로 존재해 상호작용을 일으키지 못하거나 약이나 치약으로 인해 이콜리 박테리아와 같이 악성으로 변형되면 치명적인 독소를 분비한다.[125]

소금은 세균을 독성으로 변형시키지 않으면서 적절하게 조절해 주기 때문에 소금으로 세척하는 것은 치아건강에 도움이 된다. 강독성의 불소가 함유된 치약은 가능하면 쓰지 않는 것이 좋다.

뮤탄스균이 분비하는 젖산이 에나멜을 녹인다는 연구는 실험실에서 다른 균이나 영양소를 제거하고 뮤탄스균만을 가지고 실험한 결과로, 이런 식의 단독균 실험으로는 모든 박테리아가 치명적인 독소를 분비하게 되어 있다. 결국 이런 환원주의 사고는 '세균공포증'을 만들어냈고 모든 박테리아를 박멸해야 할 적으로 인식하게 되었다. 주류의사들은 오렌지 등의 천연과일이 ph3 정도의 강한 산성을 띠고 있어 치아 보호막인 에나멜층을 손상시킨다고 한다. 그러나 치아가 상하는 것은 산성 물질 때문이 아니라 치약, 가공식품, 의약품 등을 통해 들어온 합성물질이 면역체계를 파괴하고 나아가 에나멜층을 녹이기 때문이다. 천연의 산성음식인 오렌지나 레몬 등은 치아를 보호해 주지만, 합성의 산성음식인 청량음료는 치아를 크게 부식시킨다. 강산성인 발효식초도 자연치유력을 회복시켜 치아를 건강하게 유지시켜 준다.

40
칼슘 보충제가 충치를 유발한다

항생제, 성장호르몬, 가공사료, 복제가축 등 자연의 질서를 벗어난 사육 방법으로 생산되는 육류와 유제품은 우리 몸을 산성으로 만들어 체내에서 칼슘을 배출시키고 혈관 곳곳에 염증을 일으킨다. 가능하면 산성식품인 육식과 액체 고기라 일컬어지는 가공우유를 피하는 것이 좋다. 반면 자연방목으로 생산된 육류를 통해 칼슘과 마그네슘, 인, 황, 비타민 등 각종 성분을 조화롭게 섭취하면 자연치유력이 회복되면서 혈중 산도를 약알칼리로 유지시켜 주기 때문에 치아와 뼈가 건강해진다. 그러나 아무리 칼슘이 중요하다고 해도 일반적으로 알려진 칼슘의 일일권장섭취량(일반인 1,000mg, 청소년 1,300mg, 폐경기 이후의 여성 1,500mg)은 낙농업자와 주류의사들이 만들어낸 허구다. 칼슘 필요량은 과일, 채소, 물을 통해 섭취하는 것으로 충분하다. 오히려 합성 칼슘을 필요량 이상으로 복용할 경우, 신장결석의 원인이 될 수도 있다.

특히 가공우유는 산성식품이며 비닐로 코팅된 종이 팩이나 플라스틱 용기에 들어 있어 다이옥신, 프탈레이트, 폴리염화비닐 등 발암물질에 노출될 수 있다. 천연 칼슘은 삼투압작용을 이용해 우리 몸을 약알칼리로 유지시켜 주는 기능을 한다. 만약 몸이 산성으로 변하게 되면 이를 중화시키기 위해 뼈나 치아에서 칼슘을 빼내 혈액으로 보내기 때문에 뼈와 치아가 약해진다. 또한 유제품에 들어 있는 변형된 동물성 단백질과 합성 칼슘은 비타민D의 합성을 방해해 유방암, 골다공증, 치아질환, 자가면역질환, 심장질환 등을 유발한다. 천연의 비타민D는 뼈의 칼슘농도를 유지시켜 주는 기능을 하는 물질로 햇빛을 흡수해 우리 몸에서 합성해내는 유일한 비타민이다. 따라서 햇빛을 자주 쬐면 자연 치유력이 정상으로 회복된다.

비타민D에 대해 잘 알려져 있지 않은 까닭은 의사들의 이익과 관련이 없으므로 의사들이 관련 정보를 공개하지 않기 때문이다. 비타민D는 햇빛만 적절히 쬐어도 인체가 스스로 합성해내는 영양소(정확하게 표현하면 호르몬)다. 그런데 주류의사들은 태양 자외선이 피부암을 유발시키기 때문에 햇빛의 노출을 줄이고 외출할 때는 자외선차단제*를 바르라고 한다. 하지만 피부암은 햇빛과 같은 천연의 자외선 때문에 생기는

---

* 자외선차단제로 쓰이는 성분은 징크옥사이드, 우로카닌산에틸, 아보벤존, 옥시벤존, 티노소르브, 시나메이트 등 나노입자인데 이들은 천연의 피부장벽을 제거하고 그 자리에 두터운 합성 지방층을 형성해 자외선을 차단하는 원리다. 그러나 우로카닌산에틸과 시나메이트, 옥시벤존은 환경호르몬으로 작용해 DNA를 크게 손상시키는 발암물질이다. 사실 자외선이 피부암을 유발한다는 연구는 화장품업체로부터 재정 지원을 받아 수행한 것이다. 또한 합성과 천연을 구분하지 못하는 의사들과 화장품업계는 형광, LED, 할로겐, 태닝 등 인공자외선으로 실험한 연구 결과를 태양자외선인 것처럼 잘못 인용하고 있다.

것이 아니라 형광등, 할로겐, 태닝 기계 등에서 나오는 인공 자외선과 자외선차단제에 들어 있는 합성물질 때문에 발생한다. 비타민D를 생성하는 데 필요한 이상의 자외선은 인체 내에서 분비되는 천연의 멜라닌이 적절하게 차단시켜 준다.

그러나 여기에도 주의할 점이 있다. 우유 등 유제품에 첨가하는 비타민D는 천연 비타민이 아니라 방부제 작용을 하는 합성 비타민이어서 뼈와 치아를 약화시키고 동맥경화의 원인이 된다. 유제품을 자주 마시면 치아가 약해질 위험이 커진다. 반면 알칼리성인 야채나 과일, 꿀, 잡곡, 천일염 등은 산성화된 인체를 약알칼리성으로 만들어주어 칼슘의 소실을 예방해준다. 뼈와 치아를 튼튼히 하기 위해서는 칼슘이 필요하지만, 가짜 음식인 유제품으로 합성 칼슘을 보충할 필요는 없다.

유제품을 즐겨 섭취하는 미국인에 비해 생선, 견과류, 야채, 과일 등을 즐겨 먹는 아시아인, 아프리카인, 중동인, 아메리카 인디언들은 골다공증이나 치아질환의 위험이 상대적으로 낮다는 연구결과가 많다. 그런데 낙농업계의 지원을 받은 한 연구는 우유를 하루 두 잔 이상 마신 간호사들이 우유를 더 적게 마신 간호사들에 비해 엉덩이 골절 위험이 크게 나타나자 이런 결론을 내린다. '우유를 많이 마신 간호사들에게서 골절의 위험이 높은 것은 사실이지만, 이는 우유를 마신 시기가 늦었고 그 양도 너무 적었기 때문이다.'[126] 주류의사들은 미리 결론을 내려놓고 연구를 진행하다가, 원치않는 결과가 나오면 이렇게 엉뚱한 해석을 내리곤 한다.

2011년의 한 연구는, 혈액 내의 마그네슘, 칼슘, 인의 비율은 1:1:1로 유지되어야 하는데, 가공우유를 많이 섭취하면 1:10:1이 되어 버린다는 결과를 밝혔다. 마그네슘의 부족은 체내에서 많은 문제를 일으킨다. 마그네슘은 칼슘이 혈관이나 세포 속으로 지나치게 들어오는 것을 막아주며 혈당을 조절해준다.[127] 또한 골조직과 치아조직에 적절한 칼슘을 유지시켜 뼈와 치아의 강도, 탄력성을 유지시켜 주고, 관상동맥이 칼슘에 막히거나 신장에서 결석으로 변하는 것을 예방해 준다. 그리고 신경기능과 심장에서의 전기적 작용을 안정시켜 신장결석, 천식, 당뇨병, 월경전증후군도 막아주는 중요한 역할을 한다. 이러한 천연의 마그네슘은 천일염에 필요한 만큼 들어 있다.

칼슘 보충제에 의해 혈액 내에 합성칼슘이 과다해지면, 이는 혈전이 되어 심장의 관상동맥을 막는다. 또한 신장의 사구체에 이상을 일으켜 신부전증을 유발시키거나 신장결석이 생길 위험이 커진다. 측두뇌의 모세혈관을 막아 뇌졸중이나 편두통을 일으키기도 한다. 또 폐 속의 평활근에 쌓여 천식을 유발하고 뇌혈관에 쌓여 뇌세포를 파괴한다. 칼슘도 마그네슘, 비타민D, 보론, 인산, 호르몬 등 다양한 천연의 미네랄 등과 함께 조화롭게 존재해야 한다. 영국의학저널(BMJ) 2010년 7월호는, 1만 2천명을 대상으로 15년간 추적 조사한 결과 칼슘 보충제가 심장질환을 30퍼센트 증가시켰고, 뇌졸중 및 사망 위험도 크게 증가시켰다고 밝혔다. 덧붙여 칼슘 보충제를 5년 이상 복용한 1,000명에게서 심근경색환자 14명, 중풍환자 10명, 사망 13명이 확인됐다고 한다.[128]

주류의사들은 신장결석환자에게 야채, 과일, 소금 등의 섭취를 줄여 칼슘 섭취를 제한하도록 하지만 이것은 무지에서 나오는 처방이다. 오히려 대부분의 결석환자는 천연 칼슘이 부족한 상황이므로 합성 칼슘을 줄이고 야채와 과일, 소금, 계곡물 등에 풍부한 천연 칼슘 섭취를 늘리는 것이 좋다. 특히 놀라운 사실은 핵물질인 우라늄과 플루토늄의 분열 시 부산물로 발생하는 스트론튬-90**이라는 발암물질이 화학적 특성과 작용에 있어 합성 칼슘과 거의 유사하다는 것이다. 스트론튬-90은 인간의 치아와 뼈에 쉽게 축적되어 유방암 등 각종 암과 골다공증 등 만성질환을 일으키고 치아를 부식시킨다. 1956년 미국 원자력에너지위원회(AEC)는 인간이 섭취하는 식품 중에서 스트론튬-90을 가장 많이 포함하고 있는 식품이 우유라는 사실을 인정했고, 2001년의 연구에서도 동일한 결과가 확인됐다. 우유에서는 스트론튬-90뿐만 아니라 요오드-133과 세슘-137과 같은 방사성물질도 흔하게 검출된다.[129]

** 미국 핵무기시험장인 네바다사막은 물론 1986년 구소련의 체르노빌 원자력발전소, 2011년 일본 후쿠시마 원자력발전소 사고에서도 스트론튬—90이 검출되었다. 스트론튬-90은 세슘과 함께 반감기가 30년이고 칼슘과 분자구조가 동일해 뼈와 치아에 쉽게 축적되며 축적된 후에는 배출되지 않는다.

41

스케일링할수록
치아 건강이 나빠진다

어린이에게 가장 많이 시술하는 치과 치료는 아말감 충전이다. 그런데 치아충전용 아말감에는 중금속 수은*이 52퍼센트나 들어 있다. 수은은 신장 기능을 약화시켜 소변 내 칼륨과 나트륨의 양을 증가시키고, 혈액 내의 수용성 단백질인 알부민의 양을 증가시킨다. 소변에서 칼륨, 나트륨의 양이 증가한다는 말은 이들을 체외로 빠르게 배출시켜 혈액 내에 칼륨과 나트륨의 농도가 감소함을 의미한다. 알부민이 제대로 배출되지 않아 혈액 내의 수치가 높아지면 알부민을

---

* 천연 수은은 식물, 동물, 물, 돌 등 모든 자연물질에 존재하나 이는 지방, 단백질, 탄수화물, 비타민, 크롬, 황 등 다른 여러 가지 물질들과 상호작용을 해 인체에 아무런 해를 주지 않는다. 그러나 건전지, 형광등, 아말감, 의약품, 피부미백제 등에 사용되는 합성 수은은 자연에 존재하지 않는 물질로 치명적인 독으로 작용한다. 1그램의 수은은 8만 제곱미터(2만 5천 평) 호수의 물고기를 몰살시킬 수 있다. 합성 수은이 인체에 들어오면 영구적인 뇌손상, 중추신경 장애, 심장병, 신장장애, 간 손상, 암, 신체마비, 다발성 경화증, 주의력결핍증후군 등 각종 만성질병을 일으킨다.

생성하는 간의 기능이 약해지면서 간부전증이 유발된다. 혈액 내에 나트륨 수치가 낮아지면 신장에서 혈관을 수축시키는 작용을 하는 레닌이라는 효소의 분비를 증가시켜 결국 고혈압과 심장질환을 일으키게 된다. 반면 천연의 단백질은 체내의 합성물질을 체외로 배출시키는 작용을 한다.

이때 인공혈액인 합성 알부민을 투여하면 간손상은 빠르게 악화된다. 이런 이유로 세계적으로 합성 알부민의 사용은 줄어들고 있다. 그러나 우리나라에서는 아직도 알부민을 간장질환자에게 아무런 규제 없이 마구 처방하고 있다. 알부민은 다른 간장치료제인 식염수에 비해 50배 이상의 수익을 안겨주기 때문이다. 그런데 간질환 여부를 판정하는데 사용하는 G.P.T, G.O.T 또는 빌리루빈 수치도 오류가 심해서 간경화환자나 간암환자의 20퍼센트 이상에게서 정상수치가 나온다. 반면 간에 아무런 이상이 없는 건강한 사람들도 30퍼센트 이상이 비정상으로 나온다.[130] 혈당수치나 혈압수치 등을 측정하는 의료기기의 경우, 제조회사를 달리하면 100에서 높게는 400까지 수치가 다르게 나타나는 현상과 비슷하다. 이는 대부분의 질병을 기계에 의한 수치로 측정하는 현대의학의 치명적인 한계다.

초음파를 이용해 시술하는 스케일링은 치아를 보호해주는 에나멜층을 벗겨내는 것이어서 잇몸 질환을 유발시키는 위험한 행위다. 또한 치과에서 치아미백제로 사용하는 합성 과산화수소수는 독성 물질로 피부에 접촉하면 화상을 일으키고 세포를 괴사시킬 수 있다. 때문에 치아미백치료를 할 때 과산화수소수의 농도를 치아 법랑질의 산도와 비슷한 15퍼센트 이하로 유지해야 하지만, 표백효과를 높이기 위해 30퍼센트 이상으로 하는 것이 보통이어서 위험성이 크다. 고농도의 과산화수소수는 치아를 하얗게 해주지만 잇몸을 부식시킬 위험이 있어 주의해야 한다.

반면 야채와 과일에 풍부하게 들어 있는 천연 비타민C와 천연 과산화수소는 잇몸을 튼튼하게 해주는 콜라겐의 합성을 도와주고, 치아를 하얗게 만들어준다. 충치를 예방하는 가장 좋은 방법은 약과 가공식품, 치약**과 가글제, 치과병원을 멀리하고 천일염으로 세척하며 채식과 과일 등 천연 위주의 건강한 식단으로 영양 상태를 양호하게 유지하는 것이다. 독일 하이델베르크 대학이 19세에서 30세까지의 자원자들을 조사한 연구에서 재미있는 사실이 밝혀졌다. '담배에 들어 있는 니코틴이 잇몸질환을 일으킨다.'는 주류의사들의 가설과는 달리 오히려 잇몸질환을 예방해주는 효과가 있는 것으로 확인된 것이다.[131]

썩은 충치를 빼지 않고 줄기세포가 남아 있는 상태에서 천일염으로 세척하는 생활을 유지하면 썩었던 치아도 2년 정도 지나면서 건강한 치아로 새롭게 교체된다. 천일염으로 치아를 세척하는 것을 양치(養齒)라고 하는데 이는 '치아를 키운다.'는 의미로 선조들이 전해준 생활의 학이다. 치과의사들은 영구치는 세포분열을 하지 않기 때문에 부식된

** 치약에는 치명적인 독극물이자 농약의 원료인 불소, 합성 계면활성제인 N-로릴사르코신산나트륨, 거품을 일게 하는 라우릴황산나트륨, 연마제인 칼슘, 마그네슘, 알루미늄, 이산화티탄 등 유해 금속이 다량 함유되어 있다. 또한 불소와 마그네슘의 쓴맛을 없애기 위해 합성 글리세롤과 소르비톨, 점성을 유지해주는 합성 폴리에틸렌글리콜, 아스파탐, 사카린 등을 첨가한다. 한마디로 치약은 합성물질 덩어리로 치아를 급속도로 부식시킨다. 따라서 '치약으로 매일 3번 이상, 3분 이상 양치질을 하라.'는 치과의사들의 권고는 사실 치아질환자를 양산시키기 위한 음모이다.

치아를 빼고 임플란트로 교체해야 한다고 주장하지만 이는 상술일 뿐이다.

뼈도 세포분열을 하기 때문에 치아 역시 새로 교체될 수 있다. 치아로 연결되는 신경에는 혈관과 치아 세포를 새로 분화시켜 주는 줄기세포, 신경섬유 등이 있다. 따라서 치아를 뽑아 신경세포가 파괴되었거나, 통증을 차단하기 위해 신경세포만을 파괴하는 대증치료는 오히려 다른 심각한 질병을 불러올 수 있다. 우리사회에 광풍이 일고 있는 임플란트 시술도 치명적인 암이나 심장질환, 뇌졸중 등으로 이어질 위험이 큰 의료적 폭행이다.

반면 사랑니 발치[***] 등 치과 치료 과정에서 진통제로 흔히 사용되는 마약성분의 진통제인 다르본과 다르보셋은 오랫동안 많은 환자들에게 치명적인 심장질환을 일으켜 죽음으로 몰고 간 사례들이 보고되면서 2010년 11월 FDA에 의해 시장에서 퇴출됐다. 다르보셋은 1957년, 다르본은 1975년에 FDA의 승인을 받은 마약성 진통제로 치명적인 부작용이 보고되면서 여러 차례 회수 요청이 제기되었지만 돈에 매수된 FDA는 이를 묵살했고 결국 50년간 10,000명 이상의 사망자를 발생시켰다. 문제는 그동안 이들 약을 복용한 사람들이 수천만 명에 달한다는

[***] 현대의학은 사랑니가 맹장이나 편도선 같이 도태되어 가는 흔적기관이라고 주장한다. 인체에서 아무런 기능을 하지 못하고, 오히려 염증과 통증만을 유발하므로 발치를 적극 권유한다. 그러나 사랑니는 치아의 버팀목 작용을 해 치아가 벌어지는 현상을 방지해준다. 특히 사고로 치아를 잃게 될 때 이를 보충해 주는 기능도 한다. 따라서 사랑니를 발치하게 되면 시간이 지나면서 치아가 벌어지고, 흔들리게 되며 결국 치아가 모두 빠지는 증상이 나타나게 된다. 즉 사랑니도 맹장, 편도선과 같이 인체에 반드시 필요한 기관이다. 그럼에도 불구하고 탐욕에 젖은 치과의사들은 지금도 사랑니 발치를 적극 권장하고 있다.

사실이다.

　현재 대부분의 가정에서 사용하는 치약이나 가글제에는 합성물질인 메틸알코올, 유칼리프롤, 클로로헥시딘, 불소 등이 함유되어 있다. 게다가 표백제, 향미제 등 다양한 합성물질이 첨가되어 에나멜층을 크게 부식시키는 것으로 확인되고 있다. 또한 불소는 인체의 필수 물질인 요오드를 배출시키고, 갑상선, 신장, 중추신경계, 골격계를 파괴하고 각종 암을 일으킨다. 최근 잇몸질환을 예방하기 위해 코엔자임Q10 보충제가 많이 처방되고 있으나 이는 오히려 위험할 수 있다. 채소와 과일, 천일염 등에 천연 코엔자임Q10이 풍부하게 들어 있으므로 보충제로 따로 복용할 필요가 없다.[132] 이런 이유로 합성 불소가 함유된 치약으로 하루에 3~4번 칫솔질을 하는 것은 치아건강에 극히 위험하다.

42

치약과 수돗물의 불소는 발암물질이다

치과의사들이 강력하게 권장하는 '수돗물 불소화 정책'은 그들의 이익을 극대화하기 위해 국민의 건강을 무너뜨리자는 이기심에서 시작된 것이다. 강독성 합성물질인 불소가 인체에 들어오게 되면 약, 가공식품 등을 통해 들어오는 다른 합성물질과 상승작용을 일으켜 어떤 질병을 일으키게 될지 아무도 모른다. 게다가 이미 수돗물에는 강독성 발암물질인 염소가 포함되어 있지 않은가? 수돗물 소독에 사용하는 염소는 표백제와 농약의 원료다. 특히 염소로 수돗물을 소독하는 과정에서 1급 발암물질인 클로로포름*이 부산물로 만들어진다. 이제

---

* 전신마취제로 쓰이는 강력한 1급 발암물질로 단맛이 나며 무색투명하다. 다량 흡입하면 호흡 마비에 의한 사망뿐 아니라 심장, 신장, 눈, 간, 폐 등에 치명적이다. 에어컨의 냉각제, 가공식품의 방부제, 백신의 방부제, 각종 건축자재의 방부제로도 사용된다. 현재는 부작용이 너무 심해 마취제로 사용을 금지하고 있다. 특히 우려할 사실은 치약, 비누, 샴푸, 그릇세척기 등에 들어 있는 살균제인 트리클로산이 물과 화학반응을 일으키면 클로로포름이 생성된다는 것이다.

사람들은 콜레라로 죽을지, 암으로 죽을지 스스로 선택해야 할 기로에 서있다.[133] 콜레라는 면역력으로 이겨낼 수 있지만, 염소는 그 면역력을 약화시킨다.

　게다가 수도관에는 납이 함유되어 있어 수돗물 속으로 끊임없이 납이 녹아나온다. 납은 부드러운 성질이 있어 수압에 쉽게 팽창과 수축할 수 있고, 지진에 의한 진동에도 쉽게 휘어지며, 또한 공사하기가 쉽고 녹슬지 않는다. 이런 장점 때문에 수도관에는 납이 들어가게 된다. 그러나 납은 수은과 함께 대표적인 중금속이어서 한 번 체내로 흡수되면 지방층에 축적돼 쉽게 배출되지 않는 물질이다. 납은 중추신경을 마비시켜 정신지체나 학습장애, 우울증, 폭력성을 유발하는 원인이 된다. 수돗물에 함유된 불소는 수도관을 부식시키기 때문에 납을 용해시킬 위험이 크다.

　치과의사들은 '불소가 충치를 예방해준다.'고 주장하지만 이는 동물실험 또는 역학조사를 통해 단기간 시행한 연구에서 '충치가 줄어들지 않은 결과'는 폐기하고 '충치가 줄어든 결과'만을 인용했기 때문이다. 불소가 충치를 예방해준다는 가설은 충치가 뮤탄스균 같은 미생물에 의해 일어나기 때문에 강독성 물질인 불소로 이들을 살균하면 충치를 막을 수 있다는 발상에서 나왔다. 역시 강독성 물질인 염소로 수돗물을 소독하기 시작할 당시에도 염소가 미생물을 살균하면 전염성 질병과 충치를 예방할 수 있다고 선전했지만 충치에는 전혀 효과가 없음이 밝혀졌다. 그런데 이제 와서 다른 강독성 물질인 불소로 생체실험을 해보자는 것은 대단히 위험한 발상이다. 물론 채소와 과일에 풍부하게 들어 있는 천연의 불소는 치아뿐만 아니라 면역체계 전체를 회복시켜 건강을 보장해 주는 미네랄이지만 화학산업의 폐기물인 불소는 이름만 같을 뿐 전혀 다른 물질이다.

그리고 중요한 사실은 이런 연구들이 모두 충치에 관한 단독 연구라는 사실이다. 그 외에 각종 암, 간부전증, 심장질환, 뇌졸중 등에 대해 불소가 어떤 영향을 미치는지에 대해서는 일체 언급하지 않는다. 1999년 불소화 정책과 관련하여 서울대학교에서 실시한 연구는 다음과 같은 결론을 내렸다. '미량의 불소 단독으로는 뇌신경에 독성을 일으킨다는 증거가 충분하지 않지만 알루미늄, 납 등과 같은 화학물질들과 상승작용을 일으키는 부분에 대해서는 더 많은 연구가 필요하다. 특히 투석치료를 받는 신부전 환자에게는 소량의 불소도 신경계에 독성을 유발시킬 수 있다.'[134] 한마디로 불소의 안전성이 확인되지 않았다는 말이다.

불소가 충치 예방용으로 쓰이게 된 과정에 대해 자세히 알아야 할 필요가 있다. 1940년대 알루미늄 제조회사인 아메리카알루미늄사(알코아)와 제초제, 살충제, 비료 생산 회사인 몬산토는 알루미늄합금과 아연합금을 제련할 때, 그리고 비료를 생산할 때 폐기물로 생성되는 불소(플루오린)의 처리가 고민이었다. 불소는 핵무기의 원료인 우라늄과 플루토늄의 생산에도 중요하게 쓰였던 합성물질로, 유리도 녹일 정도로 독성이 강하며 불소침착증이라는 치아 반점을 일으키기도 한다. 특히 강한 부식력이 있어 치아뿐만 아니라 기계 등의 철을 녹슬게 한다. 수돗물의 99퍼센트가 공업용으로 쓰인다는 점을 고려할 때, 치아 부식뿐만 아니라 산업에도 큰 피해를 주는 물질이다.

불소는 신경가스인 사린**, 제초제, 쥐약, 마취제 등의 원료로, 핵무기 제조 시 우라늄 농축에도 사용되었지만 이 정도의 소비만으로는 알루미늄 산업과 제초제 산업의 폐기물로 생성되는 불소 전량을 처리할 수 없었다. 그래서 이 두 화학회사는 치과협회에 재정지원을 하고 불소의 적절한 용도를 연구하도록 의뢰한다. 문제는 그 당시 '불소가 충치를 예방한다.'는 연구 결과들은 1~3개월의 짧은 기간 동안 시행된 결과였고, 또한 충치와 관련된 부분만 대상으로 한 것이었다.

최초의 불소화 정책은 15년의 장기 연구로 진행됐다. 1945년에 불소화 정책을 받아들인 미국 미시간 주 그랜드 래피즈시와 비불소화 지역인 머스케건을 비교하여 불소가 실제로 치아건강에 혜택을 주는지 확인하고자 한 것이다. 그러나 화학회사들은 그렇게 긴 시간을 기다릴 수 없었다. 제2차 세계대전에서 승리한 미국은 세계의 재건을 주도했고, 이 과정에서 철과 함께 대표적 산업재인 알루미늄 생산량은 날로 증가했다. 알루미늄 공장마다 산업폐기물인 불소가 쏟아져 나오는 상황이 된 것이다. 결국 연구를 시작한 다음해인 1946년 알루미늄 업계의 로비와 압력에 무너진 6개 도시가 불소화를 시작했고, 1947년에는 87개 도시가 동참했다.

그러나 '글래스고우 병원'의 쉐일라 깁슨이 불소화 정책을 추진하고 있는 영국 버밍햄에서 진행한 연구에 의해 불소가 면역체계를 손상시켜 유아사망률과 다운증후군의 발병률을 높인다는 사실이 밝혀졌다.

** 1995년 일본 도쿄 지하철 테러에 사용된 독가스 사린의 원료가 불소다. 옴진리교 신도들에 의해 일어난 이 테러로 13명이 사망하고 6,000명이 중경상을 입었다.

1970년대에 알버트 샤츠도 라틴아메리카 국가들에서의 불소화 정책이 유아 사망률을 크게 증가시킨다는 사실을 재차 확인했다. 뉴욕 주 세인트로렌스 대학의 화학 교수인 폴 코네트는 불소화 정책의 위험성에 대해 이렇게 말한다. "그동안 불소화 정책을 지지하는 연구 논문들을 검토한 결과, 불소화정책을 뒷받침하는 과학적 근거가 너무 빈약하다는 사실을 확인했다. 산업폐기물인 강독성 불소를 수돗물에 첨가하는 것은 너무 위험하다. 치과의사들은 '아직 유해성을 보여주는 과학적 증거가 나타나지 않았기 때문에 안전하다.'고 하지만 이것은 마치 9층에서 창밖을 보던 사람이 20층 건물에서 떨어지고 있는 사람에게 '좋아, 아직까지는 별일 없네!'라고 말하는 것과 같다."[135] 사실 합성물질이나 유해금속이 인체의 자연치유력을 무너뜨리고 질병을 유발하는 데는 20년, 혹은 30년 이상의 오랜 시간이 걸린다.

결국 화학회사는 많은 비용을 들여 강독성의 산업폐기물인 불소를 처리해오다가 오히려 치아예방제로 비싸게 판매할 수 있게 되었다. 2000년대 조지 W. 부시대통령 당시의 재무장관이었던 폴 오닐은 세계 최대 알루미늄 업체인 알코아의 회장이다. 그 후 많은 양심적인 학자들이 암 유발, 뇌신경 파괴, 생식능력 저하, 치아부식 등의 위험을 경고했지만 화학회사들의 막강한 재정지원을 받는 치과의사들과 주류언론에 의해 무시되고, 불소의 사용은 점점 확산되고 있다. 불소의 위험성이 은폐되고 있는 우리나라와 미국의 경우, 불소가 함유된 치약에는 반드시 '어린이가 실수로 치약을 삼키면 즉시 독극물센터로 연락하십시오.'라는 경고 문구를 적도록 의무화하고 있다.

한편 캐나다의 연구에 의하면 수돗물에 불소를 첨가한 적이 없는 밴

쿠버의 충치발생률은 30년 전부터 불소화를 추진해온 토론토의 충치 발생률과 동일하다. 오히려 불소는 치아의 에나멜층을 구성하는 수산화인회석을 녹여 치아를 검게 만들고, 뼈의 면역체계를 약하게 만들어 뼈암, 골다공증 등을 일으킨다. 현재 불소는 미국의 62퍼센트 지역, 캐나다의 30퍼센트 지역, 우리나라와 영국의 10퍼센트 지역에서 수돗물에 강제로 투여되고 있다. 그러나 유럽에서는 아일랜드와 영국을 제외한 거의 대부분 나라가 금지하고 있다.[136] 유럽의 대부분 국가는 불소 첨가제가 들어간 제품에 대해서도 판매를 금지하고 있다. 게다가 수돗물에 불소를 가장 많이 넣고 있는 미국도 불소 첨가를 서서히 줄이고 있다.

43

아말감 충전재는
림프구를 파괴한다

치아 충전재로 흔히 사용하는 아말감에 대해 캘리포니아 치과의사 데이비드 이글레스턴은 1984년부터 1990년까지 30회 이상의 실험을 실시하여 그 연구 결과를 발표했다. 그는 세 명의 환자를 대상으로 치아 충전용 아말감*을 제거하기 전과 제거한 후, 면역세포인 T-림프구를 관찰했다. 아말감을 제거하자 세 명 모두에게서 T-림프구의 비율이 50퍼센트 이상 급속도로 높아진 것이 확인됐다. 세 환자에게 아말감을 다시 충전하자 T-림프구는 50퍼센트 이하로 감소했다. 이번엔 아말감이 아닌 재료로 충전하자 T-림프구는 다시 50퍼센트 이상 증가했다. 이러한 연구는 1989년 캘거리대학 의학교수인 머레이

---

* 치아용 충전재인 아말감(amalgam)은 수은 52퍼센트, 은 23퍼센트, 주석 12퍼센트, 구리 13퍼센트로 구성되는 합금이다. 수은은 가격이 싸고 모든 금속을 녹일 정도로 독성이 강하기 때문에 다루기가 편하다는 이유로 주류치과의사들에 의해 150년 이상 사용돼 왔다.

J. 비미, 1990년 콜로라도의 치과의사인 할 허긴스, 1992년 애리조나대학의 배스캔 에포시안, 1994년 우리나라의 고영화와 일본의 시마즈 쓰네도시의 연구에서도 재차 확인되었다.

이러한 결과는 아말감에 포함된 수은에 의해 면역체계가 제 기능을 하지 못하기 때문에 백혈구의 일종인 T-림프구가 제대로 만들어지지 않음을 보여준다. 수은은 액체 금속으로 체내 흡수율이 90퍼센트에 달하며 그중 70퍼센트는 폐에 축적되고, 30퍼센트는 혈액으로 들어가 신경계와 간, 신장을 파괴하며 T-림프구를 손상시켜 피부병 등을 유발한다. 아말감을 제거하자 수십 년간 고생하던 피부병이나 아토피 등이 사라졌다는 임상보고는 흔하다.[137] 지금도 탐욕에 젖은 산업체는 주류의사들의 비호 속에 주방에서 쓰는 도시가스에도 다량 첨가한다. 수은의 휘발성을 이용한 것이다. 비흡연자인 주부들에게 폐암이 급증하는 것은 실내공기 중에 기화된 수은과 시멘트의 라돈 때문이다.

이 같이 치명적인 독성으로 인해 스웨덴은 1997년, 오스트리아는 2000년, 미국 캘리포니아 주는 2002년, 노르웨이와 스웨덴, 덴마크(세 나라는 아말감뿐만 아니라 수은이 포함된 모든 제품의 사용을 전면 금지했다)는 2008년에 아말감의 사용을 완전 금지했다. 미국의 나머지 주와 영국, 캐나다, 일본, 우리나라 등은 여전히 아무런 규제를 하지 않고 있다. 다만 영국은 임산부에 대해서만 사용 자제를 권고하고 있으며, 독일은 어금니에 한해서만 아말감 충전을 허용하고 임신부에 대해서는 전면 금지하고 있다.[138]

이렇게 위험한 수은은 어린이에게 접종하는 홍역, 볼거리, 소아마비,

인플루엔자 백신** 등에도 다량 함유되어 있다. 백신의 유통기간을 늘리기 위해 방부제인 티메로살이 사용되는데, 티메로살의 주원료가 수은이다. 현재 전 세계에서 급증하고 있는 자폐증은 수은의 부작용 때문이라는 지적이 많다. 2004년 뉴욕타임스에 의하면 'MMR백신이 도입되던 1987년에서 1998년 사이에 자폐증환자는 3배로 증가했고, 1998년에서 2002년 사이에 또 2배로 증가했다.'고 한다. 수은을 주원료로 하는 티메로살이 자폐증의 원인이라는 지적이 계속되어 왔으나 지금까지 제약회사와 주류의사들은 이를 철저히 부인하고 있다. 주류의사들은 '자폐증 환자가 늘어나는 이유는 진단기술이 발달했기 때문이며 이전이라면 정신박약, 정신분열증으로 진단받을 환자가 자폐증으로 진단받는 것뿐이다.'라는 진부한 변명으로 일관하고 있다.[139]

현재까지 미국에서만 아말감의 위험성을 경고하는 의학 논문이 1만 2천여 편 이상 발표되었다. 현재 아말감은 아스파탐, 항암제 등과 함께 최고의 논란거리다. 그러나 미국 치과협회와 식약청(FDA), 국립보건원(NIH), 세계보건기구(WHO) 등에서는 수은 중독의 주원인을 참치로 돌리고 아말감의 사용을 계속해서 허용하고 있다. 치과협회의 지속적이고 막대한 뇌물이 작용한 탓이다. 다만 FDA는 홈페이지를 통해 '어린이와 임신부가 아말감 치료를 받을 경우 치명적인 신경독소로 위험에 빠질 수 있으니 주의하십시오.'라고 경고하고 있다.[140]

수은은 아스파탐, MSG와 함께 신경조직을 파괴하는 대표적인 독성

** 백신의 위험에 대해서는 필자의 저서 '병원에 가지 말아야 할 81가지 이유'에서 자세하게 다루고 있다.

물질이다. 수은은 우리가 일상생활에서 쉽게 접하는 건전지, 형광등, 살충제, 온도계, 페인트, 콘택트렌즈 보존액, 화장품, 의약품(특히 소독제인 머큐로크롬[***]), 접착제, 합성가죽, 농약 등에도 많이 들어 있다. 반면 백금의 일종인 팔라듐은 금보다 싸고 부작용이 적어 비교적 안전하다. 단단한 정도나 닳는 성질 등이 치아와 가장 유사하면서 구강 내에서 변색이나 부식에 대한 저항성도 우수하고 우리 몸에 가장 해를 주지 않는 금속이라 볼 수 있다.

[***] 예전 모든 가정에서 상비약으로 가지고 있던 일명 '빨간 약' 머큐로크롬이 사실은 수은 용액임이 밝혀지면서 현재는 사라졌다.

44

임플란트의 위험은 한두 가지가 아니다

아말감의 실체가 드러나면서 수요가 줄어들자 치과의사들은 임플란트를 선전하기 시작했다. 수은을 사용하지 않는다는 것이 중요한 선전 문구였다. 그러나 임플란트에는 수은뿐만 아니라 치명적인 발암물질인 베릴륨이 함유되어 있었다. 베릴륨은 알루미늄보다 가벼우면서 철보다 강한 금속으로, 원자폭탄의 폭발력을 증대시키기 위한 중성자 감속재로 쓰이는 물질이다. 1990년대 냉전이 종식되면서 핵무기산업의 중요 원료인 베릴륨의 사용이 줄어들게 되자 치과업계와 핵무기산업이 공모해 이를 보조 치아용으로 사용하게 된 것이다. 그런데 그 후, 베릴륨이 포함된 임플란트가 폐암과 심장질환을 유발하는 것으로 확인되자 유럽 대부분의 국가들은 베릴륨이 함유된 임플란트를 금지시켰다. 반면 미국은 치과협회의 강력한 로비 덕분에 아무런 규제를 받지 않고 있으며, 우리나라도 0.02퍼센트 한도 내에서 사용이 허용되었다. 그러나 임플란트를 제작하며 그 기준을 지키는 경우는 거의 없는 것으로 확인됐다. 치과의사들은 아직도 '수은과 베릴륨은 안전하다.'는 말만 앵무새처럼 되풀이하고 있다.

또한 임플란트를 치아의 뿌리에 고정시키는 나사못의 재료인 티타늄은 자외선차단제로도 사용되는 나노입자로 가볍고 단단하며 부식이 잘 안 된다는 장점이 있으나 암을 유발시킨다고 알려진 물질이다. 티타늄은 고밀도의 분자구조로 이루어져 있기 때문에 생체적 결합능력이 떨어져 수술 후 정상 상태로 회복하는 데 수개월이 걸리는 경우도 흔하다. 게다가 자외선차단제는 옥시벤존이라는 치명적인 발암물질을 주원료로 만들어진다.

또한 최근의 연구에 의하면 인체 내에 삽입하는 임플란트와 같은 인공물은 구강세균이 번식하는 좋은 요새임이 확인됐다. 그래서 임플란트 주위에는 쉽게 염증이 일어난다. 치과의사들은 항생제를 주기적으로 과다 처방했지만 오히려 구강세균에게 내성을 유발시켜 치명적인 감염성 질병이 유발되는 결과를 초래했다. 이로 인해 임플란트를 제거하는 수술을 다시 해야 하는 상황이 생길 수 있다. 모든 수술은 주변의 근육과 혈관, 호르몬선 등에 커다란 손상을 주므로 가능한 한 피해야 하는 위험한 행위다.[141]

게다가 임플란트를 시술하기 전에 반드시 수행되는 것이 X선이나 CT촬영*이다.

---

* X선이나 CT 촬영 시에 노출되는 이온화된 방사선은 지구상에 존재하는 물질 중 가장 유해하면서도 인간이 감지할 수 없어 그 유해성을 제대로 인식하지 못하고 있다. CT 촬영에서 방출되는 방사선의 양은 X–선 촬영의 수백 배에 이른다. 따라서 전신 촬영을 하게 되면 히로시마 원폭 투하 당시, 약하게 노출된 피폭자들과 비슷한 양에 노출된다. 전신 CT 촬영의 방사선량은

극도로 위험한 방사선에 다량 노출되게 되며, 마취제 등 1급 발암물질을 투여 받아야 하는 상황도 생긴다. 따라서 치과의사의 탐욕으로부터 벗어나 건강한 치아를 유지하기 위해서는 '치아 무료 상담'이라는 덫에 걸리지 말아야 한다. '갑상선 초음파 무료 검진'이라는 덫 또한 조심해야 한다.

한편 전통의학으로 암 등 난치병을 치료하는 일본의 야야마 도시히코는 이렇게 말한다. "수은이 함유된 아말감과 팔라듐 등 치아 충전재는 금속으로 되어 있어 심전도에서 발생하는 전류의 10배를 방출한다. 이렇게 방출된 전류는 다시 아말감 등의 금속을 이온화시켜 인체 스트레스의 원인이 되고 이 스트레스가 류머티스 관절염**의 직접적인 원인이 된다." 그가 환자의 입안에서 금속을 모두 제거했더니 류머티스 관절염이 깨끗하게 완치됐다고 한다. 이런 현상은 발전소에서 근무하는 노동자들의 백혈병 발병률이 일반인에 비해 38배 높은 것으로도 입증된다. 전자파 에너지에 의해 DNA가 파괴되기 때문이다. 또한 전자파는 유전자의 말단 부위인 텔로미어를 증식시켜 암의 성장 속도를 24배 높인다는 사실도 확인됐다.[142]

12~25mSV(밀리시버트). 일본에 투하된 핵폭탄의 방사선량은 20mSV였다. 당시 생존자는 대부분 후에 암으로 사망하고, 기형아를 출산하는 등 후유증을 겪었다. 현재 우리나라의 연간 방사선 허용량은 1mSV다. CT 촬영 시에 복용하는 조영제는 백내장이나 갑상선기능 저하증을 일으키기도 하며, 오랜 시간이 흐른 후에 암, 뇌졸중, 심장질환 등의 원인이 되기도 한다.

** 진달래꽃과 유기농설탕을 1:1의 비율로 항아리에 가득 채워 그늘진 땅에 묻고, 3개월 이상 발효시킨 후 효소를 만들어 매일 1~2회 마시면 관절염에 효과가 좋다. 또한 편도선염이나 맹장염, 치아질환 등 통증이 따르는 염증질환에도 좋다. 진달래꽃이나 잎, 줄기 또는 가시오가피를 달여 차로 마셔도 효과를 볼 수 있다.

생명체인 뼈에 발암물질인 유해금속을 삽입하는 행위가 위험하다는 것은 자명하다. 탐욕에 젖은 치과의사들이 인체에 치명적인 물질을 거리낌없이 사용하는 까닭은 임플란트 시술이 쉽고, 수익이 많이 나기 때문이다. 암환자가 주류의사의 가장 큰 수입원이듯, 임플란트 환자는 치과의사의 가장 큰 수입원이다. 생명체의 일부인 치아를 강제로 제거해 면역체계를 흔들면서 치명적인 독성물질인 수은과 베릴륨이 함유된 금속장치로 증상만 덮으려는 치과치료는 현대의학의 모든 치료행위와 함께 원점부터 다시 검토되어야 한다.

임플란트의 위험은 한두 가지가 아니다. 수술 전에 시행하는 X-선 촬영으로 인한 방사선 노출, 마취제의 부작용으로 일어날 수 있는 신경 또는 근육의 마비, 그리고 외부 이물질의 삽입에 따른 미생물의 감염, 유해금속으로 인한 심각한 질병의 발생 등이 그것이다. 임플란트 시술 후에 발생하는 염증, 통증, 나사풀림, 감각마비 등의 부작용도 무시할 수 없다. 이런 부작용으로 인해 일단 임플란트 시술을 하게 되면 2~3년 주기로 수술을 되풀이해야 할 수도 있다. 그러나 환자들의 고통은 현대의학에 대한 맹신과 치과협회의 선전에 묻혔고, 결국 임플란트 시술은 커다란 유행이 되었다.

아말감과 비슷한 기능을 하는 레진의 경우도 문제다. 레진은 유리, 플라스틱*** 등으로 이루어져 있기 때문에 비스페놀A가 함유돼 있다.

***콩이나 옥수수 등 곡류가 부패할 때 생성되는 독소로 간암을 유발하는 것으로 알려져 있다. 그러나 콩 등을 발효시켜 된장, 고추장, 간장 등을 만들 때는 아폴라톡신의 독성이 중화되어 전혀 유해하지 않고 오히려 자연치유력을 회복시켜준다.

비스페놀A는 체온과 같은 상온에서 녹아 지방층에 축적되며 암을 비롯해 각종 질병을 유발하는 환경호르몬이다. 미국 식품의약국(FDA)도 비스페놀A를 암, 성기능장애, 심장질환, 불임 등을 일으키는 강력한 환경호르몬으로 지목했다. 그러나 아직까지 미국 정부는 이를 발암물질 목록에 포함시키지 않고 있다. 유럽 대부분의 나라와 캐나다에서는 비스페놀A를 발암물질로 규정해 젖병 등에 사용을 금지한 상태다. 2008년 우리나라의 식약청도 발암물질임을 인정했지만 아무런 규제를 하지 않고 있는 실정이다.

치아를 구성하는 뼈세포도 다른 세포와 같이 끊임없이 재생되기 때문에 치아질환의 경우에도 치아를 가급적 뽑지 말아야 한다. 치아를 그대로 둔 상태에서 일체의 합성 약과 방사선, 치약을 멀리하고, 야채와 과일을 충분히 섭취해 칼슘을 공급해야 한다. 그리고 각종 미네랄이 풍부한 천일염으로 세척하면서 햇빛에 자주 노출시켜 비타민D 합성을 촉진시키는 등 자연치유력을 회복시키면 조골세포가 활발하게 기능을 발휘해 썩었던 치아도 2~3년이면 다시 건강한 치아로 소생한다. 생명체는 너무도 정교하게 진화해 왔기 때문에 뼈와 치아는 인체에 영향을 주는 기능을 수행하기 위해 날마다 스스로를 점검하고 재생시킨다.[143]

임플란트 수술의 특징은 수시로 재수술을 해야 한다는 것이다. 임플란트 수술은 디스크 수술만큼이나 잘못된 치료로 그 주된 목적이 의료가 아니라 치과의사의 탐욕을 채우기 위한 영업행위에 불과하다. 신체조직은 한 번 제거해 줄기세포가 손상되면 재생이 불가능하기 때문에, 임플란트는 교통사고 등으로 치아의 줄기세포가 손상된 경우에 한해

최후에 선택해야 할 치료다. 일단 임플란트를 시술하게 되면 수은과 베릴륨의 부작용으로 주변 치아가 파괴된다.[144] 결국 되풀이되는 수술과 약의 부작용으로 심장질환, 뇌졸중, 각종 암 등의 고통을 당하게 되는 것이다.

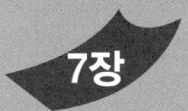

의사들이 우리의 건강을 지켜줄까?

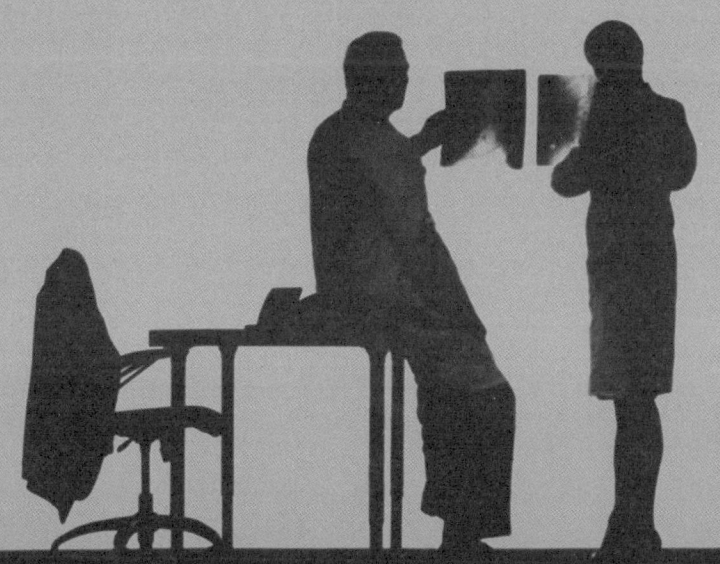

45

매일 먹는 음식으로
건강을 지킬 수 있다

미국의 영양학자인 콜린 캠벨은 간암의 주요 원인이 육류라고 했다. 필리핀은 미국만큼이나 빈부의 격차가 큰 나라다. 필리핀에서는 오래 전부터 어린이 간암 환자가 많이 발생했는데 이에 대해 역학 조사를 한 결과, 고기를 많이 섭취하는 부유한 집안의 어린이에게서 이런 현상이 두드러진 것이 확인됐다. 쥐 실험에서도 결과는 같았다. 아플라톡신*을 투여한 실험용 쥐의 경우, 20퍼센트의 고기가 포함된 먹이를 먹인 그룹은 100퍼센트 간암이 발생했지만 5퍼센트의 고기를 섭취한 그룹에서는 단 한 마리에게도 간암이 발생하지 않았다.[145]

췌장에서 만들어지는 '키모트립신'이란 효소는 단백질을 분해하고

---

* 콩이나 옥수수 등 곡류가 부패할 때 생성되는 독소로 간암을 유발하는 것으로 알려져 있다. 그러나 콩 등을 발효시켜 된장, 고추장, 간장 등을 만들 때는 아폴라톡신의 독성이 중화되어 전혀 유해하지 않고 오히려 자연치유력을 회복시켜준다.

암세포를 파괴하는 기능을 한다. 인체에 단백질이 많이 흡수되면 키모트립신은 단백질을 분해하는 데 모두 동원되어 암세포를 제대로 파괴하지 못하게 된다. 따라서 채식 위주의 식단을 유지하면 키모트립신이 대부분 암세포를 파괴하는 데 동원되기 때문에 당연히 암을 억제해준다. 따라서 합성물질이 섞이지 않은 자연의 과일과 채소는 최고의 약이다. 자연음식에는 아직 과학이 확인하지 못한 수만 가지의 성분이 들어 있고, 그 다양한 성분들이 상호작용을 하며 여러 가지 질병을 예방해준다.

인도의 전통 음식이며 우리나라에서도 인기 있는 카레에 함유되어 있는 커큐민은 염증과 진통을 막아주고 암을 예방하는 효과가 있다. 강황**의 커큐민이나 마늘의 알리신은 관절염 진통제인 아스피린이나 비옥스와는 달리 아무런 부작용을 일으키지 않는 훌륭한 소염진통제다. 그리고 동시에 유방암이나 대장암, 전립선암도 예방해주는 천연의 항암물질이다. 카레를 주로 먹는 인도인은 미국인에 비해 암 발병률이 크게 낮다. 유방암은 4분의 1, 대장암은 6분의 1, 전립선암은 20분의 1에 불과하다. 미국의「생물학과 화학 저널」에 실린 연구에 의하면, 커큐민이 알츠하이머병을 유발시키는 혈관 플라크도 분해한다고 한다.[146]

그러나 커큐민도 가공되지 않은 자연의 음식을 통해 섭취해야 효능이 있다. 슈퍼에서 판매되는 가공된 카레 또는 커큐민만을 별도로 화학

** 생강과에 속하는 강황은 카레의 주요 원료이다. 노랗고 쓴맛이 나면서 향이 진한 향신료이자 약초로 한방에서는 혈액질환을 치료하는 데 사용된다. 강황에는 철분과 커큐민, 투메론, 비타민, 미네랄 등이 풍부하게 들어 있어 혈액을 맑게 하고 간을 보호해 해독작용을 원활하게 해주며, 암세포를 정상세포로 환원시켜 주는 역할을 한다. 생강처럼 소량을 김치나 찌개, 나물, 차 등에 섞어 섭취하면 된다. 또한 생강의 성분, 효능과 비슷하기 때문에 강황을 구하기 어려울 때는 생강을 활용해도 좋다.

처리해 추출해낸 것은 오히려 독으로 작용한다. 배추꽃인 브로콜리에 들어 있는 '설포라판'이나, 고추냉이(와사비)에 들어있는 '미로시나아제'가 항암작용을 한다고 해서 이 성분만을 별도로 추출해 섭취하면 동일한 작용이 일어나지 않는다. 고추의 매운맛을 내는 캡사이신은 천연의 진통제이며, 강력한 살균과 살충작용을 하는 천연 항암제다. 고추를 양념으로 섭취하면 캡사이신과 각종 비타민, 미네랄, 체내의 박테리아 등이 상호작용을 일으켜 면역체계를 회복시켜 주고 식중독, 위궤양과 각종 암을 예방해주며 체지방이 쌓이는 것을 막아준다. 그러나 별도로 캡사이신만을 추출하면 독가스의 원료가 되는 발암물질이다.

우리는 위와 같은 예를 콩에서도 볼 수 있다. 아시아에서 많이 섭취하는 콩에는 천연의 에스트로겐 성분인 이소플라본[***]과 사포닌(인삼이나 버섯 등에 들어 있는 성분)이 풍부하게 들어 있다. 그런데 이소플라본은 에스트로겐 효과와 반 에스트로겐 효과를 동시에 나타내기 때문에 내분비선에 혼란을 일으켜 갑상선이나 생식능력에 이상을 일으키는 합성 호르몬이다. 남성에게는 테스토스테론과 정액의 분비량을 줄여 성욕을 감퇴시키고, 성기가 작아지며 유방이 솟아오르는 '여성화 증상'을 일으킬 수 있다. 여성에게는 생리주기에 혼란을 일으키고 불임과 외음부 통증을 유발할 수 있다.

[***] 콩 단백질의 하나로 우울증, 골다공증, 심장병, 월경증후군, 고혈압, 암 등 여성호르몬이 부족하여 나타나는 갱년기 증상을 완화시켜 준다. 부작용이 거의 없는 천연 호르몬이어서 미국 FDA에서도 하루 25mg 이상 섭취하도록 권장하고 있다.

그러나 아직 전 세계에서 천연의 콩을 먹고 이런 질병에 걸렸다는 의학적인 보고는 단 한 건도 없다. 이소플라본이 해롭다는 것은 이소플라본만을 별도로 추출하거나 석유폐기물에서 추출한 벤젠의 분자구조를 변형시켜 이름만 이소플라본이라고 붙인 합성물질을 실험동물에게 다량 투여한 결과로 추정한 것이다. 천연의 이소플라본과 사포닌이 다른 다양한 성분과 상호조화를 이루는 음식인 콩이나 콩나물, 된장 등으로 섭취하면 아무 문제가 없다.

주류의사들이 폐경 증상을 조작하고 과장해 공포를 만들어냈고, 그 공포에 세뇌된 전 세계 여성들은 합성호르몬제인 프렘프로 등 고가의 호르몬대체요법에 매달렸다. 그러나 폐경 증상은 나아지지 않고 오히려 각종 유방암, 심장질환, 신부전증, 당뇨병, 뇌졸중, 골다공증 등 만성질환만 불러왔다. 합성 호르몬의 부작용이었다.[****] 이에 실망한 여성들은 콩을 화학처리해 추출한 이소플라본 보충제를 천연 호르몬이라 생각하고 복용했다. 그러나 이 역시 폐경기 증상을 완화시켜주지 못했다. 오히려 갑상선기능저하증[*****]과 같은 각종 질병만 유발시켰다.

[****] 유럽에서 합성호르몬의 위험을 경고하는 연구들이 계속 발표되자 미국 제약회사의 지원 아래 여성단체인 WHI가 1991년부터 40개 의료센터에서 161,000명의 폐경기 여성을 상대로 임상시험을 실시했다. 그러나 이 연구는 2011년까지를 연구기간으로 잡았으나, 중간 결과가 제약회사와 주류의사들의 주장과는 달리 합성호르몬의 부작용이 너무 크게 나타나자 2002년에 중단됐다. 실험 중단 후 이루어진 추적조사 결과, 호르몬제를 복용하다가 중단한 경우에도 유방암에 걸릴 위험은 27퍼센트, 다른 암에 걸릴 확률은 24퍼센트 높게 나타났다. 자궁을 제거한 여성의 경우에는 유방암에 걸릴 위험은 조금 낮았으나 뇌졸중에 걸릴 위험이 훨씬 높았다. 중간 결과가 발표되자 합성호르몬 처방율이 한때 감소하기도 했으나 무지와 탐욕에 젖은 제약회사와 주류의사들의 거짓 선전에 의해 미국과 우리나라에서는 다시 합성호르몬 처방율이 크게 증가하고 있다.

[*****] 갑상선은 신체의 모든 세포, 막, 기관에 영향을 주는데, 갑상선의 기능이 저하되면 빈혈, 잦은

이소플라본이 필요하다면 음식인 콩으로 섭취해야 한다. 유전자를 조작한 암말에서 추출한 프렘프로나 콩을 화학처리해 특정 성분만을 추출해낸 이소플라본은 자연과 조화를 이루지 못하는 물질이다. 헥산, 염산 등의 삼투압작용을 이용해 어떤 음식에서 특정 성분만 추출해낸 것, 석유폐기물의 분자구조를 변형시킨 것, 유전자를 조작한 물질은 의약품이지 음식이 아닌 것이다. 이들은 인류가 진화과정을 거치면서 접해보지 못한 것이어서 인체 내에서 독으로 작용해 각종 질병을 일으킬 수밖에 없다.

우리는 콩을 간장, 된장, 고추장, 두부, 청국장 등의 발효음식으로 만들어 먹음으로써 콩에 들어 있는 모든 성분을 그대로 섭취한다. 단독으로 섭취하면 부작용을 일으키는 이소플라본도 다른 성분과 상호조화를 이루므로, 부작용은 중화되고 유익한 효과만 나오는 것이다. 수만 년의 임상시험을 통해 이러한 효능을 찾아낸 인류의 지혜에 경탄하지 않을 수 없다. 1999년 미국 식품의약국은 유방암, 심장마비, 골다공증, 비만 등을 예방하기 위해서는 보충제가 아닌 두부, 두유 등의 음식으로 콩을 섭취할것을 촉구했다.[147]

상처, 체중 증가, 변비, 우울증, 흥분이나 불안, 성욕감퇴, 불임, 피로, 집중력 감소 등의 증상이 나타난다. 그리고 제2형 당뇨병 또는 심장마비로 이어질 가능성이 높다. 물론 갑상선기능저하증이 이소플라본의 영향 탓만은 아니고 불소 등의 합성물질이나 수은 등의 중금속에 의해서도 유발되는 것으로 밝혀졌다. 갑상선기능 저하증은 적절한 소금, 다시마, 미역, 김, 버섯 등 천연 요오드가 풍부하게 들어 있는 음식을 충분히 섭취하면서 햇빛을 자주 쬐면 쉽게 회복될 수 있다.

46
자연과 전통으로 돌아가면 저절로 건강해진다

양파, 홍차, 사과, 버찌 등에 풍부하게 들어 있는 케르세틴은 우리 몸의 혈관이나 임파선을 보호해주며, 암과 고혈압, 당뇨병, 심장병 등 만성질환을 예방해준다. 토마토와 당근 등의 붉은 색을 띠게 하는 천연 색소인 리코펜도 각종 암을 예방해준다. 인삼에 풍부하게 들어 있는 사포닌 역시 항균작용과 항염작용, 정혈작용, 항암작용을 하는 훌륭한 천연의 성분이다. 약초나 햇빛, 숯불 등 천연의 원적외선은 모두 인체 내에서 열을 올려주는 작용을 한다. 많은 연구에 의하면 체온이 1도 오르면 자연치유력은 30퍼센트 상승한다고 한다.

그러나 중요한 것은 이런 작용이 케르세틴이나 리코펜, 사포닌 등 한 가지 성분의 효능이 아니라는 것이다. 각종 비타민, 미네랄과 박테리아 등이 상호작용을 일으킬 때 나타나는 효능이다. 따라서 특정성분만을 추출해낸 건강보조식품이나 약은 아무런 작용을 하지 못하고 오히려 건강을 해치게 된다. 가공식품 개발에 독보적인 기술을 갖고 있던 미항공우주국(NASA)은 1990년대에 들어서면서 가공식품 연구를 포기하고 천연식품으로 연구 방향을 전환했다. 1950년대 이후 가공식품이나 천연식품에는 차이가 전혀 없다는 환원주의에 빠져 있던 그들이지만 수많은 오류를 통해 특정성분을 추출해서 만든 가공식품은 인체 내에서 독으로 작용한다는 사실을 알게 됐다. 따라서 그들은 훈련기간이나 우주여행을 떠날 때 최대한 많은 양의 천연식품을 우주선에 싣는다.

대부분의 사람들은 동물성지방(콜레스테롤), 소금, 설탕, 초콜릿, 커피, 알코올, 담배 등을 건강을 해치는 유해물질로 인식하면서도 수은이나 염소, 식품첨가제, 의약품 등에 대해서는 거의 신경 쓰지 않는다. 특히 의약품의 유해성에는 더욱 관심을 두지 않는다. 이런 상황은 무지와 탐욕에 젖은 주류의사들과 주류언론이 제약회사와 식품회사, 화학회사가 집어주는 돈 봉투에 무릎을 꿇은 데서 시작된 재앙이다. 사실 천연의 콜레스테롤과 소금, 초콜릿, 커피, 술, 담배 등은 우리가 건강을 지키는데 필요한 물질들을 듬뿍 함유하고 있다. 반면 수은이나 염소, 비스페놀A, 식품첨가제, 의약품 등은 치명적인 발암물질들이다.

우리가 흔하게 먹는 빵이나 국수, 과자 등도 마찬가지다. 예전에는 자연 상태의 전통 밀을 효모로 발효시키는 과정에서 각종 항산화제, 비타민B12 등 우리 몸에서 생산하지 못하는 성분들을 공급받았다. 그러나 현대의 밀은 유전자를 변형시킨 글루텐이 함유된 변형 밀가루에 합성물질인 염화암모늄이나 이스트로 팽창시키고 각종 방부제, 보존제, 습윤제, 향미제, 착색제 등 식품첨가제를 듬뿍 가미한 것이다. 이런 첨가제 대부분은 발암물질이거나 독성을 띠고 있어 자연치유력을 빠르게 무너뜨린다.

건강을 지키기 위한 가장 현명한 방법이 있다. 정약용, 노자, 루소 등 많은 선각자들이 외쳤던 '자연으로 돌아가라!'"는 구호는 인류를 정신적, 육체적인 모든 질병에서 벗어나게 해줄 방법을 알려주고 있다. 모든 생명체는 자연에서 왔기 때문에 건강을 유지하며 삶을 건강하고 풍요롭게 이어가기 위해서는 늘 어머니의 품(자연)으로 돌아가야 한다. 합성물질로 이뤄진 가짜 음식과 약, 수술, 방사선을 중단하고 채소, 과일, 생선, 소금, 햇빛, 맑은 물 등 자연의 음식을 섭취하면 모든 영양소가 조화를 이뤄 몸안에서 다양한 작용을 하게 된다. 이제 주류의사들과 주류언론의 선전에 속지 말고 자연의 음식으로 돌아가자! 자연은 우리에게 건강에 좋은 성분을 무한정으로 제공해준다. 또한 자연은 상처받은 정신과 육체를 치유해준다.

47
자연음식이 약이다

자연의학에서도 심장질환 예방과 개선을 위해서 지중해식 식단을 추천하거나 파스타나 동물의 간 등을 섭취할 것을 권한다. 에스키모들과 일본 오키나와* 주민들에게서 심장질환이 거의 발견되지 않는 현상을 관찰한 결과, 그들이 즐겨 먹는 채소와 생선에 많이 들어 있는 오메가-3지방산이 심장질환을 예방해준다는 사실을 알게 되었다. 식물과 생선 기름에 풍부한 오메가-3는 뇌의 에너지인 포도당의 대사에 관여해 혈류를 개선시키며 혈소판과 혈관의 굳어짐도 풀어주고, 심장박동을 조절해주어 치명적인 부정맥의 발병을 막아준다. 특히 위장관과 뇌에 많이 분포되어 있는 뉴런에 자극을 주어 세로토닌,

---

* 제2차 세계대전이 끝난 후 일본의 오키나와 섬에 미군 태평양함대와 기지가 자리 잡으면서 미국 문화가 전해지기 시작했다. 결국 미국식 약과 가공식품이 범람하면서 1970년대부터 이곳 주민들에게는 각종 암, 심장질병, 뇌졸중, 고혈압, 당뇨병 등이 만연하기 시작했고, 장수마을이라는 호칭도 사라졌다.

도파민 등 기분을 좋게 하는 호르몬의 분비를 촉진하고 관절에 윤활유를 공급해주는 기능도 한다. 따라서 오메가-3는 심장병뿐만 아니라 암, 당뇨병, 우울증, 관절염, 비만 치료에도 도움이 된다.

그러나 이렇게 유익한 오메가-3 지방산도 염증을 유발하는 오메가-6 지방산과 1:1의 조화를 이룰 때 좋은 효능을 낸다. 오메가-3 지방산이 아무리 많이 들어 있어도 조화가 깨진 상태라면 오히려 독으로 작용한다. 반면 오메가-6 지방산은 지방을 저장하고, 세포벽을 견고하게 해주며, 혈액응고를 도와주고, 면역력을 키우는데 필요한 염증을 일으키게 한다. 2006년 영국 이스트 앵글리아 대학의 리 후퍼 교수가 6,000명을 상대로 6개월간 연구한 자료와 926건의 논문을 검토한 결과, 오메가-3만을 섭취했을 때는 심장질환이나 암, 뇌졸중 예방과 출혈방지 등에 아무런 효능이 없음을 확인했다.[148] 이런 결과는 오메가-3를 개별 보충제로 섭취했기 때문이다.

교감신경이 긴장할 때 분비되는 과립구는 활성산소를 이용해 조직 내에 염증을 일으켜 이물질을 제거한 후, 이를 다시 복원시키는 면역체계의 중요한 인자다. 그러나 이렇게 중요한 과립구도 많다고 좋은 것이 아니다. 과립구와 림프구, 메크로퍼지의 비율도 60:35:5로 조화를 이룰 때 면역체계가 가장 정상적으로 작동한다. 다시 말해 인체가 필요로 하는 모든 성분은 자연의 조화에 맞게 존재해야 체내에서 정상적인 기능을 하는 것이지, 초과하거나 부족하여 비율이 어긋나면 오히려 부작용을 일으킬 수 있다. 교감신경이 오랜 기간 자극을받아 과립구가 정상 비율을 초과하거나 부교감신경이 자극 받아 림프구가 비율을 초과하면, 면역력이 오히려 약해지면서 조직이 파괴되고 결국 각종 암으로 발

전한다.[149]

　천연음식의 효능을 거부하는 주류의사들은 오히려 천연이 합성보다 더 위험하다고 강변하며 뱀의 독, 복어알의 독, 버섯의 독, 감자의 눈에 들어있는 솔라닌, 시금치의 옥살산 등을 예로 든다. 참으로 어처구니없는 일이다. 수만 년의 임상시험을 거치면서 우리의 선조들은 독뱀이나 독버섯을 음식으로 선택하지 않았다. 그리고 감자를 요리할 때는 눈을 잘 제거해 솔라닌을 피해 왔다. 전 세계에 퍼져 있는 버섯의 종류는 2만 종이 넘지만 인류는 그 중의 10퍼센트에도 미치지 못하는 1,800여 종만 식용으로 이용한다. 게다가 자연의 오랜 임상시험을 통해 다른 성분과의 상호작용을 이용해 버섯이나 뱀의 독을 약으로 활용하는 방법도 터득했다. 일본이나 중국, 우리나라에서는 오래 전부터 복어알의 테트로도톡신을 발효시켜 폐암이나 췌장암 치료제 등 훌륭한 약으로 이용하고 있다.

　식물이나 동물의 독은 진화과정에서 자신을 보호하기 위해 스스로 터득한 방어기제이고 이 같은 자연의 독은 모두 약으로 사용할 수 있다. 물론 감자의 솔라닌이나 차코닌, 시금치의 옥살산만을 별도로 추출해 다량 섭취하면 치명적인 독이지만 여러 가지 성분이 혼합된 음식 상태로 섭취하면 안전하다. 각 성분이 상호작용을 하면서 몸에 유리하게 작용하고, 독성은 중화되어 바로 체외로 배출되기 때문이다. 인류의 선조는 자주 먹어도 되는 안전한 음식은 주식으로, 자주 먹되 소량을 섭취해야 하는 음식은 양념으로, 어떤 증상이 나타날 때에만 소량 먹어야 하는 음식은 약으로 분류해 우리에게 전해줬다. 이것이 참 과학이다.

요즘은 화학업계의 집중 공략으로 채소나 과일, 약초 등도 대부분 합성화학물질인 제초제, 살충제, 비료 등으로 재배된다. 재배뿐만 아니라 유통과정에서도 합성물질로부터 자유롭지 못하다. 채 익지 않은 상태로 수확해 합성물질로 만들어진 에틸렌가스로 숙성시키고, 판매 과정에서 시드는 것을 막기 위해 합성물질로 된 파라핀 왁스**로 코팅한다. 그렇더라도 채소나 과일 등은 약이나 가공식품에 비하면 월등히 안전하다. 사실 대부분의 합성물질은 자연에 존재하지 않는 물질이어서 극미량으로도 치명적인 부작용을 일으킬 수 있다.

클리블랜드 클리닉의 칼드웰 에셀스틴은 23명의 중증 심장질환자들을 대상으로 1985년부터 11년간 식이요법을 실시했다. 심장질환 치료제인 약물과 가공식품을 금하고 과일과 채식 위주의 식사를 제공한 것이다. 환자들 중 5명은 2년 내에 포기하고 다시 약물과 일반 식단으로 돌아갔고, 1명은 약물은 계속 중단했지만 식이요법은 포기했다. 이후 추적조사에 따르면 약물치료와 일반식단을 선택한 5명은 1995년을 넘기지 못하고 심장마비로 모두 사망했고, 약물은 중단했지만 식이요법은 거부한 1명은 2003년에 사망했다. 반면 11년간 약물을 중단하고 식이요법을 따른 17명은 2006년 현재까지 모두 건강하게 생존했으며 단 한 건의 관상동맥 증상도 발생하지 않았다. 이 실험이 진행되는 동안 주류의사들은 에셀스틴의 음식 치료가 '비인간적이고 비과학적인 가

** 파라핀은 석유에서 추출하는 합성화학물질로 비누, 초의 재료로 쓰이고 남성용 성기확대 재료 또는 코 수술 보충재로도 쓰인다. 토마토, 오렌지, 사과 등 대부분의 과일과 채소에 분무 형태로 살포해 표면을 코팅하는 데 사용되는데, 코팅을 하면 착색제, 살균제, 수분 등이 쉽게 사라지지 않아 유통기한을 늘릴 수 있기 때문이다.

혹한 치료'라며 비난하기도 했다.[150]

또한 캘리포니아 대학교 의과대학 교수인 딘 오니쉬는 심각한 관상동맥 심장질환을 앓고 있는 환자들 48명을 모집해 5년간 일체의 약물을 거부한 채 채식과 가벼운 운동을 결합한 치료를 시행했다. 동시에 다른 35명의 환자에게는 미국심장협회가 권장하는 일반적인 약물치료를 하는 실험을 진행했다. 그 결과 채식으로 식단을 바꾸고 일체 약물을 투여하지 않은 그룹에서는 80퍼센트에 가까운 36명이 호전된 반면, 약물치료를 계속한 환자 그룹에서는 16퍼센트인 6명만이 증세가 호전됐다. 특이한 사실은 오니쉬가 단지 약만을 중단할 것을 요구했다는 것이다. 가공식품에 많이 들어 있는 트랜스지방뿐 아니라 각종 육류와 유제품 등은 마음대로 먹으라고 허용했다. 간호사건강연구(NHS)를 이끌고 있는 조앤 맨슨도 약, 가공식품 등을 피하고 채식 위주의 식사, 운동 등의 습관을 가지면 관상동맥질환의 83퍼센트는 막을 수 있다고 한다.[151]

채식이나 과일 위주의 식단과 운동, 발효음식, 천일염, 햇빛, 숯 등을 이용해 우리 주변을 맴돌고 있는 수많은 질병에서 벗어나고 삶의 질을 높일 수 있다는 과학적인 연구는 계속해서 발표되고 있다. 그러나 지금도 많은 사람들이 약물, 가공식품, 합성 화장품, 합성 건축자재 등을 아무 거리낌없이 사용하고 있다. 우리가 합성물질에 대한 지식을 주로 광고나 TV 프로그램, 주류의사들을 통해 접하기 때문이다. 건축자재나 가구, 벽지, 향수, 주방가스 등에서 나오는 합성물질은 알레르기와 폐암의 가장 큰 원인으로 확인되고 있다.

그럼에도 불구하고 주류의사들과 주류화학자들은 합성물질의 위험을 철저히 감추고 폐암 등 각종 질병의 원인을 담배와 술, 소금으로 돌리고 있다. 이윤을 목적으로 하는 광고가 진실을 말해줄 리 없고, 광고비로 운영되는 언론이 과학적인 진실을 보도할 리 없다. 게다가 고객인 환자가 늘어나기를 바라는, 무지와 탐욕에 젖은 주류의사들이 진실을 말하리라고는 더욱 기대하기 어렵다. 전문가 집단이 그들만의 벽을 쌓고 진실을 호도하는 이런 현실에서 건강을 지키기 위해서는 스스로 진실을 찾고 슬기로운 판단을 해야 한다.

48

만성질병은
병원에서 치료되지 않는다

자연의학으로 암을 치료하는 경우, 절제수술이나 항암제, 방사선을 투여 받은 환자들은 이미 면역체계가 거의 파괴되어 치료가 어렵거나 불가능한 경우가 많다. 특히 생의 마지막 1~2개월에 집중적으로 투여되는 항암제와 방사선으로 인해 그들의 몸 자체가 생태계를 오염시키는 원인이 되고 있다. 게다가 수술환자에게 투여하는 혈액은 여러 사람의 혈액을 모은 후 가공식품 살균에 사용되는 방사성물질인 코발트60이나 세슘137로 살균처리 한다.[152] 암을 극복한 사람들은 대개 항암제와 방사선 투여를 거부하고 단식과 음식, 침, 뜸, 부항, 약초, 맑은 공기, 맑은 물, 햇빛 등으로 치료하는 자연의학에 의지한 경우다. 이렇듯 면역은 현대과학으로 규명할 수 없는 신비로운 영역이다.

인체에 세균이 침입하면 초당 2,000개의 항체가 만들어져 세균이나 암세포에 대항한다. 약 3일째가 되는 날에 항체 생산은 극에 달하게 되고, 7일 정도가 지나면서 면역세포인 T-세포 생산이 정점에 달한다. 따라서 대부분의 가벼운 질병은 7일을 전후로 해서 낫게 된다. 이렇게 대량으로 만들어져 세균을 이겨낸 T-세포는 대부분 스스로 사라지지만 일부는 몸속에 남아 다시 침입하는 동일한 세균을 인식하고 공격한다. 따라서 한 번 병을 이겨낸 사람은 다시는 같은 병에 걸리지 않게 된다.[153] 예컨대 감기에 걸렸을 때 병원약을 복용하면 자연치유력이 무너지면서 일주일 만에 낫고, 병원약을 거부하고 생강차를 마시며 휴식을 취하면 자연치유력이 회복되면서 3일 만에 낫는다.

면역체계가 강한 사람은 새로운 형태의 바이러스나 암세포가 등장해도 일정 시간이 지나면 항체를 만들어낼 수 있다. 생명체의 자연치유력이 회복되면 어느 한 가지 질병이 아니라 순차로 모든 질병이 사라지게 된다. 따라서 몸 전체를 하나의 생명체로 바라보는 관점이 필요하다. 그러나 현대의학은 질병에 걸린 어느 한 부분을 따로 떼어서 절제하거나 신경을 차단하고 진통제를 투여한다. 이로 인해 급속도로 자연치유력이 무너져 질병은 점점 악화될 수밖에 없다. 2014년 4월 현재, 수도권의 모 대학병원 앞에는 '경축, 디스크 신경차단술 2,000회 시행!'이라는 대형 현수막이 걸려 있다. 신경이 차단돼 통증을 느끼지 못하면 환자 스스로가 질병을 관리하지 못하기 때문에 질병은 당연히 악화될 수밖에 없음에도 불구하고 오로지 눈에 보이는 통증만 없애려는 이러한 대증요법은 진정한 치료가 아니다.

동맥의 90퍼센트가 막혀서 급히 관상동맥우회술을 실시하지 않으면 생명이 위험한 환자가 있었다. 그러나 그는 수술과 의약품을 거부하고 약초와 과일, 채소로 치료하는 전통의학을 택했다. 그는 산소 공급을 받아야 잠을 잘 수 있었고, 남의 도움 없이는 밖으로 나갈 수도 없을 정도로 중증이었다. 그러나 2년 후 그의 주치의는 그의 동맥이 100퍼센트 깨끗해졌으며 정상적으로 기능하고 있음을 확인했다. 자연의학으로 질병이 근본적으로 치료된 것이다.[154]

그러나 현대의학이라는 신흥종교에 빠져 있는 주류의사들은 이 같은 자연의학의 효과를 단지 우연이라고 하며 치료효과 자체를 철저히 부인한다. 음식이나 약초, 맑은 물, 맑은 공기, 햇빛 등의 치료효과를 인정하게 되면 그들의 무지와 탐욕은 만천하에 드러날 것이고, 음식이나 약초 등은 그들이 쌓고 있는 황금탑과 연결되지 않기 때문이다. 대부분의 의사들은 만성질병의 원인을 모르기 때문에 치료에 있어서는 합성 마약인 스테로이드나 암페타민 등을 선호한다. 당장의 증상만이 없어지면 치료된 것으로 생각하기 때문이다. 무좀* 환자에게 합성 스테로이드를 처방해 무좀의 증상이 다소 사라지면, 설령 부작용으로 간 기능이 약화되어도 치료되었다고 보는 것이 현대의학의 대증요법이다.

자연의학은 생명체를 포함한 우주의 원리를 음과 양으로 구분하고, 이를 다시 오행으로 구분한다. 이에 따라 모든 생명체도 5장 6부로 분류하고 각 장기를 잇는 경락과 혈관을 관찰한다. 즉 인체를 각 부분으로 분석하지 않고 자연의 원리에 따라 전체로 이해하려 한다. 그러나 현대의학은 눈으로 확인할 수 있는 것만 인정하기 때문에 경락이나 동

---

* 무좀이나 습진 치료제는 대부분 합성 스테로이드를 주성분으로 한다. 합성 스테로이드는 마약의 일종으로 강력한 진통제이기 때문에 일시적으로 가려움이나 쓰라림 등을 완화시켜주지만 장기적으로는 피부를 통해 체내로 스며들어 간, 신장, 폐, 심장 등을 파괴한다. 따라서 무좀치료제를 장기간 투약하면 관절염, 당뇨병, 고혈압, 간부전, 신부전 등의 위험이 높아진다. 필자도 20년 정도 발에 습진을 앓아 왔지만 약과 가공식품을 중단하고 외출할 때 외에는 양말을 신지 않는 등, 독소를 제거하자 1년 정도 지난 지금, 거의 호전된 상태다.

종요법, 부항 등을 비과학이라고 무시하며 인정하지 않는다. 반면 인체를 전체로 판단하는 유럽이나 인도, 중동, 중국, 우리나라 등의 자연의학은 눈에 보이지 않는 기의 흐름을 중시한다. 뇌졸중을 앓고 있는 환자의 뇌를 치료하는 것이 아니라 뇌를 관장하는 간과 비장 등을 먼저 다스리는 것이다. 또한 간을 치료할 때는 간이 기운을 받아들이기 시작하는 새벽 1~3시 사이에 약초를 복용시킨다.[155]

사실 생명체의 어느 부위에 질병이 나타났을 때, 병의 원인이 반드시 그 부위에만 있는 것이 아니다. 경락과 혈관을 통해 우리 몸은 전체가 하나의 순환계로 연결되어 있기 때문에 다른 부위의 이상으로 질병이 발생할 수도 있다. 발가락 무좀에 과도한 스테로이드 연고를 처방해 간에 이상이 온 환자에게, 간질환치료제를 처방하는 것은 얼마나 어리석은 치료인가? 치료란 전체의 조화를 유지하며 자연치유력을 증강시키는 방향으로 해야 한다. 그러나 현대의학은 오로지 증상이 나타나는 곳에만 집중하고 전체를 보지 못한다. 나무만 보고 숲을 보지 못하는 꼴이다. 합성물질의 부작용으로 발병하는 만성질환은 어느 한 부분에 증상이 나타나지 않는다. 전체가 같은 속도로 파괴되는 것이므로 증상이 나타난 어느 한 부분만을 치료하는 것은 진정한 치료가 아니다.

환원주의에 빠진 현대의학은 이비인후과, 신경과, 안과, 내과, 혈액과, 종양과 등 40여 개의 분야로 나뉘어져 각자 자신의 전문 분야에만 집중한다. 내과만 해도 순환기내과, 소화기내과, 호흡기내과, 내분비내과, 혈액종양내과, 신장내과, 류머티스내과, 감염내과 등 10여 가지로 분류된다. 그러나 생명체는 전체가 서로 연결되어 있다. 간에서 화학반응이 제대로 이뤄지지 않아 심장마비가 일어날 수도 있고, 눈 질환이 생길 수도 있다. '나비효과'**인 것이다. 모든 질병을 의학적 경험과 지식이 아닌 '기계에 의해 나타나는 수치'로 진단하고, 수치로 나타난 질병을 합성물질인 약과 절제수술로 치료하려는 것이 현대의학의 근본 오류다.

침술을 예로 들어 보자. 전통의학에서 침은 인체의 혈관 또는 경락, 호르몬선에 자극을 주어 혈류를 개선시키고, 천연 호르몬인 코르티솔이나 아세틸콜린, 엔돌핀 등의 분비를 유도해 면역력을 증가시켜주는 기능을 한다. 부작용이 거의 없고 효능은 우수하다. 그러나 주류의사들은 이러한 침술의 효과를 철저하게 부정한다. 천식치료제의 효과가 플라시보(가짜 약)에 비해 겨우 8퍼센트 높게 나타나자 주류의사들은 우수한 약에 대해 환호성을 질렀다. 반면 목 디스크로 고통을 겪고 있는 환자들을 대상으로 실시한 실험에서 약이나 수술에 비해 침술의 효과가 12퍼센트 높게 나타나자 주류의사들은 통계상 의미 없는 수치라고 일축했다.[156]

인체 전체를 부작용 없이 치료하는 것이 진정한 치료라 할 수 있다. 암이나 신부전증, 심장질환 등 만성질환을 앓고 있는 환자들의 대부분은 약과 방사선, 수술의 부작용으로 인해 결국 패혈증이나 만성염증,

---

** 미국의 기상학자 에드워드 N. 로렌츠가 처음 발표한 이론으로 '작고 사소한 사건이 나중에 엄청난 결과를 가져온다.'는 의미다. 로렌츠는 컴퓨터를 사용해 기상현상을 분석하는 과정에서 초기의 미세한 차이가 시간의 흐름에 따라 점점 큰 차이로 발전함을 발견했다. 브라질에 있는 나비의 날갯짓이 미국 텍사스에 토네이도를 발생시킬 수도 있다는 것이다. 1달 후나 1년 후의 기상예보나 주식시장이나 경기의 예측이 불가능한 것도 나비효과로 설명될 수 있다.

다른 장기의 암 등으로 사망하게 된다. 패혈증은 몸 전체에서 동시에 일어나는 염증으로 심장, 간, 신장, 뇌 등을 순식간에 파괴시켜 죽음에 이르게 한다. 주류의사들은 패혈증의 원인을 세균이라 보고 강력한 항생제를 다량 처방한다. 하지만 패혈증은 박테리아에 의해 일어나는 것이 아니다. 각종 항암제, 항생제, 스테로이드, 호르몬치료제 등의 의약품이나 가공식품을 통해 인체로 들어오는 합성물질, 또는 수술로 인한 혈관, 신경, 호르몬선의 절단, 그리고 수혈에서 나타나는 거부반응에 의해 면역체계가 파괴된 결과로 나타나는 증상이다.

49
활성산소를 줄이려면 채식이 답이다

 채소, 과일 등에 풍부한 비타민, 폴리페놀, 사포닌 등의 천연 항산화제는 활성산소로부터 우리 몸을 보호해준다. 체내의 세포들이 호흡할 때나 음식을 소화시켜 에너지를 만들 때도 활성산소가 생성된다. 활성산소가 무조건 나쁜 것만은 아니다. 우리 몸에 들어온 병원체나 합성물질 등 이물질을 물리치는 과립구를 생성할 때, 활성산소가 필요하다. 그러나 몸에서 사용하고 남은 활성산소는 세포막을 손상시키고 호르몬에 이상을 일으켜 신부전증, 암과 심장마비 등을 일으키기도 한다. 이것이 활성산소의 이중성이다. 이런 이유로 활성산소를 없애는 약이나 보충제를 복용하면 과립구가 크게 줄어들어 세균을 제대로 처리하지 못하고, 결국 활기를 잃게 되어 심각한 우울증에 빠질 수 있다.

 우리가 채식 위주의 건강한 식단을 유지하게 되면 체내에 천연 항산화제가 많이 흡수되어 활성산소로부터 건강을 지킬 수 있다. 항산화제는 활성산소를 과산화수소(H_2O_2)*로 분해하고, 이를 다시 물과 산소로 분해해 체외로 배출시킨다. SOD(Superoxide Dismutase)나 카탈라아제(CAT), 글루타티온 등 천연의 항산화제는 보리, 쑥, 파, 오이, 배추 등 대부분의 녹색 채소에 많이 들어 있고, 우리 몸의 세포막, 혈관, 미토콘트리아 등에서 생성되기도 한다. 항산화제가 부족하면 체내에 흡수된 아연, 마그네슘 등 미네랄을 이용하지 못해 면역체계가 약해지고 활성산소를 적절하게 활용하지 못하게 된다. SOD는 세포핵을 가지고 있는 모든 식물에 존재한다. 광합성작용을 하는 식물은 산소를 만들어내는 과정에서 활성산소가 과도하게 생성되므로 스스로 자기 생명을 지키기 위해 비타민, 폴리페놀, 탄닌**등의 SOD를 풍부하게 만들어낸다. 야채, 과일 등에 항산화제가 풍부한 까닭이다.

반면 스트레스로 인해 인체의 교감신경이 자극을 받을 때 과다 분비되는 림프구는 활성산소를 만들어 암세포나 이물질을 파괴하지만 여분의 활성산소는 조직을 파괴하고 지방을 산화시키기도 한다. 이렇게 산화된 지방이 심장질환, 고혈압 등을 일으키는 '나쁜 콜레스테롤(LDL,

---

* 화공약품점에서 판매하는 과산화수소수는 박테리아를 죽이는 소독제, 얼룩을 제거하는 표백제, 치아미백제, 머리염색약, 또는 로켓 연료로 쓰이는 합성화학물질로 독성이 강해 피부에 닿으면 화상을 일으킨다. 반면 인체가 활성산소를 억제하는 과정에서도 천연의 과산화수소가 매일 30그램 정도 합성되지만 체내 영양소나 효소의 상호작용에 의해 물과 산소로 분해돼 아무런 해를 주지 않고 몸 밖으로 배출된다. 따라서 자연의 음식을 섭취하는 원주민들의 치아가 건강한 것은 이러한 천연 과산화수소의 표백작용 때문이다.

** 감, 차, 치커리 등에서 떫은맛을 내는 탄닌은 인체의 녹이라고 하는 과산화지질을 분해하여 암, 동맥경화, 심장질환, 간질환, 백내장 등을 예방해주고 기생충을 제거하는 작용을 한다. 카페인, 리그닌 등과 같은 폴리페놀의 일종으로 바이러스질환이나 염증질환을 막아주는 효과도 탁월하다. 또한 단백질과 결합해 변성시키는 성질을 이용해 가죽을 부드럽게 하는 데도 사용된다.

과산화지질'이다. 조직을 파괴하고 염증을 일으키는 활성산소의 인체 내에서의 반감기는 보통 8분 정도로 매우 짧은 데 반해, 인체 내의 지방이 활성산소에 의해 산화되어 만들어진 물질인 과산화지질은 한번 생성되면 몸 밖으로 배설되지 않고 각종 질병을 유발한다. 마가린, 쇼트닝, 올레스트라, 올리고당 등과 같은 인공지방이 트랜스지방과 활성산소를 대량으로 만들어내는 나쁜 식품이다.

50
의사들은
제약회사의 **꼭두각시**다

의학이나 생물학, 영양학, 화학 등 자연과학은 사실의 세계에 속한다. 따라서 정치나 경제, 종교, 철학, 문학 등 관념의 세계와는 달리, 관점에 의해 판단이 달라지는 것이 아니라 '사실이냐, 거짓이냐?' 만 중요하다. 그런데 이 같은 사실의 세계인 의학이나 영양학은 그 어떤 분야 보다 거짓 연구가 심각하다. 일반 대중이 의사와 영양학자들의 세계를 전문가집단으로 존중하여 거대하고 두꺼운 벽을 쌓아 주었기 때문이다. 그들은 그 안에서 현대과학이라는 신흥종교에 빠진 채 마음껏 탐욕을 불태우며 거짓 연구로 인류를 기만하고, 건강에 해로운 합성마약*을 건강에 유익한 치료제로 속이며 처방하고 있다. 또한 인류에

---

* 대부분 의약품에 들어 있는 암페타민은 중추신경계를 흥분시키는 대표적인 합성마약이다. 리탈린 또는 프로작(암페타민 함유)이라는 의약품으로 섭취하면 합법적이지만, 의사의 처방 없이 복용하면 불법(필로폰, 히로뽕)이 된다. 암페타민은 우울증, 피로회복, 주의력결핍증 치료에도 사용되며, 만성 알코올 중독환자들이 술을 마시지 않도록 하는 데도 사용된다. 식전에 복용하면 식욕

게 각종 질병을 유발시킬 수 있는 식품첨가제가 무해하다는 거짓 연구를 계속해서 발표하고 있다.

주류의사들이 출세하는 길은 두 가지다. 하나는 의약품이라는 이름으로 마약을 많이 처방하거나 극도로 위험한 조기검진을 자주 시행하거나, 필요하지 않은 고가의 수술을 자주 시행해 수입을 늘리는 것이다. 다른 하나는 논문을 많이 발표해 명성을 얻은 후 자동으로 따라오는 제약회사의 기부금을 받는 것이다. 의대교수라는 엘리트 지위와 정년 보장도 대부분 논문의 질이 아니라 양에 의해 결정되기 때문에 거짓 논문은 양산되기 마련이다. 이런 이유로 오늘날의 의과대학이나 의학 연구소는 거짓 논문을 대량 생산하는 공장으로 바뀌었다.** 대량생산

을 떨어뜨리는 효과가 있어 살 빼는 약으로도 사용된다. 그러나 부작용이 심해 오심, 구토, 설사, 불면증, 시각장애, 정신착란과 심장마비 등을 일으켜 사망을 불러오기도 한다. 로큰롤의 황제 엘비스의 주치의 니코풀로스는 1975년부터 그가 죽은 1977년 8월 16일까지 암페타민 등 마약을 18,000회나 처방해 3개월간 의사면허가 정지되기도 했다. 엑스터시도 의사가 처방하면 비만치료제이지만 처방 없이 복용하면 불법 마약이다. 헤로인도 의사가 처방하면 기침약, 처방이 없으면 불법 마약이다.

프로포폴(일명 우유주사)은 마이클 잭슨이 상용하다가 사망하면서 일반에게 알려진 약으로, 역시 의사가 처방하면 합법적인 마취제이지만 의사의 처방 없이 복용하면 불법적인 마약이다. 이 약은 부작용이 일어났을 때 마취효과를 억제하는 길항제(해독제)가 없어 극히 위험하다. 강력한 합성 마약으로 연고, 관절염 치료제의 주원료인 스테로이드도 근육강화제, 지구력 유지제, 흥분제, 진통제 등으로 자주 사용된다. 스테로이드는 존 F. 케네디 대통령을 죽음으로 몰고간 것으로 유명하다. 케네디의 부검을 담당했던 의사들은 스테로이드의 상습적인 처방으로 케네디의 척수와 관절 등이 이미 회복 불가능한 상태로 망가져 그가 암살되지 않았다 해도 결코 임기를 채우지 못했을 것으로 판단했다. 결국 케네디의 주치의인 제이콥슨은 마약을 과도하게 처방한 혐의로 의사 자격을 박탈당한다. 사실 합성 마약은 천연 마약의 분자 구조에서 한두 개 분자의 위치를 바꾸거나, 빼거나, 첨가하는 방법으로 손쉽게 만들어지고, 천연 마약의 수천 배에 달할 정도로 환각성이 높아 치명적이다. 하지만 새로운 마약이 계속 개발되고 있지만 기존의 법률로는 탐지할 수 없다는 것이 큰 문제다.

** 설탕이 당뇨병과 비만의 원인이고, 동물성지방의 콜레스테롤이 심장질환을 유발하고, 소금이 고혈압을 유발하며, 담배가 폐암의 원인이라는 등의 연구는 대부분 미국의 모넬연구소에서 수행된 것들이다. 담배가 폐암의 원인이고, 술이 간암이나 위암의 원인이며, 에이즈는 섹스를 통해 전염

에 불량품이 발생하게 마련이듯 오늘의 과학, 특히 의학이나 영양학과 관련된 논문은 대다수가 불량 논문, 즉 조작된 논문이다. 충격적인 사실은 이러한 거짓 논문이 버젓이 의과대학 교과서에 실려 젊은 의대생들에게 주입되고 있다는 것이다.

주류의사들이 다루는 연구의 내용이 인류의 건강을 결정하고 있는 것이다. 그런데 주류의사들이 저지르는 거짓 연구의 대부분은 처음부터 결론을 내려놓고 자료를 조작하며 이에 맞는 증거들을 수집하는 형태로 이뤄진다. 때문에 이미 내려놓은 결론에 맞추기 위해 연구 방법을 변경하고, 나타난 증거 중에서 결론에 배치되는 자료는 폐기하고, 결론과 유사한 자료는 과장하는 등 조작이 흔하게 이뤄지고 있다. 한 연구에 의하면 2009년 이후 윤리연구회의 승인을 받고 시행한 임상시험 15건 중 13건이 발표되지 않았다. 연구비를 지원한 제약회사에서 원하는 결론이 나오지 않았기 때문이다. 거액의 연구를 의뢰하면서 체결되는 대부분의 계약서에는 '연구에 대한 소유권과 발표권은 전적으로 의뢰인이 소유한다.'고 명시되어 있다.[157]

2000년 2월 29일자 워싱턴포스트에는 '신장 종양이 성공적으로 사라지다.'는 제목의 의학기사가 실렸다. 23명의 신장암 환자에게 새로 개발된 백신을 투여한 임상시험 결과, 5명에게서 종양이 완전히 사라졌

된다는 연구는 대부분 미국건강과학위원회(ACSH)에서 수행된 연구들이다. 그런데 비영리단체로 알려진 모넬연구소는 1년 예산 1,750만 달러의 절반은 연방 예산, 나머지 절반은 제약회사, 식품회사, 화학회사 등의 재정지원으로 유지되는 친기업형 관변 연구소다. ACSH는 제약회사, 식품회사, 화학회사, 무기회사 등 72개 기업이 공동으로 자금을 모아 설립하고 운영하는 근본주의 청교도 연구단체다.

고, 3명에게서 50퍼센트 이상이 사라졌다는 것이다. 또 다른 임상에서는 17명 중 4명에게서 종양이 완전히 사라졌고, 2명에게서는 50퍼센트가 사라졌다고 전하며 암이 정복되기 시작했다고 희망에 찬 내용을 보도했다. 이 백신은 전자파를 이용해 종양세포에 혈청을 혼합해 만든 것으로 난소암, 유방암, 간암 등 각종 암에 대해서도 연구 중이라고 한다. 그러나 2014년 6월 30일 네이처에 의하면 이 연구가 프레제니우스라는 제약회사의 재정지원으로 이뤄진 거짓 연구였음이 2001년에 밝혀져 연구자인 알렉산더 쿠글러는 유죄판결을 받았다고 한다.[158] 그러나 쿠글러는 아직도 의사로 버젓이 활동하고 있다. 지금도 전 세계에서 제약회사의 재정지원으로 거짓 연구가 수없이 진행되고 있고, 이를 근거로 새로운 신약이 수없이 만들어지고 있다.

이처럼 제약회사의 검열을 거쳐 발표된 가치 없는 약의 효과에 관한 논문들을 주류의사들은 금과옥조로 암기한다. 이런 이유로 전 세계 수천만 명이 사망과 장애를 겪어도 주류의사들은 계속해서 약을 처방한다. 그들이 암기한 교과서나 논문에는 부작용에 관한 내용이 없기 때문에 현실적으로 일어나는 사망이나 장애에 대해서도 인정하려 들지 않는다. 특히 치명적인 부작용이 많이 보고되는 위험한 약은 시판 중지될 가능성이 높기 때문에 이 약을 처방하는 데 따르는 수수료가 높은 것도 크게 작용한다. 마치 흉기를 소지한 정신병자가 건강한 사람들을 진단하고 치료하는 것과 같은 끔찍한 상황이다. 이에 대해 코넬 의과대학 책임자인 앨런 프랜시스는 '처방약으로 인한 사망 사고가 불법 마약으로 인한 사고보다 훨씬 많다. 제약회사들이 판매하는 약이 마약보다 더 위험하다.'고 지적한다.[159]

의과대학에서 공부하는 교과서는 대부분 제약회사의 지원으로 만들어진다. 이런 책은 약이나 수술법, 의료기기 등에 대한 부작용을 무시하기 때문에 의사들은 이에 대해서는 알 수조차 없다. 의사가 된 다음에 새로 출시되는 약이나 의료기기도 제약회사가 건네주는 팜플렛이나 제약회사가 개최하는 설명회를 통해 지식을 습득하기 때문에 부작용에 대해서 알 수가 없다. 그리고 중요한 사실은 대부분의 의사가 부작용에 대해서 알려고 하지 않는다는 것이다. 인류의 생명을 다루는 의사들은 지금이라도 무지를 인정하고 탐욕을 내려놓아야 할 것이다.

특히 현대의학에 거짓 연구가 많은 까닭은 어떤 약을 처음 개발한 사람 소수에게 특허권이 주어지고, 특허권을 획득한 의사나 영양학자는 특허료 이외에도 제약회사가 지원하는 기부금[***]을 독식해 하루아침에 거대한 황금탑을 쌓을 수 있기 때문이다. 사실 「사이언스」나 「네이처」, 「자마」지 등 저명한 의학잡지에는 자연을 전체로 보며 지구를 살아 있

[***] 제약 산업은 금융, 제조업, IT 등 어느 분야와 비교해도 상대가 되지 않을 정도로 수익성이 높다. 2002년 포춘지가 선정한 세계 500대 기업 중 상위 10개사는 모두 제약회사다. 놀랍게도 이 10개 회사의 순이익은 나머지 490개사의 수익을 모두 합한 것보다 많다. 1980년대 이후 상위 10대 기업은 대부분 제약회사로 채워진다. 그들은 이런 엄청난 수익을 바탕으로 주류의사와 주류 언론을 매수해 대중을 현혹하는 마케팅을 펼치며 심지어 행정부와 국회를 좌지우지하고 있다. 거대 제약회사가 주류의사들에게 연구비 명목으로 지원하는 돈(1,000억~1조 원 규모)은 연구지원금으로 전액 환급된다. 연구지원금이란 제약회사가 국세로 주류의사들에게 지불하는 '뇌물'이다. 이런 실질적인 탈법행위를 위해 미국을 중심으로 '재단 설립'이 유행한다. 재산을 자녀에게 상속하지 않고 재단을 설립하면 증여세, 자본이득세 등 일체의 세금을 면제 받고, 이 재단을 자녀가 관리하면 한 푼의 세금도 내지 않고 자녀에게 유산을 상속할 수 있다. 다만 이후에 발생하는 수익 중 일정 부분(5퍼센트)을 사회에 무상으로 기부하면 된다. 그런데 이때의 기부금 대부분도 재단 소속의 연구자에게 연구비로 지원되거나 친 재단 인사를 양성하는 데 사용된다. 그리고 이렇게 개발된 특허나 실용신안권은 다시 재단으로 귀속된다. 재단 지출의 가장 큰 부분은 임원(가족) 활동비로 통상 50퍼센트를 넘는다. 록펠러재단, 빌 게이츠재단, 포드재단, 청계재단, 삼성재단, 육영재단, 유한재단 등이 대부분 이런 실상이다.

는 생명체로 이해하는 가이아 이론 같은 것은 실리지 않는다. 잘못된 과학인 환원주의 사고에 매몰돼 있는 심사위원들이 자연과 생명을 전체로 보려는 관점을 위험한 일로 생각하기 때문이다.[160]

미국 코넬대학교 의대학장을 지냈던 앨런 프랜시스는 그의 저서 「정신병을 만드는 사람들(SAVING NORMAL)」을 통해 제약회사로부터 더러운 돈을 받고 저질렀던 거짓 연구, 약의 과장 선전, 의료의 가이드라인 설정 등에 관한 일들을 이렇게 고백했다. "그동안 내가 진행했던 1,000건 정도의 강연은 대부분 제약회사에서 받은 돈으로 마련한 자리였다. 내가 이끌었던 의학계의 처방 가이드라인도 제약회사가 후원한 것이었다." 또한 이전의 약에 비해 개선된 것이 거의 없는 약을 이름만 바꿔 '힘겨운 연구 끝에 새로 개발한 신약'으로 거짓 선전하는 과정과 그 약의 치명적인 부작용으로 죽어간 환자들의 사례도 밝혔다.[161]

의학은 칼과 같다. 칼이 요리사의 손에 있으면 맛있는 음식을 만드는 주방도구가 되지만, 탐욕에 젖은 주류의사들의 손에 있으면 살인도구가 될 수 있다. 지금도 의료 광고들은 늘 이렇게 끝맺는다. "의사와 상의하세요!" 그리고 많은 드라마들은 현실과는 전혀 다르게 '의사들의 생명에 대한 애착심과 헌신'을 미화하고 있다.

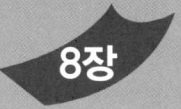

술을 끊으면 건강이 좋아질까?

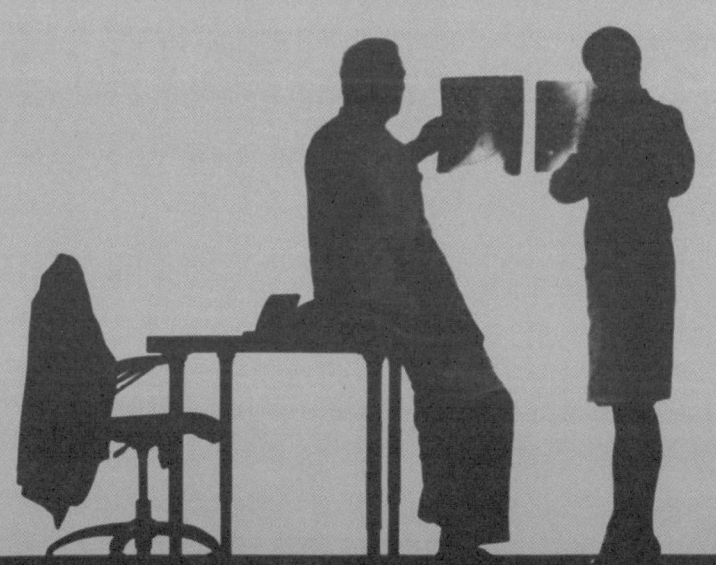

51
천연의 발효술은 건강에 이롭다

주류의사들은 대부분 알코올이 간암이나 간경화를 일으키는 원인이라고 강조한다. 그러나 각종 첨가물로 뒤범벅이 된 화학주가 문제이지, 탄수화물을 효모*로 발효시킨 천연의 발효술은 오히려 건강에 좋다. 사실 간암이나 간경화, 지방간 등은 화학술이나 제산제, 두통제, 숙취해소제로 인해 발생한다. 우리의 몸은 끊임없이 탄수화물을 소화시켜 포도당을 합성하고 있으며, 소장에 있는 효모가 이를 원료로 천연의 발효술을 만들어내고 있다. 발효술은 굳어진 혈관을 회복시켜주는 등 자연치유력을 강화시키며 각종 질병을 예방해주는 좋은 역할을 하고 있다.

천연의 알코올은 단백질, 지방, 탄수화물과 함께 에너지가 풍부한 제

---

* 현재 전 세계에서 사용되는 발효용 효모의 대부분은 캐나다 몬트리올에 있는 랄르망드사가 유전자조작을 통해 대량생산하는 것이다.

4의 영양소라 불린다. 알코올의 열량은 1그램당 7킬로칼로리로 1그램의 열량이 4킬로칼로리인 단백질과 탄수화물의 거의 두 배에 달한다. 지방은 9킬로칼로리의 열량을 낸다. 그러나 알코올은 20퍼센트가 위에서, 나머지 80퍼센트가 소장에서 흡수되며 다른 영양소와 달리 체내에 축적되지 않고 간에서 물과 이산화탄소로 분해되면서 모두 체외로 배출된다. 합성첨가제가 들어가지 않은 좋은 발효주를 마시면 다음날 아침 숙취가 없는 것이 이런 이유 때문이다. 게다가 과실주나 막걸리, 약주와 같은 발효주의 경우에는 천연의 비타민B6와 폴리페놀, 크롬 등의 항산화제가 풍부하게 들어 있어 심장질환, 당뇨병, 고혈압, 비만 등을 예방하고 인지기능을 향상시켜 준다.

위와 소장에서 흡수된 알코올은 간에서 탈수소효소에 의해 아세트알데히드로, 다시 천연의 식초인 아세테이트로 변환되고, 아세테이트는 다시 지방, 이산화탄소, 물로 분해된다. 술을 마신 후 나타나는 두통과 구토, 그리고 얼굴이 붉어지고 가슴이 뛰는 증상은 알코올 대사과정에서 쌓인 아세트알데히드[**] 때문인데, 이는 간세포에 직접적인 손상을 가한다. 그러나 발효술에는 비타민뿐 아니라 각종의 영양소와 효소,

---

[**] 숙취는 아세트알데히드를 분해하는 과정에서 일어난다. 아세트알데히드를 없애고 숙취를 해소하는 데 효과적인 음식은 감, 버섯, 콩나물, 오이, 북어, 재첩 등이다. 감과 오이, 콩나물은 최고의 숙취 해소 음식으로 해열과 해독작용이 뛰어나다. 감에 들어있는 탄닌 성분은 위 점막을 보호해 술이 위 벽으로 흡수되는 것을 막아주고, 오이나 콩나물에 풍부하게 들어 있는 아스파라긴산은 알코올의 아세트알데히드를 분해하고 배출시킨다. 버섯은 면역 기능을 강화하고 체내 노폐물을 배출하기 때문에 숙취해소 효과가 있다. 해장국으로 북어국이나 재첩국이 좋다고 하는 것은, 북어와 재첩에 풍부하게 들어 있는 타우린 성분이 간을 해독해주기 때문이다. 아스파라긴산과 비타민C가 풍부한 콩나물은 물론 인삼차, 녹차, 토마토, 헛개나무도 숙취 해소에 도움이 된다. 천연의 야채, 과일은 모두 숙취를 해소해주고, 몸의 기능을 정상으로 회복시켜 준다.

미네랄 등이 풍부하기 때문에 체내에서 박테리아나 기생충과 상호작용을 일으켜 아세트알데히드를 생성하지 않는다.

 술의 유해성을 언급할 때 주로 제기되는 문제가 알코올중독이다. 그러나 사회생활에 문제를 일으킬 정도의 알코올중독자는 대부분의 국가에서 1퍼센트에도 미치지 못한다. 전 세계에서 익사하는 사람이 매년 수천 명이 넘는다고 해서 물을 유해물로 지정해 접근을 막는다면 얼마나 어리석은 조치인가? 인류는 수십만 년 전부터 술을 섭취하며 진화해왔기 때문에 이미 천연의 발효술에 대해서는 적응이 되었고, 오히려 이를 생명의 중요 물질로 활용해 왔다. 사실 간암과 간경화를 일으키는 것은 약과 가공식품에 들어있는 합성물질, 특히 석유폐기물에서 추출해낸 화학주와 숙취해소제이지 천연의 발효술이 아니다.

52
의사가 처방하는 숙취해소제는 위험하다

매일 술에 취해 귀가하는 남편을 염려하며 '간을 보호해주는 약'을 찾거나 숙취해소제와 제산제를 구입하는 주부들이 많다. 이때 주류의사들은 숙취해소를 위해 진통제인 아스피린*이나 타이

---

* 아스피린은 아세틸살리실산을 주성분으로 하는 소염진통제로 고대로부터 버드나무 껍질 등 야채나 나무에서 추출해온 천연 약초이다. 그러나 1874년 독일 화학자 헤르만 콜베가 실험실에서 인공으로 살리실산을 합성해내는 데 성공하면서 현재는 석유에서 추출하는 벤젠이나 페놀에 이산화탄소를 결합시켜 살리실산을 합성하고 이를 화학처리해 아세틸로 변형시킨 후 '아스피린'이란 이름으로 대량생산한다. 여기에 몸속에서 잘 녹게 하기 위해 이탄산나트륨을 첨가한다. 영국의 존 베인은 아스피린이 체내에서 면역체계를 향상시키는 프로스타글란딘의 합성을 방해한다는 원리를 밝혀내 1982년에 노벨의학상을 수상했다.
자연에서 추출하는 아스피린은 위궤양 등 부작용을 일으키지 않는 훌륭한 약이지만 제약회사에서 대량생산하는 아스피린은 합성물질이어서 심각한 위궤양, 유산, 기형아 출산, 척추염, 스티븐스존슨 증후군, 재생불량성빈혈, 혈액암, 이명, 신장질환, 뇌졸중, 간질환, 라이증후군, 알레르기 증상뿐 아니라 중독증 등을 유발시킨다. 특히 아스피린을 오래 복용할 경우에는 출혈이 멈추지 않아 응급실에서 수술을 하지 못하는 경우도 있다. 또한 위장 출혈과 간경화를 유발하기도 한다. 주류의사들은 아스피린을 입에 넣고 서서히 녹여 먹으면 위궤양을 일으키지 않는다고 하지만 그것은 과학적으로 전혀 근거 없는 말이다. 씹어 먹으나, 녹여 먹으나 흡수되는 물질은 동일하기 때문이다. 제약회사는 주류의사들을 앞세워 아스피린의 위험을 감추기 위해 천연의 약초인

레놀도 처방한다. 그러면서 술을 자주 마시면 위암이나 간암으로 발전할 수 있다고 경고한다. 그러나 술을 마시는 사람들의 위장 기능이 약해지고, 결국 위암과 간암으로 발전하는 까닭은 발효술 때문이 아니라 화학주 또는 숙취해소를 위해 복용하는 아스피린이나 타이레놀, 숙취해소제, 제산제 등의 부작용 때문이다. 이런 약물의 주성분인 아세트아미노펜은 간에서 시토크롬 P450에 의해 독성이 아주 강한 벤조퀴논으로 변한다. 자연치유력을 치명적으로 파괴해 위궤양, 위암, 간염, 간암 등 각종 질병을 유발하는 것이다. 그리고 제산제에는 알루미늄이 다량 함유돼 있어 루게릭병, 알츠하이머병 등의 원인으로 작용한다.[162]

화학주는 신경전달세포를 활성화시키는 진정제 기능도 발휘한다. 이 때문에 우울증치료제나 수면제와 같이 신경안정 성분이 있는 약을 술과 함께 복용하면 서로 상승작용을 일으켜 생명을 위태롭게 할 수도 있다. 사실 모든 합성 약에는 진정 기능을 유도하기 위해 합성 마약 성분이 들어있기 때문에 화학술을 마신 후에는 어떤 약도 복용하지 않는 것이 좋다. 안타부스[**]와 같은 알코올중독 치료제는 간에서 알코올

강황이나 인삼이 위험하다는 연구를 발표하고 있다. 그러나 20년간 강황의 부작용으로 사망한 사람은 150명이지만, 아스피린의 부작용으로 사망한 사람은 14만 명을 넘는다는 사실은 철저히 숨긴다. 전 세계적으로 아스피린은 연간 9조 원이 넘게 판매되는데 그중 미국이 8조 원 가량을 차지한다. 미국에서는 매년 7,600명이 아스피린 부작용으로 죽어간다.

[**] 제2차 세계대전 당시 덴마크의 제약회사 메디시날코의 연구원이던 젠스 할트가 구충제를 실험하던 과정에서 이 약물을 복용하고 술을 마시면 면역력이 빠르게 무너져 심한 두통, 구토, 어지러움, 호흡곤란, 피부발진, 심장질환 등의 부작용이 나타나는 것을 확인하고 이를 금주제로 시판하기 시작했다. 그리고 부작용으로 구토 증상이 나타난다는 사실을 확인한 주류의사들은 이것을 비만치료제로도 처방하고 있다. 안타부스를 자주 복용하면 심장질환, 각종 암이 유발될 위험이 커진다.

을 분해하는 효소의 작용을 억제하는 약이다. 독성 성분인 아세트알데히드가 체내에 축적되는 원리를 이용해 술을 조금만 마셔도 숙취 증상이 나타나도록 만드는 기전이다. 간의 해독작용을 억제하면 결과적으로 아세트알데히드가 체내에 축적되어 혈관이 굳어지고 고혈압과 심장질환, 뇌졸중을 일으킬 위험이 커진다.

미국의 의사인 맥도갈은 '약에는 합성 스테로이드 성분이 들어 있어 임시로 염증과 통증을 완화시키기는 하지만 오히려 간을 약화시켜 생명을 위태롭게 한다. 의사들은 가장 좋은 방법인 채식을 통한 치료법을 말하지 않고 건강을 파괴하는 약물만 처방하려고 한다.'며 과도한 약의 복용을 피할 것을 권한다.[163] 합성 스테로이드는 뼈를 괴사시키고, 간을 굳게 만드는 치명적인 합성 마약이다.

사실 간은 인체 중에서 재생능력이 가장 뛰어난 장기로 조금만 휴식을 취해도 쉽게 회복된다. 따라서 간이 걱정된다면 독극물인 약을 복용할 것이 아니라 일주일에 이틀 정도 휴식을 취하는 것이 좋다. 특히 알코올에 의한 지방간은 일정 기간 금식과 채식(특히 마늘과 양파)을 병행하며 휴식을 취하면 쉽게 회복된다. 주류의사들이 처방하는 지방간치료제를 복용하면 간부전증이나 신부전증, 다발성경화증, 뇌졸중, 각종 암 등의 부작용을 유발할 수 있다.

53

발효술은
심장질환을 예방한다

프랑스의 세르주 르노가 1980년부터 1985년 사이에 발표된 논문을 분석한 연구에 의하면, 프랑스인은 조사 대상 17개국 중 음주량과 흡연량, 고기섭취량에서 1위를 차지하지만 심장질환 발병률에서는 최하위라고 한다. 그는 그 이유가 즐거운 마음으로 섭취하는 천연의 발효술과 담배, 방목해서 사육한 육류라고 결론 내리며 이를 '프랑스인의 역설'*이라고 명명했다. 현대의학이 건강을 해치는 3대 악으로 술과

---

* 지금까지 의학적으로 밝혀진 심장질환의 가장 중요한 원인은 합성화학물질인 약과 가공식품, 인공지방인 트랜스지방과 올레스트라 때문이다. 올레스트라는 지용성 비타민A, D, E, K 등을 몸 밖으로 배출시키기 때문에 각종 질병을 유발하는 것으로도 밝혀졌다.
유럽인들 특히 프랑스인들은 약을 적게 복용하고 트랜스지방과 올레스트라 대신에 천연의 동물성지방과 콜레스테롤이 풍부한 버터, 치즈, 크림을 많이 먹는 민족으로 유명하다. 현재 콜레스테롤이 혈관을 막아 심장마비를 유발시킨다는 가설은 허구로 드러나고 있다. 트랜스지방이 심장질환을 야기한다는 사실이 밝혀지면서 많은 가공식품에는 '무 트랜스지방'이라는 라벨이 붙어 있지만 이것은 트랜스지방 대신 인공지방인 올레스트라를 사용한다는 말이다. 트랜스지방이나 인공지방은 모두 합성화학물질이다.

담배, 콜레스테롤을 규정한 것과는 다르다는 점에서 역설이라고 한 것이다. 그 이전인 1979년 셀윈 생 레제 팀이 심장질환의 조기발병 위험이 높은 55세에서 64세 사이의 각국 남성들을 조사한 논문에서도 술과 담배와 육류를 가장 많이 즐기는 프랑스인과 이탈리아인이 다른 나라 사람들에 비해 심장질환으로 인한 사망자 수가 가장 적다는 결과가 확인되었다.[164]

1998년 영국의학잡지(BMJ)에 발표된 연구도 살펴보자. 1980년부터 14년간 간호사 8만 6천 명을 대상으로 실시한 이 연구는 지금까지 주류의사들이 심장질환과 심장마비의 위험 요소로 지목해온 술이나 담배, 그리고 건강을 위해 권장하는 비타민이 심장질환과 아무 관계도 없음을 밝혀냈다. 음주와 흡연을 하고, 비타민 보충제를 복용하지 않는 간호사들도 야채와 과일을 적절히 섭취하는 경우에는 심장질환의 위험이 월등히 낮게 나타났다. 1998년 세계보건기구의 암 연구팀은 '알코올이 유방암 발병률을 높인다는 연구 결과는 단지 추측일 뿐이고 과학적인 결론은 아니다.'라고 선언했다.[165]

모든 연구들을 종합해 보면 하루에 알코올 100그램을 마시는 사람이 폭음하는 사람이나 금주자, 또는 적게 마시는 사람보다 더 건강하다는 결론이 나온다.** 술은 혈관을 이완시켜 심장질환 등 각종 질병을 막아

** 알코올 양은 술의 양×농도로 계산한다. 가령 20도짜리 소주 1병(360ml)이면 순수 알코올 양은 360×0.2=72ml다. 이를 무게로 환산하면 알코올 비중은 0.80이므로 72ml×0.8=57.6g인 셈이다. 알코올 도수 4.5퍼센트의 식당용 맥주 500ml의 경우 순수 알코올 양은 22.5ml, 무게로 환산하면 18g이다(500×0.045×0.8=18). 따라서 소주 1병은 맥주 3병과 비슷하다. 여기서 기억해야 할 것은 주종에 따라 알코올 도수가 다르지만 잔의 크기 역시 다르기 때문에 소주 1잔, 맥주 1잔, 양주 1잔에 든 알코올 양은 비슷하다는 사실이다.

주기도 하지만 기분을 상승시켜 주는 도파민, 아세틸콜린, 엔돌핀 등의 호르몬 분비를 자극해 삶을 즐겁게 만들어주면서 면역체계도 강화시켜 주기 때문이다.

주류의사들은 심장마비를 예방하기 위해 합성물질로 만들어진 아스피린을 매일 복용할 것을 권장한다. 그러나 미국 그로테이머에 의해 수행된 연구에 의하면 아스피린을 매일 복용하는 사람은 그렇지 않은 사람에 비해 백내장 44퍼센트, 심장마비와 뇌졸중이 각 40퍼센트씩 증가한다며 아스피린을 제한할 것을 경고했다. 미국에서만 연간 55,000명이 위장출혈 등 아스피린 부작용으로 사망한다.[166] 사실 아스피린이 심장질환을 앓고 있는 사람에게는 혈전 생성을 막아주기 때문에 일시적으로는 효과가 있지만 장기 복용할 경우 부작용으로 인해 오히려 위궤양, 심장마비, 뇌졸중, 백내장, 신부전증, 각종 암으로 사망할 위험이 커진다.

주류의사들이 심장마비를 예방하기 위해 처방하는 아스피린에는 합성 살리실산이라는 성분이 들어 있어 임시로 혈액의 응고를 막아주는 기능을 한다. 그러나 야채나 과일에는 천연의 살리실산이 풍부하게 들어 있어 근본적으로 혈액의 응고를 막아준다. 마찬가지로 포도, 쌀 등을 발효시켜 만드는 포도주나 막걸리 등에도 천연의 살리실산은 풍부하게 들어 있다. 발효술에 야채나 과일 등의 안주를 곁들이면 자연치유력을 회복시켜 심장마비뿐 아니라 골다공증, 신부전증, 뇌졸중, 각종 암 등을 예방할 수 있다.

54
발효술은
간 기능을 강화시켜준다

간은 체중의 2퍼센트에 달하는 중량을 가지는 중요한 기관이며, 음식에 들어 있는 지방이나 단백질을 소화시키고, 혈액을 풀어주는 데 필수적인 물질을 만든다. 또한 우리가 복용하는 각종 약이나 알코올을 해독하는 등 인체 내에서 아주 중요한 화학작용을 하고 있다. 그런데 주류의사들은 간의 기능을 약화시키는 주범으로 술을 지목한다. 그러나 술이 간 기능을 파괴한다는 주장은 오랜 기간 과도하게 섭취할 경우, 또는 화학술을 섭취할 경우를 말하는 것이며 적절하게 섭취할 경우에는 오히려 간을 보호해준다는 사실이 밝혀졌다.

독일의 렐바하 교수가 알코올중독 치료를 위해 입원한 환자 525명을 상대로 조사한 결과, 하루에 평균 126.5그램 이상의 알코올(우리나라 4.5도 맥주 7병에 해당)을 매일 8년간 마신 환자들 중에서 40퍼센트는 간에 아무런 손상이 없었고, 27퍼센트는 경미한 지방간이, 나머지 33퍼센트의 환자만이 중한 지방간 환자였다고 한다. 반면 간경화증에 걸린 환자는 단 한 사람도 없었다고 한다. 지방간은 채식을 하면 쉽게 치료된다. 미국 소화기학회도 1일에 남성은 발효술인 맥주 7잔, 여성은 5잔 이하를 마시면 간질환과는 무관하다는 입장을 밝혔다. 반면 덴마크 코펜하겐 대학의 벡커 교수가 실시한 연구에 의하면, 매일 과도한 알코올(120그램 이상)을 12년 이상 마신 환자 중에서 간질환에 걸린 환자는 11.8퍼센트이고 금주자 중에서 간질환에 걸린 환자는 2.4퍼센트였다. 이 연구는 알코올 46그램까지는 평생 동안 매일 섭취해도 간에 전혀 손상을 주지 않을 뿐 아니라 오히려 금주자보다 간을 포함해 모든 조직이 더 건강하다는 결론을 내렸다.[167]

즉 대부분의 연구가 과음하지 않고 영양이 부족하지 않는 한, 발효 알코올은 간에 거의 영향을 미치지 않는다고 한다. 간암은 화학주나 병원약의 부작용으로 면역체계가 무너지면서 나타나는 증상이지 알코올이나 간염 바이러스에 의해 일어나는 것이 아니다.[168] 사실 간뿐 아니라 심장, 신장, 위장, 눈, 뼈 등 모든 조직에 이상이 생겼을 때 약과 가공식품을 중단하고 천연의 음식으로 영양 상태를 좋게 하면 쉽게 치료된다.

주류의사들은 콜레스테롤 수치가 높게 나오면 콜레스테롤이 간에서 생성된다는 것을 근거로 간의 기능을 약화시키는 콜레스테롤 저하제를 처방한다. 결국 콜레스테롤 저하제를 오래 복용하면 콜레스테롤 수치는 내려가지만 간부전증이나 심장마비로 삶을 마감하게 될 위험이 커진다. 천연의 발효술은 다른 성분들과 상호작용을 일으키며 면역체계를 강하게 만드는 훌륭한 음식이자 약이다. 그런데 주류의사들은 폐암으로 사망하면 모든 원인을 담배로 돌리듯이, 간질환으로 사망하면

의학적 규명 없이 그 원인을 술로 돌린다.* 청교도 이데올로기에 영향 받은 미국식 의학이 그 배경이다.

혈장 글루카곤이 증가되면 포도당 생성이 강화된다. 그런데 이 과정에서 G.O.T와 G.P.T가 촉매작용을 하기 때문에 간세포가 파괴되면 이 효소들은 보통 때보다 더 많은 양이 혈장 내로 분비되어 수치가 크게 올라간다. 그러나 실제로 그 수치와 간 기능과의 관계가 항상 일치하는 것은 아니다. 간질환의 마지막 단계인 간경화나 간암 환자들도 평균 20퍼센트는 정상수치로 나타나며, 특히 지방간 환자의 경우는 오류의 정도가 더 심해진다. 주류의사들은 간 손상 원인의 62퍼센트가 한약재이고, 29퍼센트는 민간요법과 건강보조식품이고, 의사가 처방하는 약의 부작용은 7퍼센트라고 한다.[169] 그러나 이런 수치는 아무런 과학적 근거가 없다. 간 손상의 원인은 대부분 의사의 처방약을 포함해 건강보조식품, 가공식품에 포함되어 있는 합성물질이고 한약재 등 자연의 약초나 음식이 원인인 경우는 거의 없다.

---

* 사실 폐암으로 사망하는 사람의 비율은 흡연자(30~40퍼센트)보다 금연자(60~70퍼센트)가 더 높다. 담배의 니코틴이나 타르 등은 천연의 항산화제로 다른 성분들과 상호작용을 해 면역체계를 강화시켜주기 때문이다. 알코올의 경우도 동일하다. 천연의 알코올은 체내에서 상호작용을 일으켜 항산화제 작용을 하기 때문에 음주자가 오히려 간암으로 사망할 위험이 적다.

55
발효술은 당뇨 환자의 혈당을 내려준다

하버드 의과대학의 림 교수는 2001년에 40~75세의 남성 46,892명을 대상으로 12년간 음주량과 당뇨병과의 관계를 조사하여 발표했다. 나이, 학력, 직업, 다른 질병, 흡연, 혈압 등 모든 조건이 비슷한 남성들을 관찰한 결과, 술의 종류나 나이, 흡연, 운동량, 직업, 혈압 등 모든 요인에 상관없이 매일 발효술을 적절하게 마실 경우 금주자에 비해 당뇨병과 고혈압 발병률이 40퍼센트 낮게 나타났음을 확인했다.

핀란드에서 23,000쌍의 쌍둥이를 상대로 20년간 실시한 비교 연구도 비슷한 결과를 보인다. 쌍둥이 중 발효술을 적당히 마시는 쪽이 술을 안 마시는 쪽보다 당뇨병이 발생할 위험이 크게 감소된다는 사실이 확인된 것이다. 유전, 음식, 환경 등 많은 조건이 비슷한 쌍둥이에 있어서도 술을 마시는 쪽의 건강이 더 좋다는 결과가 나온 까닭은 술이 면역체계를 강화시켜 주는 천연의 보약이자 음식이기 때문이다. 하버드 대학이 매일 각종 술을 마시는 110,000명의 여성을 상대로 실시한 연구도 술을 적당히 마시는 여성이 금주자 또는 적게 술을 마시는 여성에 비해 당뇨병에 걸릴 위험이 60퍼센트나 낮다는 사실을 확인했다. 또 다른 연구에서도 독한 테이블와인을 하루 한 병 이상 마시더라도 혈액 속 당분의 농도는 거의 오르지 않았음이 밝혀졌다. 또한 미국, 네덜란드, 일본, 독일, 한국, 영국 등 15개국 369,862명을 대상으로 12년간 알코올과 당뇨병과의 관계를 조사한 연구에서도 매일 0.5드링크에서 4드링크를 마신 사람이 금주자에 비해 당뇨병 발병률이 30퍼센트나 낮게 나타났다.

적당한 음주는 당뇨병 환자의 혈당조절에 중요한 기능을 하는 인슐린의 작용을 증가시켜 혈당치를 내리게 한다. 호주의 연구에서도 매일 100그램 이상의 발효술을 마신 사람이 금주자나 적게 마시는 사람에 비해 당뇨병 발병률이 43퍼센트 낮게 나타났다. 영국 런던 대학교, 오스트리아 인스부르크 대학교, 일본 오사카 대학교, 하버드 대학교, 미국 쿠퍼연구소, 영국 브리스톨 병원 등에서 진행된 연구도 비슷한 결과를 보였다.[170] 당뇨병 환자의 대부분은 혈당저하제의 부작용으로 유발되는 합병증인 심장질환, 뇌졸중 등으로 사망한다. 알코올은 당뇨병 자체도 예방, 치료해줄 뿐 아니라 고혈압, 심장질환 등을 예방해준다. 알코올이 인슐린의 작용 능력을 증가시켜 주기 때문이다.

한편 38,000명 이상을 대상으로 한 연구에서도 매일 적절하게 술을 마시는 당뇨병 환자들이 당화혈색소(A1c)* 수치를 가장 적절하게 유지

---

* 적혈구 세포 내의 헤모글로빈에 결합된 포도당량을 2~3개월의 기간을 두고 측정하는 혈당 측정법이다. 적혈구의 평균 수명은 120일이므로 A1c의 평균 수치를 통해 평균 혈당수치를 알 수 있다.

하는 것으로 확인됐다. 그리고 20개의 연구논문을 분석한 자료에 의하면 매일 22~60그램의 알코올을 섭취한 남성 그룹과 24~50그램을 섭취한 여성 그룹에게서 당뇨병 환자가 거의 발견되지 않는다는 사실이 확인됐다. 영국보건국(NHS)에서 발표한 당뇨병 환자 수칙에도 여성은 매일 평균 1.5병, 남성은 2병꼴로 알코올을 섭취하라고 권고한다. 미국 다이어트협회(ADA)도 맥주에는 지방이 없으며, 맥주 원료인 홉에는 천연 실리콘이 풍부하게 들어 있어 뼈의 미네랄을 보충해주는 기능을 하므로 적절한 맥주 소비는 심장질환뿐 아니라 당뇨병, 신장결석, 골다공증도 예방해 준다고 한다.[171]

특히 우리나라 야산에서 많이 자라는 돼지감자(뚱딴지)**는 혈당을 조절해주는 기능이 탁월하다. 돼지감자에는 천연 인슐린인 이눌린이라는 수용성 식이섬유가 풍부하게 들어 있어 장내 유산균을 증가시키고 유해균을 막아주어 혈당을 안정시켜주는 기능을 한다. 따라서 돼지감자로 만드는 약주 또는 막걸리는 당뇨병을 치료하거나 예방하는 데 효능이 좋다. 사실 아스파탐, 아질산나트륨 등 합성물질을 사용하지 않고 천연의 약초나 과일 등을 발효시켜 만드는 전통술은 모두 건강에 이롭다.

** 돼지감자에는 췌장기능을 회복시켜 주는 이눌린뿐 아니라 과당, 각종 비타민, 블루코스 및 효소, 미네랄, 식이섬유 등이 풍부하다. 이눌린 성분은 인슐린을 정상치로 유지시켜 주며 체지방을 분해하는 데 탁월한 효능이 있어 오래 전부터 당뇨나 비만을 예방하는 약재로 널리 사용돼 왔다. 돼지감자는 맛이 좋으며 소화가 잘되면서도 칼로리가 극히 적다. 이 때문에 당뇨병뿐만 아니라 비만, 변비, 고혈압, 심장질환, 각종 암 등을 예방하고 치료하는 데 효과가 좋다. 날것, 혹은 익혀서 먹어도 좋고, 감자조림 등 반찬으로 만들어 먹어도 좋다. 효소나 술을 만들어 마셔도 좋다. 용기에 돼지감자를 넣고 45도 이상의 증류식소주(희석식소주는 피할 것)를 내용물이 잠길 정도로 붓고 3~4개월 숙성시키면 술이 되는데, 매일 2~3잔을 잠자기 전에 마시면 좋다. 마신 지 보름 정도 지나면 혈당치가 정상으로 돌아온다. 담쟁이덩굴을 차로 달여 마셔도 좋다.

56
발효술은 뇌졸중의 원인이 아니다

고혈압 환자가 알코올을 섭취하면 위험하다고 하지만 이는 많은 연구에 의해 잘못된 사실임이 밝혀졌다. 알코올로 인해 혈압이 상승해 고혈압 환자가 되는 효과가 5퍼센트 정도라면 고혈압, 심장질환, 당뇨병, 뇌졸중 등을 예방해주는 효과는 60퍼센트 정도라 볼 수 있다. 따라서 실보다는 득이 훨씬 많다. 이탈리아 투린 대학교의 랍비아 교수가 627명을 대상으로 한 연구에 의하면 627명 중 단지 2명(0.3퍼센트)만이 술로 인해 혈압이 상승했다고 한다. 그것도 과음했을 때만![172]

1997년 미국 암학회가 30세 이상 남자 22만 6,871명을 9년간 추적 조사한 결과 음주량에 상관없이, 심지어 매일 알코올 40~60그램(맥주 3병 분량)을 섭취한 경우에도 뇌졸중의 위험률이 금주자에 비해 30퍼센트 낮아지는 것을 확인했다. 23만 552명의 여성을 9년간 추적 조사한 결과에서도 하루 60그램 미만의 알코올을 매일 섭취한 경우 금주자에 비해 뇌졸중의 위험이 30퍼센트 감소했다. 1988년 하버드 대학의 연구,

2001년 카이저 퍼머넌트 의료원의 연구도 비슷한 결과를 보였다. 과음을 하지 않는다면 매일 술을 적당히 마시는 것이 오히려 건강에 좋다는 것이다.[173]

1999년 콜롬비아 의과대학의 랄프 사코는 뇌졸중을 경험했던 500명과, 뇌졸중을 경험하지 않았던 900명(나이, 인종이 유사한 그룹)의 콜레스테롤과 트리글리세리드 수치를 비교했다. 그 결과 천연 콜레스테롤(HDL) 수치가 높은 사람은 심장마비뿐만 아니라 뇌졸중, 당뇨병, 고혈압의 위험성이 거의 없었으며, 천연 콜레스테롤을 높이기 위해서는 적당한 운동과 건강한 식단, 그리고 적절한 술 섭취가 필요하다고 강조했다. 이 연구에 의하면 매일 30그램(우리나라 맥주 2병 분량)을 마시는 사람은 금주자에 비해 뇌경색이 발병할 위험이 50퍼센트, 매일 60그램을 마시는 사람은 40퍼센트가 감소했다. 반면에 매일 105그램을 마시는 사람은 오히려 발병 위험이 60퍼센트 증가했다고 한다. 2001년 카이저 퍼머넌트 의료원의 클라츠키가 12만 8,934명을 대상으로 30년간 실시한 연구에서도 결과는 비슷했다.[174]

이는 술이 혈전을 용해해 혈액순환을 원활하게 해주기 때문이다. 합성물질에 의해 혈관이 굳어진 상태에서 천연의 술을 마시게 되면 굳어진 혈관이 이완돼 뇌졸중을 예방해주고, 또한 혈전으로 혈류가 막혀 뇌에 산소 공급이 중단되면서 일어나는 뇌경색도 크게 감소한다. 당뇨병 환자와 고혈압 환자는 뇌졸중의 위험이 크기 때문에 과음은 위험하지만 적당량의 술은 뇌졸중을 크게 감소시켜 준다.

발효술을 담그는 누룩에 풍부하게 들어있는 크롬은 포도당 대사를 원활하게 해주는 미네랄이어서 당뇨병과 우울증을 예방해준다. 당뇨병과 우울증이 없으면 폐경기 증상도 많이 호전된다. 많은 연구에 의하면 유방암이나 자궁암의 중요한 원인은 피임약, 골다공증 치료제 등 합성호르몬제와 콘돔, 질세정제, 탐폰, 호르몬화장품 등에 함유되어 있는 합성물질이다. 탄수화물이나 포도당을 발효시켜 술을 만드는 효모들은 술을 발효시킬 때 항산화제인 폴리페놀뿐 아니라 레스베라트롤이라는 효소를 분비한다. 이 효소는 항산화물질이면서 혈액응고를 막아주는 기능도 한다. 레스베라트롤은 뇌에 베타아밀로이드 단백질이 축적되는 현상도 막아주어 알츠하이머병을 예방하는 것으로 알려져 있다.[175]

57

발효술은
자연치유력을 강화시킨다

일본에서 실시된 연구에 의하면 술을 적절하게 마시는 사람은 금주자에 비해 지능지수가 남성은 3.3, 여성은 2.5 정도 높은 것으로 확인됐다. 또한 미국에서 노인들을 상대로 실시한 연구에 의하면 적절히 음주를 하는 사람이 금주자에 비해 치매에 걸릴 위험이 현저히 낮다고 한다. 결론적으로 세계 각국의 수많은 연구를 종합해보면 적절한 음주는 장의 박테리아를 정상화시켜 면역체계를 회복시켜주므로 각종 암과 심장질환, 뇌졸중, 당뇨병, 간경화, 류머티스 관절염, 골다공증, 정신질환을 예방해 전체적으로 사망률을 크게 낮추는 효과가 있다.[176] 특히 알코올은 뇌의 적절한 휴식과 긴장완화 작용을 통해 삶의 질을 높여준다.

인체 내에서 제4의 영양소로 작용하며 심장병, 뇌졸중, 당뇨병, 정신질환 등 각종 만성질환을 예방해주는 술은 야채나 과일을 발효시켜 만드는 천연의 술을 말하는 것이지 각종 첨가물로 범벅이 된 술이나 석유 폐기물인 에틸카바메이트로 만드는 화학주가 아니다. 발효술은 뇌신경의 긴장 상태를 완화시켜 부교감신경이 아세틸콜린이나 엔돌핀을 분비하도록 자극하고 혈관을 이완시켜준다. 림프구로 하여금 신체 곳곳에 파괴된 조직을 회복시키게 하여 면역체계도 강화시킨다. 합성 에틸카바메이트는 위험한 발암물질이지만 약주나 과일주의 발효과정에서 생성되는 천연 에틸카바메이트는 항산화제로 면역체계를 강화시키는 인체의 보호자다.

대부분 연구에서 술이 건강에 이롭다는 사실이 증명되었음에도 불구하고 주류의사들은 술이 건강을 크게 해친다고 주장한다. 그러나 술의 유해성을 밝힌 대부분의 실험은 한 번에 280그램 이상(19도 소주 5병 분량)에 해당하는 합성 알코올(에틸알코올)을 실험동물에게 주사하는 방식을 사용했다. 술이 체내에서 분해될 때 생성되는 이소아밀 알코올과 이소부틸 알코올, 그리고 희석식 소주*와 같은 저급 알코올에 첨가되는 합성 에틸카바메이트나 아스파탐, 표백제, 향미제 등 각종 식품첨가제가 인체에 유해함은 당연하다.

---

* 희석식 소주는 태국 등에서 수입하는 타피오카, 수입 쌀, 고구마 등을 원료로 순도 95퍼센트 이상의 알코올을 만들고 여기에 물을 섞어 20퍼센트 안팎으로 희석시킨 주정을 사용하며, 아스파탐, 향미제, 보존제 등이 첨가된다. 그러나 활성성분인 알코올은 합성 에틸카바메이트로 만들어진다. 희석식 소주의 숙취가 심한 이유는 합성 에틸카바메이트에 수십 가지 합성첨가물을 혼입했기 때문이다.
반면 전통적인 우리나라 술은 곡물을 효모로 발효시켜 만드는 탁주, 증류과정을 통해 농도를 높여 만드는 증류식 소주, 곡물과 약초를 동시에 발효시켜 만드는 약주 등이다. 이 같은 전통적인 발효주에는 알코올, 탄수화물, 단백질, 인, 철, 나트륨, 칼륨, 칼슘, 마그네슘, 비타민, 니코틴산, 비오틴 등 각종 천연의 영양소가 풍부하게 들어 있지만 희석식 소주에는 영양소가 전혀 없다.
우리나라에서 쌀을 원료로 한 전통 소주의 명맥이 끊기고 희석식 소주가 대종을 이루게 된 까닭은 '식량의 자급자족'이란 국가 정책 아래 1965년에 제정된 양곡관리법에 의해 쌀을 술의 원료로 사용하지 못하게 되었기 때문이다. 1995년 양곡관리법이 개정되면서 곡류를 발효시켜 만드는 증류식 소주도 허용되고 있다.

담배와 술의 제조과정에 다량 투여되는 감미제(아스파탐**, 사카린 또는 글루타민산나트륨***), 표백제, 향미제 등은 면역체계를 약화시킨다. 특히 대부분의 술에 첨가되는 글루타민산나트륨(합성조미료인 MSG)과 아스파탐 등은 '신경독소'로 불리며 뇌의 영양소인 포도당의 흡수를 방해하고, 알루미늄과 결합해 알츠하이머병을 일으키는 것으로 확인됐다.

우리가 야채, 과일을 섭취하면 위장에서 포도당을 발효시켜 효소로 만들고, 이것이 소장으로 이동해 알코올을 생성하고, 대장으로 이동해 식초를 만든 후에 배설된다. 이렇게 음식을 섭취하고 배설될 때까지 20여 시간 동안 탄수화물은 효소, 술, 식초로 순차적으로 변하면서 자연치유력을 회복시켜주고 몸 밖으로 빠져나간다. 우리가 아무리 최적의 조건을 만든다 해도 효소, 술, 식초를 생산하려면 1년 이상의 시간이 필요하다. 하지만 인체 내에서는 24시간이면 이러한 순환이 완벽하게 이루어진다. 이것이 생명의 신비다.

** 아스파탐은 설탕보다 200배나 단맛이 나면서도 칼로리가 적은 식품첨가제로 메탄올, 페닐알라닌, 아스파르트산으로 만들어진 합성화학물질이며 전 세계에서 가장 많이 사용되는 감미제다. 1966년에 서얼컴퍼니에서 개발하여 안전성 실험을 조작, FDA의 승인을 받아냈다. 신경계를 자극해 뇌종양, 방광암, 정신이상, 다발성경화증, 기형아출산 등을 유발시킨다는 과학적인 증거들이 계속 나타나면서 1975년에 승인이 취소된다. 그 후 정치의 힘으로 1981년 다시 승인되어 현재에 이르고 있으며 가장 의학적 논란이 심한 감미제다. 아스파탐은 장내에서 페닐알라닌이란 물질로 분해되는데 아미노산을 소화시키지 못하는 페닐케톤뇨증(PKU) 환자에게는 치명적이다. 그래서 대부분의 나라에서는 아스파탐을 첨가한 경우 '페닐알라닌 함유'라고 표시하도록 하고 있다. 유럽이나 일본이나 오스트레일리아, 뉴질랜드는 술을 포함해 식품에 아스파탐을 첨가하는 것을 법으로 금지하고 있다.

*** 천연의 글루타민산나트륨은 야채, 과일, 계란, 고기 등에 풍부하게 들어 있다. 그러나 현재 시중에서 사용하는 글루타민산나트륨은 석유폐기물인 타르 또는 유전자를 조작한 '코리네박테리움 글루타미쿰' 박테리아를 이용해 대량 생산한다. 분자구조 $C_9H_8NO_4$로 화학적인 작용은 아스파탐과 유사하다.

58
청교도 사상이 음주를 죄악으로 만들었다

흡연과 음주를 금기시 하고* 만성질환의 원인을 흡연과 음주로 돌리는 것은, 부를 신의 축복으로 생각하고 질병을 신의 저주라 여기는 미국식 청교도 이데올로기에서 유래한다. 미국식 청교도는 극

---

* 미국은 1920년부터 1933년까지 전국적으로 술의 제조, 판매, 음용을 금지했다. 이 법안을 주도했던 앤드류 J. 볼스테드의 이름을 따서 볼스테드법이라고도 한다. 정치계와 산업계의 부패에 대한 대중의 분노를 다른 곳으로 돌리기 위한 전략으로 금주법 시대를 열었지만 현실은 법안의 취지와 전혀 다른 방향으로 전개됐다. 뉴욕의 경우 금주법 시행 전 1만 5,000개이던 술집이 금주법 시행 후 3만 2,000개로 오히려 증가했다. 금주법을 비웃기라도 하듯 무허가 술집들의 개업이 줄을 이은 것이다. 오히려 불법 술은 고가로 팔 수 있는 수익재로 변했다.
밀주 제조로 거대한 마피아 조직을 거느리게 된 알 카포네를 비롯해 술을 밀수, 밀송, 밀매하는 조직폭력배들이 창궐했고, 거대한 주류사업의 이익을 노린 폭력조직 사이의 살인사건도 잇따랐다. '광란의 20년대'라는 조어가 만들어질 정도였다. 폭력조직들이 조성한 검은 돈과 서민들로부터 벌금 명목으로 받아낸 돈은 부패 경찰과 부패 정치인의 주머니를 채우는 데 쓰였다. 그 후 대공황 시절인 1933년에 이 법은 폐지되고 각 주의 자율로 일임되었다. 그러나 현재까지 14개 주는 일요일에 금주법이 시행되며, 43개 주는 실내 흡연을 불법화하고 있으며, 모든 주에서 미성년자에게 술과 담배를 판매할 수 없도록 법으로 금하고 있을 정도로 음주, 흡연에 대한 거부감이 강하다.

8장 술을 끊으면 건강이 좋아질까? 309

단적인 근본주의 입장을 고수하면서 술, 담배 등을 금기시 하는 반면 황금만능주의, 개인주의, 흑백논리, 타종교 배척, 총기 소지, 인종차별, 전쟁옹호 등의 특성을 가진 파시즘이다. 청교도는 지나칠 정도로 죄의식을 강조한다는 것이 또 다른 특징이다. 죄인, 죄인, 죄인, 속죄, 속죄, 속죄…… 그들은 질병을 신이 내린 형벌, 당연히 받아들여야 하는 고통으로 여기며 삶의 최고선을 청교도주의에 두고 있다.[**]

게다가 1980년대 후반, '규제완화'라는 유령이 전 세계를 뒤덮어 정치, 경제, 사회, 문화 등이 부패해가던 시기에 담배가 암 발병률을 높인다는 거짓 연구들이 급증하게 된다. 그때는 미국 청교도 근본주의 집단인 ACSH가 인간광우병, 유전자조작, 아스파탐, 방사선조사 등의 위험성과 각종 질병의 원인을 감추기 위해 담배와 에이즈 공포를 새로 조작하던 시기였다. 따라서 그 당시 연구들은 대부분 술과 담배가 각종 암과 심장질환, 뇌졸중, 관절염, 신부전증 등 모든 질병의 원인이라는 결론을 내리고 있다.

미국에서는 레이건 대통령, 영국에서는 대처 수상이 등장하면서 민영화에 따른 부패가 깊어가고, 기업에 대한 특혜가 쏟아져 나오고, 빈부격차는 심해지고, 취약계층에 대한 복지는 축소되고, 규제는 철폐되었다. 모든 것이 너무도 빠르게 보수로 회귀하며 세상을 온통 잿빛으로

[**] 2005년 미연방대법원은 '대마초가 항암치료를 받고 있는 암환자들의 고통을 완화시켜줄 수 있다는 과학적 증거는 있지만 그래도 의료용으로 사용할 경우 연방법에 의해 처벌 받는다.'라고 판결했다. 헌법상 마약 사용을 금지한 조항이 근거였다. 그런데 2006년 미연방대법원은 '모든 시민이 준수해야 할 연방법의 마약 사용 금지 조항도 종교인의 종교 행사에 대해서는 적용되지 않는다.'며 기도회에서 마약을 사용한 혐의로 기소됐던 뉴멕시코 주의 교회에 무죄를 선고했다. 이번엔 헌법상 보장된 종교의 자유가 근거였다.

만들던 시기였다. 레이건은 취임하자마자 '진화론은 하나의 이론일 뿐이며 생태계를 파괴하는 주원인은 나무다.'라며 생태계보호 문제를 철저히 무시하기 시작했다. 환경청과 식약청 등에서 규제를 담당하는 직원 수천 명을 해고했으며 그 기관들의 활동범위를 제한하고, 남아 있는 직원들의 상당수를 근본주의 청교도인 친기업형 인사들로 교체했다. 특히 이러한 상황은 2000년대 부시 대통령 시절 극에 달한다.

이런 상황에서 주류의사들은 미국식 청교도 정신을 받아들여 금연과 금주를 권하며 모든 환자들에게 공포심을 불러일으켰다. 존스홉킨스의대 교수 바바라 스타필드는 2009년 논문에서 이렇게 지적했다. '미국 내 사망의 세 번째 원인은 약의 부작용과 의사의 과실이며, 이로 인해 매년 225,000명이 사망한다. 그런데 주류의사들에 의해 사망자가 은폐되는 것까지 고려한다면 첫 번째 원인일지도 모른다. 특히 미국에서 약의 부작용으로 인한 사망자가 높은 까닭은 미국인들이 흡연과 음주를 부도덕하다고 생각하는 반면 약의 부작용에 대해서는 거의 신경을 쓰지 않기 때문이다. 의사들의 무지와 탐욕으로 인해 현대의학은 말기 단계로 접어들었다.'[177]

59
천연의 에틸카바메이트는 걱정할 필요 없다

미국의 영향력 아래 있는 세계보건기구(WHO)는 1998년 술을 방사선 물질과 같은 1급 발암물질로 규정했고, 2007년부터는 와인 등 발효주에서 검출되는 천연의 '에틸카바메이트'를 2A등급 발암물질로 지정했다. 또한 지금도 인터넷을 통해 '매년 250만 명이 알코올로 죽어간다.'고 경고하고 있지만 그 숫자의 구체적인 산출 자료는 공개하지 않고 있다.[178] 한마디로 담배공포, 에이즈공포를 조장할 때와 같이 그냥 해보는 소리일 뿐이다.

발효주를 포함해 발효음식인 김치, 고추장, 된장, 간장 등에서도 검출되는 천연의 에틸카바메이트가 암을 유발한다는 주장은 전적으로 오류이다. 석유폐기물에서 추출해낸 물질의 분자구조를 천연의 에틸카바메이트와 비슷하게 변형시킨 후, 그 합성물질의 이름을 천연과 동일하게 에틸카바메이트라고 부르기 때문이다. 이는 분자구조만 동일하면 천연물질과 합성물질이 인체 내에서 동일하게 작용한다는 환원주의 과학에 따른 가설일 뿐이다. 천연의 에틸카바메이트는 다른 각종 영양소와 효소, 체내의 미생물과 상호작용을 일으켜 아무런 부작용 없이 각종 질병을 막아주는 항산화제로 작용한다. 반면 합성 에틸카바메이트는 콜타르(아스팔트에 섞어 도로를 포장하는 데 쓰이는 검은 색의 끈끈한 액체), 벤조피렌*, 크레오소트(목재 방부제로 사용) 등과 함께 석유를 정제하는 과정에서 만들어지는 폐기물로 이들은 모두 치명적인 발암물질이다. 따라서 천연 에틸카바메이트와 합성 에틸카바메이트는 전혀 다른 물질이다.

미국은 엄격한 금연과 금주로 인해 다른 선진국에 비해 흡연율과 음주율이 낮은 편이다.** 그런데 미국의 알코올 중독자 비율은 다른 나라에 비해 8배나 높은 1,950만 명(전체 인구 중 12세 이상의 8.3퍼센트)에 달하고, 가공식품과 약물 의존도 거의 8배 높다. 마약 중독자는 770만 명으로 세계 1위, 마리화나 생산량도 350억 달러 규모로 세계1위, 마약 생산량과 소비량은 세계 최고 수준이다. 따라서 미국 소규모 영농인의 최고 수입원은 마리화나 재배와 가공이라고 한다. 게다가 경악할 사실

---

* 공장의 굴뚝이나 자동차 배기통의 벽면에 남아 있는 검은 재로 1급 발암물질이다. 그러나 자연의 물질이 타면서 생성되는 천연의 벤조피렌은 다른 성분들과 상호작용을 일으켜 인체에 아무런 해를 미치지 않지만 석유, 비닐 등 합성화학물질이 타면서 생성되는 벤조피렌은 인체에 치명적인 질병을 유발한다. 따라서 합성화학물질이 들어 있지 않은 천연의 고기를 태울 때는 위험성이 거의 없다.

** 2006년 기준으로 여성의 흡연률은 덴마크 41퍼센트, 프랑스 52퍼센트, 미국 24퍼센트이다. 남성 흡연률은 일본 61퍼센트, 프랑스 76퍼센트, 미국 28퍼센트이다. 알코올 소비량에 있어서도 OECD 25개국 중 미국은 하위 다섯 번째에 속한다. 이러한 비율은 10년 이상 비슷하게 유지되고 있다. 미국은 청교도 정신에 따라 알코올을 마약과 같이 취급하기 때문에 설문조사에 의할 경우에는 극히 낮은 수치가 나오지만 알코올 소비량을 기준으로 할 때는 선진국 중 중간 정도이다.

은 미국에서 생산되고 소비되는 마약의 대부분이 합성마약이란 사실이다.[179]

주류의사들이 모든 암의 원인을 술과 담배로 돌리는 의도는 마치 '길 건너편에서 잃어버린 열쇠를 가로등 밑이 밝다는 이유로 거기에서 찾는 격'이다. 암의 원인에 대한 연구논문이 현재까지 160만 종 이상 발표되었지만, 거의 대부분이 술과 담배를 그 주범으로 지목한다. 이미 모든 암의 원인이 아트라진, 프탈레이트, 나노입자 등 합성물질과 방사선, 인공자외선 등이라는 사실이 밝혀졌으나 주류의사들은 제약산업과 화학산업에 매수되어 관심을 다른 곳으로 돌리는 기만행위를 하고 있다.[180]

60
발효술이 아니라 합성첨가물이 문제다

청교도 정신과 규제완화 정책이 약한 유럽은 미국에 비해 술, 담배 등을 자연스럽게 즐기는 문화를 유지하고 있다. 프랑스는 포도주와 담배를, 독일은 맥주와 담배를 즐기는 것으로 유명하다. 특히 독일 바이에른 공화국의 빌헬름 4세는 1516년에 맥주순수령*을 내려 독일에서 생산되는 맥주에는 홉, 보리, 효모, 물 이외에 어떠한 첨가물도 섞지 못하도록 했다. 이런 전통으로 인해 독일은 지금도 천연 맥주로 유명하다. 포도주에는 폴리페놀, 맥주에는 타닌산, 막걸리에는 토코페롤이라는 항산화제가 풍부하게 들어 있고, 그 외 각종 비타민, 크롬, 철, 칼륨, 칼슘, 나트륨, 인, 마그네슘, 니코틴산 등 면역체계를 강화시켜 주는 성분이 풍부해서 각종 암이나 심장질환, 당뇨병, 고혈압 등을 예

---

* 맥주에 설탕 등 이물질을 넣으면 자신이 만든 맥주 4.5리터를 그 자리에서 마시게 하거나 상습범인 경우에는 사형까지 선고했다.

방해준다.

　프랑스와 독일을 비롯한 유럽인들과 아시아, 아프리카, 아메리카 인디언들은 미국인에 비해 술과 담배를 두 배 이상 즐기지만 심장병, 뇌졸중, 암 등 각종 질병은 미국인의 2분의 1 수준밖에 되지 않는다. 이슬람 국가에서는 종교적인 이유로 술이 법으로 엄격하게 금지되고 있지만, 의사가 치료 목적으로 처방하는 경우에는 예외로 음주가 인정된다. 술의 효능을 인정하기 때문이다. 그러나 우리나라에서 판매되는 술에는 많은 합성첨가물이 다량 포함되어 있다. 방부제로 발암물질인 아질산나트륨을, 감미제로 역시 발암물질인 아스파탐을, 향미제로 금속의 연마제로 사용하고 수은과 납 등을 함유한 구연산을, 색을 내기 위해 발암물질인 캐러멜을, 거품이 일게 하기 위해 시멘트와 비료, 고무 등의 제조에 사용하는 염화암모늄이나 라우릴황산나트륨을, 부드러운 맛을 내게 하기 위해 부동액에 사용하는 글리콜 등을 첨가한다. 게다가 화학주는 석유폐기물에서 추출하는 합성 에틸카바메이트를 주원료로 사용한다.

　또 맥주의 원료인 보리와 발효를 위해 사용되는 효모도 유전자조작 곡물이다. 그리고 출고 직전 유통기한을 늘리기 위해 방사선을 이용해 저온살균을 하기 때문에 효모가 살아남지 못할 뿐 아니라 DNA 또는 효소가 파괴되거나 변형된다. 슈퍼에서 구입하는 화학주는 '천연의 살아 있는 발효술'이 아니라 '합성물질로 만들어진 화학주'이다. 그런데 왜 술병의 라벨에는 이런 첨가물들에 대한 내용이 없을까? 화학주는 음식으로 분류되지 않기 때문에 어떤 성분도 라벨에 표기할 의무가 없다. 이를 악용해 합성 에틸카바메이트로 술을 만든 후, 천연의 주정을 한두 방울 섞어 천연의 발효술로 둔갑시키기도 한다.

61
무알코올 맥주는 치명적이다

지금까지 제약회사와 식품회사의 재정지원 없이 독립적으로 알코올과 건강의 관계를 다룬 논문은 세계적으로 100편 넘게 발표되었다. 논문의 거의 대부분은 알코올이 건강에 유익하다는 내용을 담고 있다. 사실 천연의 알코올은 수만 년 동안 인류의 진화과정과 함께해온 음식이다. 인간은 이미 천연 알코올에 적합하게 진화했다. 따라서 천연 알코올은 여러 가지 건강에 유익한 작용을 한다. 지금 이 순간도 우리 몸속에서는 미생물의 작용을 통해 탄수화물이 천연의 알코올로 바뀌고 있다. 알코올은 혈류를 좋게 해주는 것과 동시에 흥분제 작용도 하기 때문에 운전을 해야 하는 사람이나 폭력적 기질이 있는 사람은 주의해야 한다. 그 외에 적절한 음주는 모든 면에서 유익하다.

미국 청소년들 사이에서 무알코올 맥주가 크게 유행하고 있다. 무알코올 맥주는 일반 맥주와 생산과정이 동일하지만 마지막에 알코올을 제거하는 공정이 하나 추가된다. 알코올을 제거하기 위해서는 합성물질이 첨가되는데, 이것이 알코올보다 오히려 더 위험하다. 미국에서 가장 인기 있는 무알코올 맥주 루트비어는 알코올을 중화시키기 위해, 수십 년 전에 발암물질로 밝혀져 사용이 금지된 합성 사프롤을 첨가한 것으로 밝혀져 FDA에 의해 시판이 중단되기도 했다. 그 당시 제조업체는 사사프라스 나무에서 추출하는 사프롤은 코코아나 후추, 생강의 뿌리에도 풍부하게 들어 있는 천연물질이라고 선전했다. 하지만 결국 석유폐기물에서 추출한 물질의 분자구조를 천연의 사프롤과 같게 한 합성물질이었음이 밝혀졌다.

천연에 존재하는 물질이라도 이를 자연에서 추출하지 않고 석유폐기물에서 합성한다면 더 이상 천연물질이 아니다. 또한 자연의 물질이라도 특정 성분만을 추출하면, 상호작용을 하지 못하기 때문에 합성화학물질과 같이 독으로 작용한다. 미국식 환원주의 과학은 천연과 합성을 구별하지 못한다. 우리나라에서 시판되는 일본산 무알코올 맥주에는 헤테로사이클린 아민(HCAs)이라는 발암성 합성화학물질이 들어 있다. 이는 마치 카페인이 건강에 나쁘다는 이유로 페인트, 왁스, 우레탄 발포제 등의 원료이며 발암물질인 염화메틸렌이나 아세트산에틸로 카페인 성분을 중화시킨 무카페인 커피를 섭취하는 것과 마찬가지다.

62

발효술은
장수의 비결이다

1975년 2월, 장 드브나가 140세의 나이로 세상을 떠났다. 그녀는 카프카스 산맥 인근 소련의 그루지아 공화국에서 태어나고 생활했다. 그녀는 한 인터뷰에서 '매일 자신이 직접 만든 술을 5잔 이상씩 마셨고, 육식을 즐겼으며, 매일 걸었던 것'을 장수의 비결로 꼽았다. 2002년 3월, 101세로 세상을 떠난 영국 엘리자베스 여왕의 어머니도 매일 술을 마신 것이 건강과 장수의 비결이라고 했다. 영국의 도로시 하우는 2013년 현재 100세인데 건강이 양호하다. 그녀는 16세부터 지금까지 담배와 술을 즐기며, 공공연히 담배와 술이 자신의 건강 비결임을 밝히고 있다.[181] 건강하게 장수하는 사람들의 공통적인 특징은 약과 가공식품을 피하고 맑은 공기, 맑은 물, 천연의 알코올, 천연의 담배를 즐겼다는 것이다.

중요한 것은 술뿐만 아니라 음식도 가공되지 않은 천연에 가까운 것을 섭취해야 한다는 사실이다. 위장은 '제2의 뇌'라고 할 정도로 신경세포가 많이 얽혀 있고, 이곳에서 기분을 좌우하는 세로토닌*의 70퍼센트가 분비된다. 또한 위장에는 전체 면역세포의 80퍼센트 이상이 집중 분포되어 있다. 따라서 좋은 술을 적절하게 마셔 세로토닌이 정상적으로 분비되고 면역세포가 제 기능을 다하면 인간은 정신적으로 육체적으로 건강을 유지하며 장수할 수 있다. 현대의학도 위장은 이식하지 못한다. 신경세포와 면역세포가 가장 많은 곳이기 때문이다.[182] 따라서 장을 건강하게 유지하기 위해서는 발효술을 포함해 천연의 음식이 필요하다. 발효술에 들어 있는 천연 알코올이나 담배에 들어 있는 천연 니코틴은 수만 년 동안 인류와 함께해온 물질이다. 그런데 현대에 들어서면서 여기에 합성화학물질인 방부제, 착색제, 보존제, 향미제 등 수십 가지가 첨가되는 상황에 이르렀다.

같은 양의 알코올을 마시는 경우에도 매일 나누어 마시는 것이 한 번에 과음하는 것보다 좋다. 스웨덴, 덴마크, 노르웨이 등 스칸디나비아

---

* 지금까지 세로토닌의 결핍이 우울증을 야기한다는 것과 SSRI제가 세로토닌의 균형을 조절해 준다는 과학적인 증거는 한 번도 입증된 적이 없다. 세로토닌 가설은 1950년대에 조지 애쉬크로포트에 의해 제창되었다가 폐기됐던 주장이다. 사실 우울증 환자들의 50퍼센트는 세로토닌 수치가 지극히 정상적이다. 치명적인 부작용과 경제적 손실을 가져오는 약물로 치유해야할 질병이 아니라는 말이다. 우울증 치료제를 복용하는 사람들의 대부분은 사실 환자가 아니다. 정상적인 사람들까지 '우울증 전 단계'라는 굴레로 옭아매 약을 처방하고 있는 것이다. 대부분 우울증 환자들은 갑상선기능 저하, 저혈당, 당뇨병, 심장병, 관절염, 장기능 장애 등을 앓고 있어서 늘 불안하고 초조한 상태다. 약물에 따른 육체적 스트레스로 인해 교감신경이 긴장되고 혈류의 흐름에 제약을 받아, 결국 스트레스 호르몬인 아드레날린과 코르티솔이 과다 분비되기 때문이다. 또한 이런 우울한 심리 상태에서는 도파민이나 세로토닌의 분비도 억제된다. 뇌세포는 1,000억 개로 구성되어 있고, 각 뇌세포는 1,000개의 뉴런과 연결되어 있다. 즉 우리의 뇌는 100조 개의 신경망으로 이뤄져 있다. 게다가 신경전달조직인 뉴런은 위장을 포함해 신체 곳곳에 다수 분포되어 있다. 100조 개가 넘는 망에서 세로토닌 시스템 하나를 찾아 우울증을 치료할 수 있다고 하는 가설이 얼마나 허황된 발상인가?

지역은 전통적인 청교도 국가여서 미국과 같이 술의 판매를 법으로 엄격하게 규제한다. 이런 국가들은 주세가 높고 술을 판매하는 날이 정해져 있어, 그날이 되면 면세지역을 찾아가 몰아서 마시는 경향이 있다. 영국 글래스고 대학의 하트 교수가 35세부터 64세까지 5,766명을 대상으로 21년간 추적조사를 한 결과, 스칸디나비아 지역 주민들은 1주일간의 알코올 섭취량은 많지 않지만 심장질환으로 인한 전체 사망률이 유럽의 다른 지역에 비해 높게 나타났다. 하트 교수는 그 원인이 '통음'이라고 결론 내렸다. 핀란드 쿠오피오 대학의 카우하넨 교수가 3,235명을 대상으로 10년간 조사한 연구에서도 자주 마시는 사람에 비해 통음하는 사람에게서 심장질환으로 인한 사망자가 높다는 사실이 밝혀졌다.[183]

　이처럼 평소에는 술을 마시지 않거나 소량 마시다가 한번에 몰아서 과음하는 통음은 아주 위험하다. 통음은 자제력을 잃게 되므로 음주운전**, 폭행 등의 사고를 불러올 수도 있다. 따라서 일주일에 5일 금주하고 2일 통음하는 것이, 5일 마시고 2일 금주하는 것보다 훨씬 해로울 수 있다. 우리나라의 신입생 환영회나 신입사원 환영회에서도 통음으로 인한 사망사고가 종종 발생하고 있다.

** 대부분의 나라에서 운전자의 혈중 알코올 농도가 0.05퍼센트(100cc의 혈액 속에 알코올이 50밀리그램 함유되어 있는 상태) 이상인 상태를 말한다. 30그램 정도의 알코올을 마시면 0.05퍼센트에 해당한다. 이 정도의 알코올은 19도짜리 순한 소주로 약 반 병, 4.5도 식당용 맥주(500mg)를 기준으로 2병 정도이다. 그런데 간은 시간당 7~10그램 정도의 알코올을 분해하기 때문에 소주 반 병, 또는 맥주 2병 정도를 마셔도 4시간 정도 경과하면 거의 분해가 된다.

9장
정말 담배가 폐암의 원인일까?

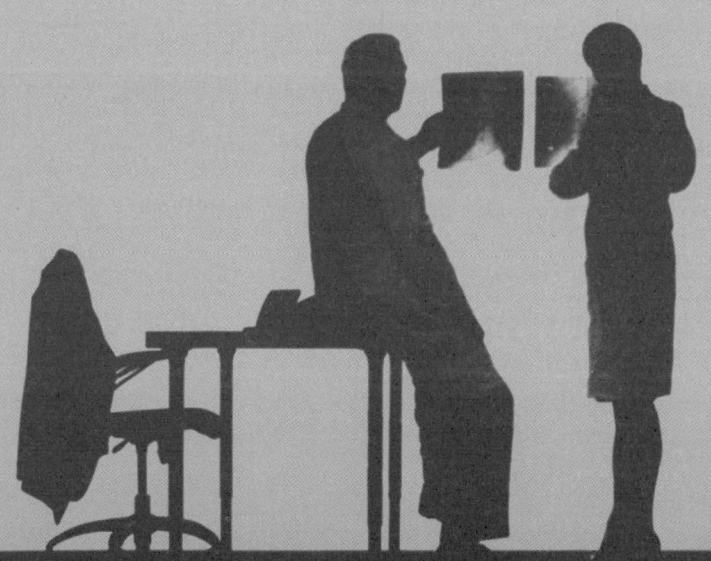

63

폐암의 진짜 원인은
숨겨져 있다

몬산토, 듀퐁, 로슈, 신젠타 등 화학 기업들은 제2차 세계대전 당시 화학 독가스를 생산했던 기업들이다. 핵무기로 인해 전쟁이 예상보다 일찍 끝나면서 화학기업들의 창고에는 비축해둔 독가스 원료들이 넘치게 되었다. 이런 상황에서 화학기업들에게 또 한 번의 기회가 찾아왔다. 20세기 '가장 더러운 전쟁'이라고 비난 받는 베트남전쟁이다. 미국이 제2차 세계대전 동안 쏟아 부은 독극물과 무기가 700만 톤이었는데, 베트남전쟁에서는 무려 2,000만 톤이 넘었다. 미군 5만 명과 베트남인 110만 명이 사망했고, 500만 명 이상의 부상자가 발생했으며, 전쟁 후에는 200만 명 이상의 기형아가 태어난 끔찍한 전쟁이었다.

베트남 전쟁 후인 1984년, 호주 정부는 베트남전에 참전했던 군인들의 강력한 피해보상 요구에 굴복해 고엽제*의 부산물인 다이옥신 조사위원회를 구성했다. 전쟁 중 고엽제에 노출됐던 군인들에게서 암, 뇌졸중, 기형아 출산 등을 비롯해 각종 질병이 나타나기 시작했기 때문이다. 그러나 이듬해 발표된 보고서는 '베트남전에 참전했던 군인 중 고엽제에 포함된 다이옥신으로 인해 고통을 당한 사람은 단 한 명도 없다.'고 결론을 내렸다. 결국 참전 군인들은 아무런 보상도 치료도 받지 못했다. 그러나 훗날 그 보고서가 몬산토가 주류의사들을 동원해 작성한 거짓 자료를 그대로 인용했다는 사실이 호주 울런공 대학 과학기술과 교수로 재직 중이던 브라이언 마틴에 의해 세상에 드러나게 된다.[184]

한편 20세기 후반에 들어서면서 대기오염, 수질오염 등 합성물질에 의해 희생되는 노동자, 일반 주민들이 급증하게 되고, 그들은 집단으로 손해배상 소송을 청구하기 시작했다. 그러나 불법행위 법률이 요구하는 '합성물질이 질병의 직접적인 원인'이라는 인과관계를 입증하기는 어려웠다. 합성물질은 오랜 시간 체내에 조금씩 축적되다가 일정 시기가 되면 질병으로 나타나기 때문이다. 그 기간 동안 희생자에게 작용하는 환경적 요인이 다양하기 때문에 어느 것이 직접적인 원인인지 밝혀내기란 거의 불가능에 가깝다.

---

* 베트남전쟁에서 고엽제 살포를 명령했던 해군 제독 엘모 줌왈트는 법정에서 고엽제의 부산물인 다이옥신이 폐암 등 질병을 유발하지 않는다고 강력 주장했지만 그도 결국 2000년 폐암으로 사망했다. 우리나라에서도 미군 주둔지인 경북 칠곡과 경기도 의정부, 인천 부평 기지에 불법 매립한 사실이 밝혀져 사회적인 문제가 되기도 했지만 정부나 미국은 아직까지 아무런 반응을 보이지 않고 있다.

이러한 상황에서 대부분 국가의 법원은 방사능과 합성물질에 의한 암, 석면에 의한 폐질환, 아스피린 복용으로 인한 라이증후군**, 돼지 인플루엔자 백신에 의한 길랭-바래증후군 등 환경이나 의약품에 의한 피해와 같이 인과관계 입증이 어려운 사건에 대해서 과학자의 증언에 의한 '개연성', 즉 '관련 가능성'으로 입증 방법을 완화했다. 이렇게 과학자들의 증언이 환경이나 건강 소송에서 '개연성'의 결정적인 증거로 받아들여지자 피고 측인 화학산업체가 고용한 주류의사들의 거짓 증언이 난무하기 시작했다. 주류의사들에 의해 법정에서 과학이 유린당하고, 쓰레기 과학이 진실로 받아들여지게 된 것이다. 질병으로 고통받고 있는 가난한 노동자와 일반 시민들은 거대 화학기업이 고액을 주고 고용한 변호사, 의사, 판사 앞에서 무력하게 짓밟히고 말았다.

1994년 아메리칸 페트로피나사를 비롯한 55개 회사가 노동자 몰래 석면을 사용했음이 밝혀지면서 폐암 등에 걸린 노동자들이 회사를 상대로 피해배상을 요구하는 소송을 제기했다. 그런데 대법원 판결이 내

** 라이증후군은 인플루엔자나 수두 등의 바이러스 감염을 앓는 중, 또는 앓고 난 직후에 갑자기 뇌와 간에 병변이 생기고 그에 따라 여러 가지 증상이 생기는 질환을 말한다. 라이증후군은 특히 어린이에게 치명적인 급성 뇌염증으로 영구적인 뇌손상이나 사망으로 이어질 수 있어 영국, 독일 등 유럽에서는 15세 미만의 어린이에게 아스피린 처방을 금하고 있다. 그러나 미국이나 우리나라에서는 어린이에게도 미리 심장마비를 예방한다는 명목으로 아스피린을 권하고, 심지어 어린이용 아스피린까지 처방하고 있다. 특히 아스피린은 뇌출혈이 발생한 사람에게는 출혈 과다를 일으킬 수 있어 치명적이다. 1982년 미국 보건복지부, FDA, 미국소아과학회는 공동의견으로 아스피린에 라이증후군 위험성을 경고하는 문구를 첨부하는 법률안을 제출하려 했지만 규제완화 실무자인 예산관리국 부실장 제임스 토치는 이 법률안을 폐기해 버린다. 결국 4년간 1,470명의 어린이가 아스피린 부작용인 라이증후군으로 죽어간 후인 1986년에야 경고문이 부착된다. 지금도 그는 워싱턴에서 로비스트로 활동하며 화학기업, 제약기업, 식품기업들을 위해 규제철폐에 앞장서고 있다.

려지기 2개월 전, 그 재판을 담당했던 라울 곤잘레스 판사는 피고인 회사 측 변호사로부터 8만 4천 달러의 뇌물을 받았다. 미국은 세계에서 유일하게 뇌물이 합법화되어 있는 나라다(국세청에 신고하고 그에 따른 세금만 내면 뇌물의 액수나 규모에 상관없이 합법이다). 두 달 후에 내려진 판결에서 석면 피해자인 노동자들은 당연히 패소했다.[185]

64

담배는
억울한 희생양이다

1950년대에 들어서면서 제2차 세계대전 당시 대부분의 전장에서 무차별 살포했던 독가스와 합성화학물질에 의한 각종 질병이 나타나기 시작한다. 의료소송이 집중되고 여론이 악화되기 시작하자 몬산토, 듀퐁 등 화학업계는 공황상태에 빠졌다. 그들은 이러한 상황을 타개하기 위해 대중의 관심을 다른 곳으로 돌리려는 시도를 한다. 바로 담배다.

  1950년대 영국은 최악의 스모그 현상으로 매년 1만 명 이상이 폐암* 등 각종 폐질환으로 사망하던 시기였다. 런던의 스모그 현상은 석탄 난로를 주로 사용하던 13세기부터 시작되어 17세기의 산업혁명을 거치면서 더욱 심해졌고, 20세기 후반부터는 화학혁명의 바람을 타고 치명

---

* 자동차와 발전소, 공장에서 배출하는 배기가스에 포함되어 있는 이산화질소(NO_2)는 강한 독성을 띠고 있어 호흡을 통해 폐로 흡입되면 폐암 등 폐를 망가뜨린다고 한다.

적인 상태가 되었다. 뿌연 스모그가 런던 등 도시의 하늘을 뒤덮어 호흡 자체가 곤란할 정도였다. 대부분의 시민들은 질병의 원인이 공장에서 뿜어져 나오는 매연일 것이라고 추측했다. 시민들의 두려움은 시간이 지나면서 분노로 바뀌었고, 결국 부패한 정치계와 산업계에 대한 분노는 폭발 직전까지 가게 되었다.

그러나 당시 영국은 제2차 세계대전으로 생긴 310억 파운드의 채무와, 냉전체제를 유지할 비용을 늘려야 했기에 재정은 파탄 상태였다. 재원을 충당하기 위해 영국산 석탄 중에서 매연이 적게 생기는 고급품은 미국이나 유럽으로 수출했고, 내수용으로는 저질 석탄을 사용하는 정책을 고수해야 했던 것이다. 식량 부족으로 배급 제도를 실시했고, 결국 말고기를 식용으로 팔기까지 했다. 이런 상황에서도 영국 정부는 런던에 밀집해 있던 제조업체들을 외곽으로 이전시키는 것은 곤란하다고 판단했다. 제조업체로부터 제공되는 불법 정치자금이 부패한 정치인들의 먹이였기 때문이다. 영국 정부는 폐질환자의 급증 원인을 독감으로 돌리려고 했지만 시민들을 설득하는 데 실패하자, 또 다른 음모를 꾸미기 시작한다.[186]

영국 옥스퍼드 대학의 오스틴 브래드퍼드 힐과 리차드 돌은 1950년 9월 30일자 「영국의학저널(란셋)」에 '폐암의 원인 중 83퍼센트는 담배이고, 17퍼센트만이 대기오염이다.'라는 논문을 다시 발표한다. 이것이 합성화학물질의 위해성을 숨기면서 관심을 담배로 돌리는 음모의 시작이었다. 그러나 그들이 발표한 내용은 '담배와 폐암 사이에 인과관계가 있다.'는 것이 아니라 '상관관계가 있다.'는 것이었다. 상관관계가 있다는 말의 의미는 과학적으로 입증되지 못한, 일종의 가설이라는 것이다. 그러나 이 가설을 다른 주류의사들이 끝없이 인용하면서 '과학적인 증거가 있다.'는 의미로 와전된다. 리처드 돌은 대 스모그 사건 후인 1954년 2차 논문을 발표하며 다시 폐암의 원인을 담배로 돌렸다.[187] 그런데 힐에게 연구를 의뢰한 영국의학연구협회(MRC)는 연구를 의뢰할 당시 '담배가 폐암의 원인'이라는 결론을 미리 내리고 이를 과학적으로 입증할 자료를 찾아 달라고 했다. 연구라기보다는 용역이었다.

비슷한 시기인 1948년, 미국 펜실베니아 주의 도노라 등 공업도시들의 상황도 런던과 비슷했다. 당시 미국의 초대형 기업이었던 '미국제련회사(ASARCO)'는 하버드 의대 교수인 필립 드링커와 메리 앰더에게 자금을 지원하며 대기오염과 폐암과의 관련성에 대해 연구해줄 것을 의뢰한다. 그들은 3년간의 동물실험과 인간에 미치는 영향에 대한 다양하고 심층적인 연구를 실시해 폐암의 직접적인 원인은 대기오염 속에 함유돼 있는 산화물과 납 등 합성화학물질과 중금속이라는 사실을 밝혀내고 이를 학회에 발표하기로 한다.

그러나 그때부터 앰더에게 끝없는 시련이 시작되었다. '미국제련회사'가 앰더와 드링커에게 원했던 결론은 '폐암의 원인은 대기오염이 아니라 담배'라는 것이었기 때문이다. 그런데 그들이 폐암의 원인을 대기오염이라 결론 내린 것이다. 하버드 대학교와 미국학회, 미국제련회사 등이 발표를 막기 위해 집중적인 압력**을 행사했지만, 앰더는 이에 굴

** 메리의 상사인 정교수 드링커는 압력에 굴복하고 연구 논문에서 공동 연구원인 자신의 이름을 삭제했을 뿐 아니라 자신의 조교수인 앰더도 해고한다. 그리고 그 보상으로 하버드에서 정년을 보장 받는다.

하지 않고 발표를 강행했고 란셋에도 연구 논문을 보냈다. 발표 즉시 앰더는 하버드 대학교에서 해고되었고, 60년이 지난 현재까지 란셋은 앰더의 논문을 싣지 않고 있다. 50여 년의 세월이 흘러 드링커가 사망한 해인 1998년, 그의 서류철에서 발견된 편지(1953년 7월 9일자)에는 이런 문구가 적혀 있었다. '이런 연구는 항상 기업의 돈지갑과 연결되어 있지요. 드링커에겐 처자식의 생계라는 족쇄가 진실한 연구를 가로막은 장애물이 되었던 것입니다.'[188] 산업체가 던져주는 먹이로 살아가는 주류의사들은 의뢰자가 원하지 않는 결론이 나오면 바로 폐기하는 것이 특징이다.

1953년 화학업계의 재정지원을 받은 미국의 어니스트 L. 와인더는 흡연과 암 발병에 상관관계가 있다는 연구를 발표한다. 81마리의 쥐에 타르를 묻히고 관찰한 결과, 쥐 생애기간의 반에 해당하는 71주에 이르러 59퍼센트의 쥐에게서 피부암이 발병했다는 것이다. 그러나 이 실험은 고농도의 합성 타르(담배 10만 개비 분량)를 합성물질인 공업용 아세톤[***]에 혼합해 투여한 실험이었다. 그 후 담배 연기가 가득한 폐쇄된 공간에서 같은 기간, 같은 조건으로 실시된 실험에서는 단 한 마리도 암에 걸리지 않았지만 이 연구는 곧바로 폐기되고 만다. 이전의 연구만 발췌되어 '동물실험에서 담배가 암을 유발했다.'는 내용으로 뉴욕타임

[***]설탕을 수소처리해 인공적으로 만든 아세톤은 여러 가지 지방과 합성물질들을 녹일 수 있고 인화성이 강하기 때문에 레이온과 같은 인조섬유와 폭발물 제조에 널리 사용된다. 또한 의약품 제조의 화학적 중간물질로 사용되고 비닐, 아크릴 수지, 래커, 페인트, 잉크, 화장품(손톱광택 제거제 등), 니스 등의 용매로 쓰인다. 또한 종이 코팅, 접착제 등의 제조에 사용되며 여러 가지 화합물의 합성에 출발물질로 이용된다.

스, 워싱턴포스트, 라이프, 리더스 다이제스트 등의 주류언론에 대대적으로 보도됐다. 지금도 담배의 해악성을 알리는 선전에는 이 연구가 자주 인용되고 있다.[189]

65
히틀러의 초강력 금연정책엔 음모가 있었다

사실 담배공포의 시작은 독일의 히틀러 정권이 시도한 '관심돌리기'였다. 제2차 세계대전 당시 독일 쾰른 대학의 프란츠 뮐러는 1939년 설문조사를 통해 흡연과 폐암의 상관관계를 밝혔다. 이는 지금까지 폐암의 원인이 석면, 벤젠, 에틸납, 독가스 등 오염된 대기 중에 포함된 합성화학물질과 중금속이라는 연구들을 폐기시키고, 폐암의 모든 원인을 담배로 돌리는 정치과학을 만들기 시작했다. 그리고 1943년에 카를 아스텔이 지휘하는 흡연 연구에 맞춰 샤이러와 쇠니거가 흡연과 폐암과의 상관관계를 보여주는 통계 결과를 다시 발표한다.[190]

부와 권력에 눈이 먼 주류의사들은 대중들의 관심을 합성물질로부터 흡연으로 돌리기 시작한다. 히틀러는 독일 내 공공장소에서의 금연

(간접흡연 규제)*과 자동차 운전 중 금연, 나아가 군인과 경찰, 모든 공무원, 심지어 일반 여성과 18세 미만자, 재소자들에게도 금연을 명령했다. 노동자를 포함한 모든 국민은 오로지 생산 증대라는 국가 정책 아래 근무 중 흡연이 금지됐다. 후에 이 정책은 미국과 우리나라에도 그대로 전해진다.

사실 히틀러가 이룬 경제 성장의 결과는 노동자의 희생에 따른 것이었다. 히틀러가 흡연을 금했던 이유는 경제 공황으로부터 독일의 경제를 빠른 시간 내에 부흥시켜야 했고, 대기오염 등 경제 부흥 정책의 부작용을 숨겨야 했기 때문이다. '담배가 폐암의 원인이다.'라는 현대의학의 교리는 기업 또는 국가적 책임(합성물질)을 개인의 책임(흡연)으로 돌려 기업을 보호하려는 전략이었다. 게다가 히틀러 자신이 금연자**, 금주자, 채식주의자, 금욕주의자란 사실도 무관하지 않다.[191]

집단의 사고를 하나로 통일시키기 위해서는 가상의 적이 필요하다는 원리를 터득한 히틀러는 정치에서는 사회주의를, 인종에서는 유대인을, 건강에서는 담배를 가상의 적으로 만들었다. 특히 흡연은 정신적 안정을 가져다주어 평화와 이성을 회복시켜주는 역할을 하므로 집단사고를 강화하는 데 위협적인 존재였다. 히틀러가 정권을 장악한 후,

---

* 17세기 청교도 교리를 창시한 장 칼뱅의 극단적인 금욕주의에 의해 북유럽에서는 술과 담배, 섹스가 철저히 금기시 되고 공공장소에서의 금연이 시행됐다. 청교도의 금연 교리는 엄격해서 가난한 노동자가 공공장소에서 흡연을 하다가 적발되면 화형에 처하기도 했다.

** 당시 제2차 세계대전의 지도자인 영국의 처칠, 소련의 스탈린, 미국의 루즈벨트 등은 모두 애연가였다. 반면에 이탈리아의 무솔리니, 스페인의 프랑코, 독일의 히틀러는 모두 금연자였고 이들 국가는 금연을 국가정책으로 삼았다.

독일은 유럽에서 가장 빠른 경제성장을 이루었지만 국가 전체가 석면, 벤젠, 에틸납, 다이옥신, 질산염 등으로 오염된 대기에 고통 받아야 했다. 이뿐만이 아니다. 두 차례의 세계대전과 국지전에서 노출됐던 독가스로 인해 수많은 병사들이 고통을 겪었으며 많은 독일인들이 폐암과 심장질환, 유방암 등에 걸리게 되었다.

독일은 미국 등 연합국의 봉쇄정책으로 아랍지역에서 석유를 확보하지 못하게 되자 석탄을 화학적으로 처리해 액화석유와 합성고무, 알루미늄 등을 대량생산하게 된다. 또 이를 원료로 화약의 재료인 질산암모늄, 독가스 치클론B, 각종 의약품, 화학비료, 살충제, 시멘트 등을 생산하는 과정에서 산업폐기물이 대량 발생했다. 게다가 자동차 매연은 독일 국민의 눈과 코를 괴롭혔고 유럽에서 가장 높은 암과 심장질환자가 발생했다. 히틀러는 사회주의를 철저히 배격하며 모든 산업을 사유화했고, 국가는 규제완화 정책을 강화해 나갔다. 1932년에 완성된 3,000km에 달하는 세계 최초의 고속도로(아우토반)나 국민 차인 폭스바겐, 합성고무인 부나, 전쟁을 가능하게 했던 액화석유 등 모든 중요한 재화는 모두 개인 소유의 기업에서 만들어낸 것이다.

히틀러의 정책 아래, 국가는 기업의 자유를 위해 규제를 완화하고 기업 활동의 부산물로 발생한 생태계 파괴와 각종 질병은 무시했다. 히틀러는 '폐암과 심장질환의 원인은 담배'라는 거짓 과학을 만들어 화학산업을 보호하는 데 앞장선다. 이것이 나찌가 벌인 의학적 폭력인 '암과의 전쟁'이다.*** 흡연은 필연적으로 휴식으로 이어지기 때문에 국민의 모든 노동력을 생산으로 결집시키기 위한 통제정책의 하나로도 금연이 필요했던 것이다.¹⁹²

  20세기 초부터 미국 등 대부분의 국가는 자국의 화학기술을 국가 기밀로 취급하면서 외국의 화학물질에 대해 높은 관세를 적용해 자국의 화학산업을 보호하고 있다. 그리고 제2차 세계대전 당시 세계에서 가장 앞선 화학기술을 보유하던 독일이 패전하면서 독일의 모든 기술은 승전국인 미국과 영국으로 고스란히 넘어갔다. 전쟁이 끝난 후에 독일의 체제를 집중 연구한 연합국의 주류학자들은 독일이 국민의 저항을 받지 않고 그토록 빠르게 화학산업을 발전시킬 수 있었던 원인을 알아냈다. 합성물질의 위험성을 담배로 돌렸기 때문에 가능한 일이었다. 그러나 대부분의 히틀러 관련 서적은 나치의 금연정책에 대해서는 언급을 회피한다. 미국에서 시행하는 정책이 패전국인 독일에서 이미 시행됐던 정책을 받아들인 것이란 사실을 숨기려는 의도다. 청교도 파시즘은 나찌 파시즘을 중요한 교재로 채택한 것이다.

***암을 비롯해 급증하는 모든 질병의 원인을 담배로 돌리며 화학산업을 보호하기 위한 펼쳐졌던 나찌의 '암과의 전쟁'은 30여 년 후인 1971년 미국의 닉슨 대통령에 의해 그대로 재현된다.

66
흡연과 폐암의 인과관계는 조작되었다

사실 담배공포를 만들어내기 시작한 오스틴 브래드퍼드 힐과 리처드 돌이 수행한 연구는 많은 오류를 가지고 있다. 이미 폐암에 걸린 사람들을 대상으로 과거에 흡연을 했는지, 했다면 얼마나 했는지를 묻는 '후향적 방법'*을 썼다는 점, "폐암의 원인은 담배"라는 결론을 미리 내리고 이를 뒷받침할 수 있는 통계적 근거를 찾기 위해 수행한 것이었다는 점, 조사 대상자 선별 과정에 있어서도 현장에서 근무

---

* 전향적 연구란 어떤 대상이 '앞으로 어떻게 되는지' 조사하는 방법이다. 예컨대 지금 폐암에 걸리지 않은 사람들 중에서 담배를 피우는 사람과 피우지 않는 사람을 대상(흡연량을 기준으로 몇 개로 분류)으로 폐암이 생기기에 충분할 정도로 긴 10년 이상의 기간 동안 정기적으로 검사를 하여 폐암과 담배 사이의 관계를 연구하는 것이다. 반면 후향적 방법이란 어떤 대상이 '과거에 어떠했는지'를 조사하는 방법이다. 폐암에 이미 걸린 사람들을 대상으로 과거에 담배를 피웠는지, 피웠으면 몇 살 때부터 피우기 시작했는지, 하루에 몇 갑을 피웠는지 등을 조사하는 것이다. 후향적 연구는 기억이 정확하지 않거나, 답하는 사람이 솔직하지 않을 수 있다는 단점이 있어, 일반적인 경우 전향적 연구의 신뢰도가 높다.

하며 화학물질에 노출되기 쉬운 흑인노동자, 이민노동자 등 블루칼라 계층과 여성, 노인을 제외하고 백인 사무직 남성 의사만을 상대로 조사했다는 점, 대기오염이 세계적으로 가장 심각한 대도시인 런던 거주자만을 대상으로 했다는 점이 그렇다. 특히 이 연구는 히틀러 당시에 실시됐던 통계조사 방법과 결론을 그대로 모방한 것에 불과했다.

그들이 1950년에 조사한 폐암 환자 649명의 통계 자료를 분석해 보면, 하루 15개비를 피우는 사람보다 50개비를 피우는 사람에게서 폐암 발병률이 월등이 낮았다. 그리고 하루 1개비 이하를 피우는 사람보다 15개비 이상을 피우는 사람이 폐암에 걸리지 않을 확률이 높았다. 그런데 이 실험은 전제 자체가 치명적인 오류를 갖고 있다. 그들은 단지 흡연자와 비흡연자만을 상대적으로 비교한 것이다. 실험군과 비교군에서 통계학상 최소 15가지 이상 '경우의 수'를 비교할 수 있었음에도 불구하고 1가지만 비교하는 모순을 드러냈다. 일례로 하루 15개비를 피웠던 환자의 경우에는 폐암 환자의 비율(30.2%)과 폐암에 걸리지 않은 비율(29.3%)이 거의 비슷했다.[193]

리차드 돌과 브레드퍼드 힐이 발표한 연구 논문에 대해 비난이 쏟아지자 그들은 1954년에 의사들을 상대로 실시한, 두 번째 연구를 발표하지만 거기서도 각각 환자군과 대조군 내부에서 일어나는 변화만을 평가하는 오류를 범한다. 다시 말해 폐암에 걸린 환자만을 대상으로 흡연량이 늘어나면 폐암 발병률이 늘어난다는 자료로 인용했다. 하루 15그램을 피우나 25그램을 피우나 모두 비흡연자에 비해 폐암에 걸릴 확률은 월등이 낮았지만 이 결과는 무시해버린다.[194] 의학 연구에 통계학적 방법을 도입하면서 원하는 자료만 사용하는 방법으로 교묘하게 결과를 조작한 것이다. 게다가 원하는 결과가 나올 때까지 이전 자료를 폐기하며 조사를 되풀이했고, 원하는 자료가 나오자 곧 모든 조사를 중단했다.

이런 과정에서 하루에 평균 33개비의 담배를 피우는 한 의사가 건강한 상태임이 확인되자 그를 금연자 그룹에 편입시켰음이 밝혀지기도 했다. 반대로 폐암에 걸린 비흡연자를 흡연자 그룹에 넣는 등, 그들의 통계조사는 말 그대로 소설이었다. 담배의 해악성을 알리는 대부분의 연구들은 과학적 연구 없이 추정치를 사용해 결론을 내렸고, 상관관계의 증명에 있어 '주관적 판단'에 의존하는 경향이 많았다. 1950년대 브레드퍼드 힐과 리차드 돌의 연구에서 하루에 담배 네 갑 이상을 피운 사람이 그보다 적게 피운 사람보다 더 건강하고 오래 살았다는 결과가 나오자 이렇게 억지 해석을 하기도 했다. '이렇게 엄청난 흡연량을 이겨낼 수 있는 튼튼한 허파와 심장을 가진 사람이라면 담배 속의 유해물질에 대해서도 충분히 저항력을 갖고 있다.'[195] 물론 이 자료는 당연히 통계에서 제외됐다.

돌은 2005년 사망할 때까지 비슷한 연구를 11회 수행하면서 늘 동일한 결론을 내리며 담배공포를 키웠다. 그들이 사용한 연구 자료에 의하면 흡연자는 비흡연자에 비해 폐암 발병률이 50배 높다고 한다. 1981년 이후 발표한 연구는 1950년에 발표한 통계 조사의 내용을 조금 바꾼 것으로 '암의 발병에 담배가 30퍼센트, 콜레스테롤이 35퍼센트, 알코올이 20퍼센트 영향을 미치는 반면 석면이나 DDT, 다이옥신, 벤젠 등의 합성화학물질은 6퍼센트밖에 영향을 미치지 않는다.'고 주장하며 '흡연과 음주, 고기를 중단하면 모든 암에서 벗어날 수 있다.'고 권고한

다.¹⁹⁶

그러나 수많은 연구에 의하면 도시의 비흡연자가 시골의 흡연자에 비해 발암 비율이 훨씬 높다. 통계학자 R. A. 피셔는 '통계적 상관관계가 인과관계로 이어지는 것은 아니다. 머리가 흰 사람이 기대수명이 짧은 경향이 있지만 흰머리가 사망 원인은 아니다. 머리가 흰 사람은 대체로 노령이고, 노령이 사망 원인이지 흰머리가 원인이 될 수 없다.'라고 지적한다. '흰머리와 사망 사이에 상관관계는 있지만 인과관계가 있는 것은 아니다.'라고 밝히면서 힐과 돌의 주장을 비판한다.¹⁹⁷

통계는 자료를 조작해서 원하는 결론을 끌어내기 위한 위험한 숫자놀음이다.** 예컨대 2002년 우리나라 통계청은 결혼 대비 이혼율이 47.4퍼센트로 세계 최고라고 발표해서 세간에 충격을 주었다. 그러나 이 통계는 허구였다. 2002년 한 해 동안 이혼한 커플(14만 5,324건) 수를 그해에 결혼한 커플(30만 6,573건) 수로 나눈 수치였다. 한 항목은 '특정 년도에 결혼한 커플'을, 다른 항목은 '결혼한 전체 커플 중에서 특정 연도에 이혼한 커플'을 기준으로 하는 실수를 저지른 것이다. 이런 계산법을 적용하면 2003년의 이혼율은 54.8퍼센트가 된다. 어떤 해는 이혼

** 흡연율이 95퍼센트를 넘었던 시기에 이미 폐암에 걸린 환자들에게 '당신은 폐암에 걸리기 전에 담배를 피웠습니까?'라는 내용으로 설문조사를 하면 95퍼센트의 사람들이 '예'라고 답변한다. 이를 근거로 '담배가 폐암의 원인이다.'라는 현대의학의 교리가 만들어진다. 그러나 같은 시기에 매일 담배 2갑 이상을 피우는 사람들을 상대로 '당신은 폐암에 걸렸습니까?'라는 내용의 설문조사를 하면 10퍼센트만이 '예'라고 답한다. 이미 폐암에 걸린 환자들에게 '당신은 오렌지를 자주 먹습니까?'라고 질문했을 때, 90퍼센트의 환자에게서 '예'라는 답변이 나온다고 해서 '오렌지가 폐암의 주요원인이다.'고 결론 내린다면 이 얼마나 황당한가? 통계는 문항을 어떻게 작성하느냐에 따라 결과치가 크게 달라질 수 있으므로 통계를 근거로 한 논문은 신뢰도가 떨어진다.

율이 100퍼센트가 넘을 수도 있다.[198] 결론을 미리 내려놓고 그에 맞도록 항목과 기준을 이리저리 바꾸기만 하면 쉽게 거짓 결론을 이끌어낼 수 있다. 이것이 바로 통계의 허구다.

67
담배공포를 조작하는 배후세력이 있다

두 차례의 세계대전에서 승리한 미국은 세계적인 채권국가가 되었고 급속도로 산업이 발전했다. 1950년대 중반이 되어서는 로스앤젤레스, 뉴욕, 롱아일랜드, 오대호 주변 등의 주민들이 대기오염으로 인한 폐암에 시달리기 시작했다. 결국 영국의 전철을 밟은 미국에서도 폐암 환자들이 급증하면서 노동자들의 분노가 산업계와 정치계로 향하기 시작했다. 이런 상황에서 리처드 돌로부터 시작된 '관심돌리기'는 미국에서도 절실히 필요한 전략이었다. 1957년 미국 공중보건국(PHS)은 '흡연보고서(The Cigarette Papers)'를 통해 '이 나라의 폐암과 심장병 등 모든 질병과 장애, 조기사망의 가장 큰 원인은 담배다.'라고 발표하고 1964년과 1967년, 1998년에 재차 발표한다.

이 보고서는 '매년 담배로 인해 420,000명의 흡연자와 53,000명의 비흡연자가 사망하며 이 숫자는 살인, 에이즈, 알코올, 교통사고로 사망하는 사람들 모두를 합한 것보다 많다.'며 담배공포를 지원한다. 1970

년대까지 미국, 영국을 비롯한 국가와 기업의 지원으로 20개국에서 발표된 공해 관련 연구 논문 50편은 모두 담배가 폐암의 원인이며 대기오염은 거의 또는 전혀 영향을 미치지 않는다고 결론 내리고 있다. 영국의학연구협회나 미국 공중보건국은 지금까지 단 한 번도 대기오염, 수질오염, 화학물질, 약물 부작용, 식품 첨가제, 방사능 등에 대한 보고서를 발표한 적이 없다.[199]

대중의 관심을 돌려 문제를 은폐하는 데는 전쟁이 가장 좋은 방법이다. 화학업계가 담배공포에 불을 붙였고, 담배업계가 사활을 걸고 대응함으로써 전쟁은 60여 년 동안 계속되고 있다. 대부분 국가와 주류 의사들, 주류언론들이 거대기업인 제약업계와 화학업계를 옹호하면서 전쟁은 날로 확대되고 있다. 총성 없는 담배공포 전쟁! 물론 이 전쟁은 거대기업인 몬산토와 듀퐁, 그리고 거대 비과세지주회사인 록펠러 재단의 지원을 받는 단체가 절대적으로 유리한 위치에 서 있다. 제약업계와 화학업계가 막대한 비용을 지원하며 대대적으로 담배공포를 만들어 내는 가운데 미국에서는 1971년 담배 광고를 금지하는 법안이 통과되었고 1984년에는 37개 주와 워싱턴 DC에서 극장, 식당 등 공공시설에서는 흡연을 금지하는 법안이 통과되었다. 이렇게 과학을 빙자한 정치 광풍은 세계화의 흐름을 타고 캐나다, 영국, 호주, 우리나라, 일본, 홍콩, 싱가포르 등 미국의 영향을 강하게 받는 나라들로 급속히 전파됐다. 그러나 2014년 현재 담배공포가 아직도 광풍을 일으키고 있는 나라는 전 세계에서 미국과 우리나라뿐이다.

1962년 레이첼 카슨*의 「침묵의 봄(Silent Spring)」이 발간되고 합성물질의 위험성에 대한 논란이 거세게 일어나자 1972년 미국 내에서 DDT 사용이 전면적으로 금지된다. 1964년에는 담배나 술과는 전혀 관계가 없는 물고기가 암에 걸린 채 발견되어 의학계가 발칵 뒤집어졌다. 지금은 오염이 심한 강어귀에서 각종 암에 걸린 바다 생물을 발견하기가 쉽지만 당시로서는 충격적인 사건이었다. 1978년 이런 분위기에서 화학업계, 식품업계, 제약업계, 석유업계, 자동차업계, 원자력업계 등 66개 기업은 막대한 자금력으로 주류의사들을 끌어들여 미국건강과학위원회(ACSH, American Council on Science and Health)를 설립한다. 이 단체는 화학산업, 제약산업을 보호하기 위해 담배공포를 확대하며 담배업계를 집단적으로 공격하기 시작했다. 초거대 친기업 성향의 연구기관이자 청교도 근본주의 단체인 ACSH의 목표는 대중들의 관심을 합성물질과 현대의학의 부작용으로부터 담배로 돌리는 것이었다. 그러자 필립모리스 등 담배업체는 1993년 30여 명의 주류학자와 정치인들을 동원해 '건전과학진보연대(TASSC, The Advancement of Sound Science Coalition)'를 결성하고 자금을 지원하며 이에 대응한다.

TASSC의 임원인 스티브 밀로이**는 인터넷에 '정크사이언스닷컴'이

---

* 레이첼 카슨은 DDT에 대해 열정적으로 연구하던 1960년 유방암 확진을 받는다. 그 후 수술, 항암치료, 방사선치료로 만신창이가 된 상태에서도 집필을 계속해 2년 후인 1962년 책을 완성한다. 그리고 1년 6개월 후인 1964년, 56세를 마지막으로 눈을 감는다. '침묵의 봄'이 출판되자마자 화학업계는 '노처녀의 히스테리', '비전문가의 독설' 등의 표현을 사용하며 카슨의 인격과 진실을 깎아내렸다. 그러나 1969년 미국 의회는 DDT가 암을 유발할 수 있다는 증거를 발표했고, 1972년 미국 EPA(미국환경청)는 DDT의 사용을 금지했다.

** 밀로이는 정크사이언스닷컴(JunkScience.com)을 운영하면서 현재까지 담배업계와 화학업계, 제

라는 사이트를 운영하며 ACSH 소속 연구원들이 발표하는 연구뿐만 아니라 의약품의 부작용이나 생태계, 식품 첨가제, 방사능, 대기오염 등의 위험을 지적하는 양심적인 연구를 '쓰레기 과학'[***]이라고 비판하고 있다. 밀로이는 ACSH에 대한 적대감을 드러내었던 과거와는 달리 2000년대 초부터 ACSH를 양심적인 연구단체라 지칭하며 자신의 사이트에 그들의 연구를 소개하고 있다. 사실 초기에 ACSH를 비난했던 것은 계획된 시나리오였다. 그의 진짜 목표는 환경단체, 소비자단체 등 양심적인 단체의 연구들을 공격하는 것이었다.

이 두 단체는 서로 정보와 자금, 인력을 교류하며 화학물질은 물론 대기오염, 식품첨가제, 의약품 등에 대해 대중이 관심을 갖지 못하도록 하고 있다. 즉 ASCH는 담배의 위해성을 강조하고 TASSC는 담배의 무해성을 강조하며 계속해서 논쟁을 키워나간다. 1993년 밀로이는 담배회사 필립모리스와 월 4만 달러의 계약을 맺고 화학물질과 대기오염에 대한 위험이 불확실하다고 주장하며 제약산업과 화학산업을 보호하는 임무를 수행했다. 또 1994년에는 필립모리스와 60만 달러의 프로젝트를 체결하고 앨라배마 주 상원 의원인 리차드 셸비를 통해 화학물

약업계, 식품업계 등으로부터 고액의 급여와 활동비를 지급받고 있다. 2000년 기준으로 매월 165,888달러의 급여와 300,000달러의 연간 활동비를 받았다.

[***] 스티브 밀로이가 지칭하는 '쓰레기 과학'이란 환경과 인류의 건강을 지키려는 내용의 과학을 지칭한다. 이후 업계의 지원을 받는 주류과학자들은 업계의 이익을 대변하지 않는 모든 과학을 쓰레기 과학이라고 부르게 된다. 예컨대 텍사스대학교 법학 교수이자 친기업 단체인 CPR 의장인 토마스 맥개러티는 '규제 완화를 주장하는 우리 과학은 건전 과학이고, 규제 강화를 주장하는 너희 과학은 쓰레기 과학이다.'라고 했다. 밀로이와 함께 활동하던 제임스 인호피는 2003년 기후규제법의 통과를 막기 위해 '화학업계가 지구온난화의 주범이라는 이론은 쓰레기 과학이며, 최대의 사기극'이라는 내용의 연설을 상원에서 했다.

질을 규제하려는 법안을 막아내기도 했다. TASSC의 임원인 제임스 토치는 1982년 어린이 1,500명의 생명을 앗아간 '아스피린'의 부작용을 경고하려는 법안을 폐기시킨 인물이다. 한편 ACSH의 2010년 의료분야 책임자이자 이사인 길버트 로스****는 의료보험 사기행위로 1995년 의사 면허증을 박탈당하고 3년 10개월 간 교도소에 수감된 전력을 갖고 있다.[200]

이 두 단체의 공통적 이데올로기는 반공주의, 냉전 강화, 핵무기 확산, 자유시장주의, 금융투기 자유, 규제완화, 부유세 인하, 특허 보호, 근본주의 청교도, 환경운동 반대, 동성애 반대, 약의 부작용 은폐, 무기 소지 자유, 에이즈공포 확산, 금주와 금연, 낙태 금지 등의 극단적인 파시즘이다. 특히 ACSH가 이념으로 내세운 청교도 근본주의는 술과 담배를 금하는 것뿐만 아니라 미국에서 수백 년간 흑인 노예제도를 시행했고 노예 해방 후에는 KKK단을 창설해 흑인들을 학살했던 이데올로기와 맥을 같이 한다.

주류의사들은 담배공포를 조작, 증폭시키는 대규모 친산업 연구단체 ACSH와 담배를 옹호하는 소규모 단체 TASSC에 이중으로 관련된 사람이 많았다. ACSH의 집행위원장인 마이클 폭스, 의장인 A. 앨

**** 그는 독극물 비소나 1급 발암물질로 규정된 PCB가 인체에 전혀 영향을 주지 않는다는 연구논문을 발표하고 화학업계로부터 거액의 수수료를 받기도 했다. 1995년 불필요한 진단과 수술을 과다하게 시행해 800만 달러의 의료보험금을 사취한 행위로 유죄판결을 받고 의사면허도 박탈되었지만, 만기 출소 후 ACSH의 회장인 앨리자베스 웰런에 의해 1999년 ACSH 의료 담당 책임이사로 채용된다. 웰런의 로비에 의해 박탈됐던 의사면허는 2004년에 복구된다.

런 모기시, 그리고 빅터 허버트, F. J. 프랜시스 및 다른 46명의 임원도 TASSC의 자문위원이었다. 화학업계와 담배업계는 양 단체에 모두 자금을 지원하면서 그들이 미리 짠 시나리오에 따라 적절히 상호 비판의 강약을 조절해왔다. 특히 회장인 프레더릭 스테어는 1978년 ACSH가 설립되자마자 담배 기업인 필립모리스에 자금을 지원해줄 것을 요청하기도 했다. 그리고 화학기업, 제약기업, 식품기업, 자동차기업 등 ACSH에 재정지원을 하는 대부분의 기업들은 TASSC에도 계속해서 재정지원을 했다.[201]

68

주류의사들이
담배공포를 세뇌시켰다

미국건강과학위원회(ACSH)는 '미국이 DDT 사용을 금지한 것은 살충제, 석면, 고엽제, 핵에너지와 함께 20세기 최악의, 과학적으로 근거 없는 건강공포 중 하나다.'라는 내용의 공식 성명을 통해 석유산업, 제약산업, 화학산업, 유전자조작산업을 비호하고 있다. 그들은 다음과 같이 혼란을 유도하는 글을 연구논문으로 가장한 채 유명 잡지 또는 신문에 기고한다.

- 방사선 조사법*은 미국 식품을 보호할 수 있는 유일하고 확실한

---

* 1982년 FDA의 승인을 받은 방사선조사법은 2000년 모든 육류에 대해서도 살균 방법으로 합법화되었다. 그러나 FDA는 제출된 실험보고서 441건 중 과일과 채소를 대상으로 미량의 방사선을 사용해 실험한 보고서 7건만을 선별해 검토하고 승인했다. 방사선조사에 사용하는 세슘137과 코발트60 등의 방사선동위원소는 지구상에 존재하지 않는 물질로 핵폭탄과 원자력발전 과정에서 나오는 핵폐기물이다. 특히 코발트60은 수혈용 혈액을 살균할 때뿐만 아니라 암 치료에도 쓰이는 강력한 독성 물질로 음식의 영양소와 분자구조를 파괴하고, 동물의 DNA를 변형시켜 골수암, 폐암, 유방암 등을 유발시키는 것으로 알려져 있다.

방법이다.
- PCB(폴리염화비닐)가 건강에 해롭다는 과학적 증거는 없다.
- 최고 학자인 에버릿 쿠프, '프탈레이트(환경호르몬의 일종)'가 안전하다는 결론을 내리다.
- 환경보호론자들은 공중보건을 책임지지 못한다.
- 크리스마스 만찬 자리에서 음식을 안전하게 먹을 수 있음을 감사하자.
- 살충제는 생각만큼 해롭지 않다.
- 흡연은 살인을 저지르는 것과 같다.

담배업계의 지원을 받는 건전과학진보연대(TASSC)도 담배가 해롭지 않다는 연구 논문들을 계속해서 발표한다. 업계의 지원을 받는 연구들의 공통된 특징은 다음과 같이 결론을 내리고 이에 맞춰 결과를 도출한다는 것이다.
- 실험 결과, 흡연이 콜레스테롤 수치를 높이지 않음이 확인되었다.
- 폐암은 흡연보다 심리적, 가족적 요인의 영향이 크다.
- 고령 흡연자에 대한 조사 결과, 심장병 사망률에 차이가 없다.
- 의사들이 다른 분야 종사자들보다 담배를 덜 피우지 않는다.

식품에 방사선을 조사하면 2-ACB라는 물질이 생성되는데 이 물질은 DNA를 변형시키고 암세포의 증식을 촉진하는 것으로 밝혀졌다. 양심적인 비주류 의학자들은 방사선조사법이나 방사선 치료가 핵폐기물을 처리하고 핵산업을 보호하기 위해 인류를 희생양으로 삼고 있다며 반대하고 있다. 미국이나 우리나라에서는 '규제완화' 정책에 의해 용어에 제한을 두지 않기 때문에 식품업체는 '방사선'이란 용어 대신 '파스퇴르 살균' 또는 '저온살균', '이온화 식품'이라는 용어를 쓴다.

- 폐암 환자 1천 명 중 절반은 비흡연자이다.[202]

과학계의 이면을 파헤친다는 언론들은 이런 연구들을 집중적으로 조명하며 TASSC가 담배의 해악성을 숨기려 한다고 폭로한다. 하지만 대부분의 언론은 연간 3,000만 달러 이상을 지출하는 친기업 단체인 ACSH의 움직임에 대해서는 철저히 은폐한다.** 결국 주류의사들과 주류학자들, 주류언론들이 노력한 결과 ACSH는 장막 뒤에 은밀하게 몸을 숨긴 채 꾸준히, 그리고 강력하게 모든 원인을 담배로 돌리며 담배 공포를 키워가고 있다. 그 결과 서서히 대중의 의식 속에는 '담배가 모든 질병의 원인'이라는 도그마가 굳게 새겨지면서 약, 가공식품, 화장품, 건축자재, 의류 등에 함유되어 있는 각종 합성물질이나 유해금속의 위험성은 잊혀져갔다.

ACSH는 2000년 12월에 '건강을 위한 결의안' 12가지를 발표한다. 첫째는 금연, 둘째는 금주다. 그런데 그들이 제시한 12가지 항목 어디에도 합성물질이나 가공식품, 약의 부작용, 유전자조작 작물, 방사능에 대한 언급은 없다. 오히려 ACSH의 회장이며 '정크푸드의 여왕'이라는

** 나오미 오레스케스 등이 지은 '의혹을 팝니다(미지북스 발행)'는 담배업계의 방어전략, 냉전, 살충제, 오존층 파괴 등이 정치적으로 은폐되는 과정을 다루면서 이러한 배경에는 담배업계와 손잡은 TASSC 소속의 사이비 과학자들이 있다는 내용을 밝히고 있다. ACSH에 대해서는 단 한 마디도 언급하지 않는다. 브라이언 클레그가 지은 '괴짜생태학(웅진지식하우스 발행)', 매리언 네슬이 지은 '식품정치(고려대학교 출판부)', 크리스 무니가 지은 '과학전쟁(한얼미디어 발행)', 데이비드 마이클스가 지은 '청부과학(이마고 발행)', 데브라 데이비스가 지은 '대기오염, 그 죽음의 그림자(에코리브르 발행)' 등에서도 TASSC를 통한 담배업계의 로비와 '관심 돌리기'만 다루고 초거대 친산업 단체인 ACSH를 통한 로비와 거짓과학 만들기에 대해서는 철저히 외면한다.

별명을 갖고 있는 엘리자베스 웰런***은 '합성물질이나 식품첨가제와 같이 과학적으로 입증되지 않은 위험성보다 과학적으로 증명된 담배와 술을 피하는 데 집중해야만 건강을 유지할 수 있다.'고 말한다. 심지어 그녀는 각종 질병의 원인으로 지목되고 있는 인공지방인 '올레스트라'와 FDA가 위험성을 경고한 비만치료제도 안전하다고 주장해 물의를 일으키기도 했다. 화학업계, 제약업계, 식품업계, 무기업계 등을 옹호해 주는 대가로 엘리자베스 웰런이 2003년 한 해 동안 벌어들인 더러운 돈은 32만 7천 달러였다.[203]

*** '화학기업의 옹호자'라는 별명을 갖고 있는 C. 에버릿 쿠프와 리처드 돌은 1978년 초거대 단체인 ACSH를 설립하고 30년 이상을 번갈아가며 이사장 직을 맡으면서 담배가 폐암의 원인이라는 주장을 펼친다. 하버드 대학교 보건학과 교수로 있던 웰런은 1973년과 1976년에 제약회사 화이자 등의 의뢰를 받고 '질병은 약으로 치료해야 하고 음식으로는 치료할 수 없다.', '트랜스지방은 가장 안전한 지방으로 많은 질병을 예방해준다.'는 내용의 책을 비롯해 화학기업을 옹호하는 23권의 책을 발표했다. 그녀는 철저히 제약회사, 식품회사, 무기회사, 화학회사를 옹호하는 강경 보수주의 입장을 견지하며 '우리가 화학물질 생산을 중단하면 인류의 생활수준을 하락시켜 더 많은 빈곤과 의료혜택의 축소를 가져올 것이다.'라고 주장한다.

그러면서 '환경오염이라는 거짓된 공포를 확산시키지 말라.'고 수시로 환경운동가들에게 경고한다. 질병의 원인을 늘려 병원 치료를 더 많이 받게 하는 것을 복지라고 판단한 것이다. 그녀는 담배회사를 상대로 한 소송을 모두 자신의 남편인 스티븐 T. 웰런이 운영하는 법률회사 '아틀랜틱 법률회사'에 의뢰함으로써 남편을 억만장자로 만들어준다. 그녀는 '담배가 모든 암의 원인'이라는 ACSH의 주장을 알리는 데 전력한다.

69

간접흡연이
위험하다는 것은 코미디다

미국을 비롯해 전 세계적으로 흡연율이 계속 하락하고 있지만 폐암 환자는 급증하고, 폐암 환자의 70퍼센트 이상이 비흡연자라는 사실이 밝혀지자 주류의사들과 화학업계, 제약업계, 식품업계, 원자력업계 등은 당황한다. 한 연구에 의하면 매년 폐암으로 사망하는 환자 22,000명 중에서 평생 한 번도 흡연을 하지 않은 환자가 15,000명이다. 특히 폐암은 시골보다 도시의 공업지역에 거주하는 사람들과 오랜 시간 도로에서 생활하는 트럭 운전수들에게서 높게 나타난다. 도로는 벤젠, 아스팔트 등 유해물질이 가장 많은 곳이기 때문이다. 담배공포가 시작된 1950년부터 1995년 사이에 여성의 폐암 사망률은 5배 증가했다. 특히 1999년 미국에서는 유방암으로 사망한 여성보다 폐암으로 사망한 여성이 23,000명 많았고, 2000년에는 여성의 폐암 사망자가 유방암 사망자의 1.5배인 68,000명이었다. 특히 만성 폐쇄성 폐질환(COPD)의 85퍼센트가 비흡연자에게서 발병하며, 흡연자는 단지

15퍼센트뿐이다.[204]

　이렇게 비흡연자의 폐암 발병이 급증하자 ACSH 등은 세계보건기구, 미국심장협회, 미국폐협회, 미국암협회 같은 주류단체에 재정을 지원하며 전 세계적으로 매년 300만 명이 간접흡연 때문에 폐암으로 사망한다고 발표한다. 간접흡연으로의 확전이 시작되는 순간이다. 그러나 중요한 사실은 간접흡연의 위험성을 경고하는 논문들이 모두 제약회사와 화학회사의 재정지원에 의한 것이며, 단순 설문조사로 이루어졌다는 것이다.[205] 즉, 폐암에 걸린 환자들에게 '과거에 흡연한 사실이 있는지'를 묻는 형식의 설문 말이다. 그리고 많은 논문은 화학회사가 책상에 앉아 대필하고 주류의사들이 더러운 돈을 받고 이름만 빌려준 것이었다.

　1981년 히라야마 다케시에 의해 처음으로 간접흡연의 위험성을 경고하는 통계조사*가 발표되었고, 5년 후인 1986년 ACSH 회장인 C. 에버릿 쿠프**는 '매년 간접흡연으로 사망하는 심장병 환자는 4만 명 이

---

* 본 국립암연구소 수석연구원인 그녀는 29개 지역 540명을 대상으로 14년에 걸쳐 수행한 통계조사로, 흡연자 남편을 둔 여성이 비흡연자 남편을 둔 여성에 비해 폐암 사망률이 훨씬 높다고 했다.

** 1999년 6월 22일, '미국과학건강위원회(ACSH)'를 이끌며 담배공포와 에이즈공포를 확산시키고 화학물질의 위험성을 은폐하는 데 앞장섰던 보건복지부 장관 C. 애버릿 쿠프는 '소비자들은 플라스틱으로 만든 장난감과 병원도구를 안전하다고 믿으셔도 됩니다. 그런 물건이 아이들이나 어른들에게 해를 미친다는 과학적 증거가 없습니다. 플라스틱과 같은 비생체 물질은 아이들의 경우 훨씬 빨리 몸 밖으로 배출되기 때문에 해롭지 않습니다.'라며 화학업계를 옹호한다. 이에 대해 비주류 과학자들은 과학적인 연구 자료들을 제시하며 강하게 반발했다.
플라스틱에는 1급 발암물질인 '프탈레이트' 등이 들어 있어 아이들의 입으로 들어갈 때에는 치명적이다. 프탈레이트는 플라스틱이나 화장품, 향수, 염색약, 손톱광택제 등을 부드럽게 해주는 작용을 하는데 유방암이나 기형아의 원인임이 확인된 물질이다. 아이들은 면역체계가 완전히 형성되지 않은 상태라 화학물질이 환경호르몬으로 작용하면 평생 동안 고통당할 수 있다. 콩 등 식물에서 발견되는 천연호르몬은 수명이 짧아 빨리 몸 밖으로 배출되는 데 반해 DDT와 같은 합성화

상이 된다.'고 경고하며 간접흡연의 위험을 부각시켰다. 주류의사들은 이 논문을 인용하며 간접흡연의 위험성을 부추기고 공포를 더욱 키워간다. 1992년엔 윌리엄 레일리가 이끄는 환경보호청(NIH)을 중심으로 한 주류의사들이 매년 캘리포니아에서 발생하는 20퍼센트의 저체중 신생아와 2,700건의 유아돌연사증후군(SIDS), 그리고 매년 3,000여 명의 금연자들이 폐암으로 사망하는 원인이 간접흡연이라고 발표한다. 매년 15만~30만 명에 이르는 어린이 폐렴의 원인도, 20만~100만 명에 이르는 아동 천식도 간접흡연이 원인이라는 것이다.[206]

사실 연구에 따르면 유아돌연사는 미국에서 생후 1년 이내에 접종하는 백신이 늘어나면서 급증했다. 1997년 이전에는 유아사망률이 세계 34위였는데, 천연두 백신 접종을 강제로 실시한 1997년 이후에는 22위가 된 것이다. 매년 53,000여 명의 신생아가 원인을 모른 채 죽어가고 있다. 부검 결과 사망 원인을 찾아내지 못하는 경우에는 모두 유아돌연사(SIDS)라는 결론을 내리며, 그 원인은 대부분 부모의 흡연으로 결론 내려진다. 그러나 중요한 사실은 유아돌연사의 90퍼센트가 백신 접종이 집중되는 시기인 생후 6개월 이전에 발생하며, 미국에 백신이 도입

학물질은 오랫동안 체내의 지방층에 축적된다. 프탈레이트는 적은 열에도 쉽게 녹기 때문에 아이들이 입으로 가져갈 때 특히 위험하다. 이 때문에 유럽연합은 2005년부터 젖병이나 장난감 등 어린이가 이용하는 제품에는 프탈레이트 사용을 금지했지만 미국은 기업의 자율 규제에 맡겨놓다가 결국 시민단체의 끈질긴 요구로 2008년에 0.1퍼센트 이상 사용하는 것을 금지했다.

이후 쿠프는 보건복지부 장관으로 재임하던 당시 '쉐링플로회사'의 특허 기간을 부당하게 연장해 준 대가로 100만 달러를 받은 것이 밝혀지기도 했다. 그뿐 아니라 치명적인 부작용을 일으키는 '라텍스'가 인체에 전혀 영향을 미치지 않는다는 내용의 논문에 이름을 빌려준 대가로 라텍스회사로부터 65만 6,250달러를 받은 사실도 확인됐다.

된 1950년대 이전에는 유아돌연사가 존재하지 않았다는 것이다. 백신 도입 초기인 1953년에는 1,000명당 2.5명의 SIDS가 발생한 반면 백신 접종이 유행하던 1992년에는 1,000명당 17.9명으로 증가했다.[207]

쿠프가 간접흡연의 위험을 경고하기 1년 전인 1985년, 루이지애나 주립대의 엘리자베스 폰섬은 국립암연구회의 지원을 받아 간접흡연의 위험성에 관해 연구했는데 그녀 역시 미리 결론을 내리고 이에 맞는 자료를 찾는 방법을 택했다. 그녀의 연구 결과는 '남편이 흡연자인 비흡연 여성의 폐암 발병률은 부부 모두 비흡연자인 경우보다 30퍼센트나 높고, 직장이나 실외 장소에서 흡입하는 담배연기는 폐암 발병률을 50퍼센트나 높인다.'는 내용이었다. 이에 대해 다른 학자들이 연구 과정에 의문을 품고 자료 공개를 요구했으나 그녀는 거부한다. 이 사건을 계기로 '국가기관이 지원한 연구 자료는 공개할 의무가 있다.'는 이른바 '셸비 법안'이 통과된다.[208] 그러나 이 연구는 1981년 일본의 히라야마 다케시가 비흡연자인 여성이 흡연자인 남성과 비슷한 비율로 폐암에 걸리는 이유를 밝히기 위해 연구한 논문을 그대로 베낀 것이었다.

1960년대 레이첼 카슨이 DDT의 위험성을 경고하고 12년이 지난 후 1972년에 마침내 DDT의 사용이 금지되자, 화학회사가 주류의사들을 동원해 '카슨 때문에 미국에서만 매년 500만 명의 어린이가 말라리아로 죽어간다.'며 카슨을 비판했을 때도 이와 비슷했다. ACSH 소속 주류의사들은 지금도 '카슨 때문에 아프리카에서 매년 1,000만 명이 말라리아***로 죽어간다.'며 생태계에 치명적인 합성 농약 DDT의 합법화를 주장하고 있다. DDT는 도시나 농촌을 가리지 않고 대량으로 살포되는 농약이어서 화학회사에게는 군침이 도는 상품이다. 또한 강독성 농약인 DDT의 후유증으로 환자가 급증하기 때문에 제약회사나 주류의사들도 군침을 흘리는 농약이다. 카슨이 나서기 전, 세계보건기구의 전신인 국제연맹 산하의 보건기구 총장도 DDT의 위험성을 인식하고 사용 자제를 촉구했다가 공산주의자로 몰려 사임하기도 했다. 화학회사의 미움을 샀기 때문이다.[209]

미국을 중심으로 영국, 캐나다, 홍콩, 일본, 우리나라 등 미국을 추종하는 나라에서 간접흡연 공포의 광풍이 불었던 1980년대, 모든 TV나 라디오, 신문, 잡지는 연일 '흡연과 간접흡연이 암의 원인이다.'라는 기사를 내보냈다. 이런 영향으로 뇌졸중, 심장질환, 비만 등 모든 질병에 담배가 원인으로 지목되며 약과 가공식품, 건축자재, 일상용품 등에 포함되어 있는 합성물질의 위험은 철저히 숨겨졌다. 현재는 '제3의 흡연'이라고 하여 흡연자의 담배연기가 옷에 밴 상태로 타인에게 옮기면 제3자도 암의 치명적인 인자에 노출된다고 한다. 미국과 우리나라를 제외하고 대부분의 나라에서 담배공포의 실체가 밝혀지면서 위세가 수그러들자, 다시 담배공포를 불 지피려는 수작이다.

***아프리카인, 아시아인, 아메리카 인디언은 개똥쑥, 담배 같은 약초를 차로 끓여 마시거나, 연기로 흡입하거나, 즙을 내 상처에 바르거나, 또는 음식 등으로 자주 섭취하기 때문에 말라리아로 질병에 걸리는 사람이 거의 없다. 대부분 말라리아로 고통을 겪거나 사망하는 환자들은 말라리아 치료제인 메플로퀸, 클로로퀸, 말라론, 라리암 등의 부작용으로 인한 것이다.

이런 맥락에서 2008년 ACSH 소속 주류의사들은 '많은 과학적 연구에 의하면 담배가 폐암을 비롯해 비만, 당뇨병, 관절염 등 모든 질병의 원인이고 벤젠, 비스페놀A, 약물, 백신에 들어 있는 수은 등 중금속은 건강에 아무런 해를 미치지 않는다. 비흡연자인 어린이나 여성도 폐암에 많이 걸리는 까닭은 그들이 자동차 안에 있는 시간보다 흡연자인 아버지(남편)와 실내에서 생활하는 시간이 더 많기 때문으로 밝혀졌다.'는 연구 자료들을 학술지가 아닌 신문, 방송, 잡지 등을 통해 계속 발표한다. 거대한 조직과 자금력을 가진 그들은 관심돌리기 전략으로 어린이와 동승한 경우에는 자동차 내에서의 흡연을 법으로 규제해야 한다고 주장한다. 현재 미국과 캐나다의 자치 도시들에서 이러한 법안이 통과되고 있다. 더군다나 그들은 수많은 사람들을 심장마비로 내몰다 5년 만에 시판 금지된 관절염치료제 비옥스를 옹호하며, 심장마비로 죽은 환자들은 비옥스의 부작용이 아니라 흡연 때문이었다고 주장한다.[210] 이렇게 아무런 과학적 근거 없이 모든 죽음이나 질병의 원인을 담배로 매도해 거대한 집단사고를 형성해 왔다.

　조지워싱턴 대학교 환경과학부 교수인 데이비드 마이클스도 미국에서 흡연으로 매년 40만 명 이상이 죽어가며, 매년 1,570억 달러의 경제적 손실이 난다고 한다. 또한 애모리 대학의 역학교수인 멜빈 코너는 '미국에서는 해마다 35만 명이, 유럽에서는 50만 명이 간접흡연으로 사망한다.'고 마이클스의 주장을 더욱 확대시킨다.[211]

　그러나 이 같은 음모는 양심적인 학자들에 의해 조금씩 세상에 알려지기도 한다. 2001년 미국에서 가장 큰 소비자단체인 '공공시민단체(Public Citizen)'는 ACSH 소속 주류의사들이 많이 배치돼 있는 하버드 대학의 '위험분석센터'가 몬산토, 듀퐁, 다우, 엑슨 모빌 등 화학회사를 비롯해 노바티스 등 100여 개 기업으로부터 재정지원을 받으며 합성화학물질의 위험성을 은폐하는 작업을 해왔음을 공개했다. 이 단체에 의하면 부시대통령이 하버드 대학에 위험분석센터를 설립하고 운영해 온 존 그래엄을 환경과 공중위생에 막강한 권한을 행사할 수 있는 예산국장으로 임명했다고 한다. 반면 위험분석센터는 지금까지 해온 것보다 더 강력하게 기업들이 원하는 방향으로 살충제, PCB, 염소 등의 위험성을 은폐하고 있다.[212]

70
공해 지역의 비흡연자가 10배 더 위험하다

힐과 돌의 연구가 발표된 후인 1955년, 퍼시 스톡스와 존 캠벨은 영국 노스웨일스와 리버풀에서 폐암 환자들을 조사하고 그 결과를 발표한다. '공해가 심한 지역의 비흡연자들'이 '공기가 깨끗한 지역의 흡연자들'에 비해 10배나 더 많이 폐암으로 사망한다는 것이다. 그리고 1958년 미국암학회 소속의 퀼러 해먼드와 해럴드 돈은 미국의 퇴역군인 18만 7,783명을 대상으로 44개월 동안 실시한 조사에서 '도시 거주자들의 폐암 사망률이 농촌 지역 거주자에 비해 2.5배나 된다'는 사실도 밝혀낸다. 그 후 세계보건기구에 의해 1959년, 1966년, 1970년, 1973년, 1979년에 스웨덴, 노르웨이, 덴마크 등 20개국에서 퍼시와 스톡스의 연구를 기초로 다시 연구가 진행됐고 그 결과는 역시 대기오염이나 가공식품 등이 폐암의 주요 원인이라는 것이었다. 1968년 뉴욕 주 보건부의 워런 윙클스타인은 뉴욕 주 버펄로 일대의 21개 지역을 조사한 결과, 공기가 더러운 지역의 폐질환 사망자 수가 깨끗한 지역에

비해 2배 이상 높다는 사실을 밝혀냈다.[213]

후에 노벨경제학상을 수상한 카네기 맬런 대학의 레스터 레이브 교수는 그의 제자 유진 세스킨과 함께 1950년대부터 1970년대까지 각 지역에서 사망한 사람들의 사망원인에 대한 자료를 수집하고 분석했다. 그들은 수만 건의 자료를 나이, 성별, 소득, 직업, 거주지의 공해 정도, 흡연 유무와 흡연량의 정도 등 다양한 비교군을 만들어 정밀하게 조사했다. 그리고 그 결과를 1974년에 논문으로 발표하려 했으나 제지 당하게 된다. 주류의사들이 그들의 연구를 집중적으로 비난했고, 대학 당국은 논문을 출간하지 못하도록 협박했다. '통계학을 이용해 의학 연구를 비교한 것은 개인의 생물학적 특수성을 무시한 것이므로 과학적 가치가 없는 쓰레기 과학'이라는 것이다. 그들은 얼마 전까지 힐과 돌, 쿠프, 웰런 등이 통계를 이용해 '암의 원인은 담배이고 석면, 다이옥신, 벤젠, DDT 등은 암의 원인이 아니다.'라는 연구 결과를 발표했을 때는 그것을 극찬하며 비판 없이 인용했던 사람들이다.

그러면 레이브 교수팀이 발표하려던 내용은 무엇이었을까? 바로 스톡스와 캠벨, 해먼드, 돈의 연구와 마찬가지로 '대기오염, 플라스틱, 농약, 의약품 등 환경호르몬으로 작용하는 물질들이 폐암 등 각종 질병의 원인이며 담배는 거의 영향을 미치지 않는다.'는 것이었다. 그들에 의하면 흡연자이든 비흡연자이든 상관없이 도시 거주자가 폐암으로 사망할 위험이 시골 거주자의 두 배 이상 높다는 것이다. 결국 레이브는 몇 년의 재조사를 거친 후에 1977년 『대기오염과 인간의 건강(Air Pollution and Human Health)』이란 제목의 책을 출간한다. 그러나 결국 그들은 대학에서 해고되고 후속 연구는 중단되었다.[214]

ACSH가 설립된 다음해인 1979년 록펠러 대학교, 하버드 대학교, 코네티컷 대학교, 캘리포니아 대학교, 워싱턴 대학교, 슬론캐터링 연구소 등이 참여하고 6년간 4,500만 달러를 투입한 '암, 심장병, 당뇨병'에 대한 거대한 프로젝트가 실시된다. 이 연구의 결과 흡연자의 98퍼센트는 폐암에 걸리지 않으며, 오히려 많은 비흡연자들이 폐암에 걸린다는 사실이 확인되었다. 결국 흡연이 폐암을 비롯한 심혈관질환의 원인이라는 것은 단지 가설에 불과하며, 오히려 니코틴 등 항산화제의 활성작용 때문에 흡연자가 비흡연자에 비해 심혈관질환이 훨씬 적게 나타난다는 것이다. 또한 비흡연자가 간접흡연에 노출되어 질병이 발생할 위험이 있다는 것도 전혀 과학적으로 밝혀지지 않았다고 한다.[215]

반면 1990년대 초반 세계보건기구(WHO)와 미 환경보호청(EPA)이 미국, 영국, 캐나다 등 7개국에서 7년간 막대한 재정을 투입하며 간접흡연과 폐암의 연관성을 연구했지만 아무런 과학적인 증거를 찾지 못하고 종결한다. 이 연구와 관련해 1998년 3월 9일 WHO가 보도자료를 통해 발표한 결론은 이렇다. '간접흡연이 각종 질병을 유발한다는 주장은 전혀 과학적인 근거가 없으며 사실이 아니다.' 1988년 유럽 8개국에서 건강한 사람 1,542명과 폐암 환자 650명을 대상으로 실시한 연구에서도, 실내나 사무실에서 담배연기로 인해 폐암 발병률이 증가할 위험성은 1.16퍼센트로 통계적 의미가 없음이 밝혀졌다.[216]

이어 2003년 11월, 네덜란드 국립보건원(DHB)의 헨리 스튜먼 연구팀은 이렇게 발표했다. '네덜란드에서 매년 수만 명이 흡연으로, 그리고 매년 수천 명이 간접흡연으로 사망한다는 주장은 단지 정치적인 의도를 가진 제약회사와 화학회사의 주장일 뿐이며, 이는 근거 없이 과학적

가면을 쓰고 만들어내는 과학적 사기다. 간접흡연자의 흡연량은 직접흡연자의 1,000분의 1에도 미치지 못하기 때문에 질병과의 인과관계는 통계적으로 의미가 없고, 흡연이 암을 유발한다는 가설은 과학적인 인과관계를 확인할 수 없다.'[217] 담배가 폐암을 유발한다는 사실도 과학적인 증거가 없는 가설에 불과한데 흡연자의 1,000분의 1도 되지 않는 양의 연기를 흡입하는 간접흡연자에게 담배연기가 폐암을 유발한다는 주장은 그냥 3류 소설이다. 게다가 '제3의 흡연'* 가설은 얼마나 황당한 주장인가?

---

* 흡연자가 머물렀던 장소에서 옷이나 이불, 가구, 벽 등에 붙어 있던 담배의 유해물질이 흡연 행위와는 무관하게 비흡연자의 호흡기를 통해 폐로 들어가 폐암 등 각종 질병을 유발시킨다는 가설이 '제3의 흡연'이다. 이 같은 가설이 널리 선전되면서 치명적인 합성물질로 만들어진 '전자담배'와 '담배냄새 제거제'가 큰 인기를 끌고 있다.

2003년도에 타일러 환경부문상을 수상했으며, 20년 이상 산업현장의 암 인자를 연구해오던 옥스퍼드 대학교의 생리의학자 리처드 돌(Richard Doll)은 그 기간 동안 화학회사로부터 비밀리에 자문료 명목으로 월급을 받아왔다.

'담배가 폐암의 원인'이라는 연구 결과를 수없이 발표해왔던 리처드 돌은 1980년대 중반부터 20년 이상 세계 최대의 화학기업이며 유전자조작 작물 특허의 95퍼센트 이상을 소유한 몬산토(세계 최대의 화학기업)로부터 1일 1,500달러의 돈을 받아왔음이 밝혀진 것이다.

그는 호주 왕립학회로부터 의뢰를 받아 제출한 보고서에서, 몬산토에 의해 생산된 에이전트 오렌지(고엽제)에 대해 '고엽제는 암의 원인이 되지 않음이 과학적으로 명백하다.'고 주장했던 학자다.

리차드 돌은 WHO(세계보건기구)가 '암의 원인이 될 수 있다.'고 결론 내린 플라스틱에 대해서도 '대체적으로 암과 관련이 있다고 알려진 플라스틱에 사용되는 비닐크롤라이드는 간암과 무관하다.'는 입장을 증언하는 대가로 화학협회와 다우(Dow)사 및 ICI(영국석면회사)로부터 15,000파운드의 수수료를 받았고, 그의 보고서는 10년 이상 화학물질 옹호를 위한 기초자료로 많은 의사들에 의해 인용되었다.

그러던 중 2006년 12월 8일, 영국 가디언(The Guardian) 지의 폭로로 리처드 돌의 명성은 한방에 무너졌다. 2005년 그가 사망한 후, 영국 옥스퍼드 대학에 있는 웰컴 파운데이션(Wellcome Foundation) 도서관 내 그의 개인 보관함에서 그가 자필로 서명한 몬산토와의 수수료 계약서(1979년 5월 10일부터 1986년 4월 29일)가 발견된 것이다. 그 후 재계약이 이뤄져 2000년대 초까지 계약은 지속된 것으로 알려졌다.

'암은 현대인의 생활습관과 담배가 주원인이고, 합성물질에 의해서는 거의 영향을 받지 않는다.'고 주장하며 그의 논문을 인용하고 그를 추종하던 수많은 의사들은 당혹감을 감추지 못했다.

— 2006년 12월 8일, 영국 가디언(The Guardian)지

71

흡연자는 줄어드는데, 폐암은 늘고 있다

합리성과 이성을 잃은 집단사고가 한 번 형성되면 이를 지적하고 바로 잡기란 쉽지 않다. 집단은 오류에 대한 책임을 분산시키기 때문에 자료의 왜곡, 조작, 은폐가 일어나기 쉽다. 따라서 집단사고가 만들어지는 과정에서 그 사고의 타당성은 근거로 작용하지 못한다. 미국식 청교도 이데올로기는 담배공포를 거대한 집단사고로 만들었고 주류의사들에 의해 현대의학의 교리가 되었다. 가설이 과학적 증거들을 통해 입증되면 법칙이 되고, 이것이 논란의 여지가 없을 정도로 확고해지면 이론으로 발전한다.

2003년 11월 하우프트만은 노동자 2만 6,000명을 30년간 추적 조사한 연구 결과를 「암연구 저널」에 발표했다. '방부제, 살균제 및 사진필름 제조와 생화학실험 등에 널리 쓰이는 포름알데히드가 폐암과 백혈병의 주요 원인'이라며 산업체에서 화학물질의 사용을 억제할 것을 촉구했다. 한편 영국의 제약 전문 저널리스트인 재키로는 브레드퍼드 힐과 리차드 돌이 '폐암의 원인은 담배'라는 결론을 내리고 연구를 진행한 데 대해 '그들이 결론을 내린 지 수십 년이 지났지만 오늘날 그 나머지 퍼즐 조각들이 맞아떨어지는 경우는 극히 드물다.'며 그 허구를 지적했다.[218]

미국 환경보호청(EPA)의 연구 역시, 2009년 현재 100만 명당 평균 36명이 대기오염에 의한 발암 위험에 노출되어 있다고 한다. 특히 로스앤젤레스, 뉴욕, 시카고, 피츠버그와 같은 대도시에서는 100만 명당 평균 100명꼴로 암이 발병할 위험에 놓여 있다. 자동차, 건설기계, 주유소, 세탁소 등이 밀집돼 있어 환경오염물질이 많이 발생하기 때문이다. 반면 자동차나 공장 등이 적은 농촌 지역인 와이오밍, 몬태나, 네브래스카, 다코다 등의 지역에 사는 사람들은 암 발병 위험이 극히 낮다는 사실이 확인되었다.[219]

이는 미국 정부가 대기오염 속에 함유되어 있는 벤젠 등 합성물질이 암의 가장 중요한 원인임을 인정한 것이다. 휘발유에 함유돼 있는 벤젠은 폐암을 일으키는 1급 발암물질이다. 세탁소에서 드라이클리닝 과정에 쓰는 얼룩제거제 또는 화장품에서 피부의 기름제거제 등으로 사용되고 있는 퍼클로로에틸렌, 그리고 의류를 살균 처리하는 데 사용하는 DDT도 쉽게 암을 유발시키는 물질이다. 플라스틱이나 비닐에 함유되어 있는 염화비닐 분자는 대기로 방출됐다가 호흡을 통해 폐로 들어와 폐암을 일으키는 발암물질이다. 이러한 발암물질들은 폐기 과정에서 폐암을 일으키는 강력한 다이옥신까지 방출한다.

미국에서는 전체 질병 연구 예산의 50퍼센트가 암 연구에 투여되지만, 폐암은 청교도 교리에 어긋나는 행동을 한 사람들이 걸리는 질병이라는 편견으로 인해 예산 규모가 유방암의 10분의 1에도 미치지 못한다. 2006년 기준으로 볼 때 폐암으로 사망한 환자는 162,460명이고, 유방암으로 사망한 환자는 41,430명이지만 폐암 연구 예산은 2억 6,500만 달러가 책정된 반면 유방암 연구 예산은 5억 5,700만 달러가 책정됐다.[220] 폐암 연구 예산을 낮게 책정하는 까닭은 폐암 연구가 깊이 진행될 경우 폐암의 진짜 원인이 밝혀질 수 있고 그러면 관심돌리기 전략에 차질이 빚어지기 때문이다.

담배공포는 50년간 계속된, 역사상 전무후무했던 과학자들 사이의 치열한 전쟁이었다. 미국건강과학위원회(ACSH)는 석유, 화학, 핵산업계로부터 더러운 돈을 받으며 거짓 과학을 설파했고, 건전과학진보연대(TASSC)는 담배업계로부터 더러운 돈을 받으며 거짓 과학을 주장했다. 주류의사들은 싸움이 길어지고 치열해질수록 돈의 액수가 늘어난다는 사실에 즐거워했다. 게다가 화학업계로부터 선택받지 못한 보통의 주류의사들 입장에서도 암의 진짜 원인이 은폐되면서 암환자는 급증하고 따라서 그들의 고객이 늘어나는 것이 나쁠 리 없었다.

미국을 비롯해 영국, 우리나라, 일본 등에서 급증하는 폐암의 원인을 처방약이나 대기오염, 건축자재, CT검사, 원자력발전소의 방사능 피폭 등이 아니라 개인의 생활습관인 담배로 돌리는 전략은 철저히 화학산업과 제약산업을 보호하기 위한 주류의사들의 사기행각이다. 이는 마치 당뇨병의 원인이 가공식품에 첨가된 합성첨가제와 약의 부작용이라는 사실을 숨기기 위해, 과식과 운동부족이라는 개인의 책임으로 돌리려는 것과 동일하다.

1996년 하버드 대학의 연구에서도 돌의 연구와 유사한 결과가 도출되었고, 1998년에는 리처드 돌에 의해서 이러한 주장이 다시 한번 제기되었다. 통계와 조작으로 점철된 돌의 연구는 2004년까지 전 세계적으로 약 400편 이상의 학술논문과 잡지, 신문에 인용되었고 수많은 재판에서 증거로 채택됐다. 같은 진영에 있는 주류의사들이 논문에서 서로 인용하면서 권위를 높여줬던 것이다. 약간의 수치에 차이가 있기는 하지만 대부분의 경우 '암의 원인은 30퍼센트가 담배, 27퍼센트가 술, 35퍼센트가 음식, 5퍼센트가 섹스인 반면 벤젠, 다이옥신, 석면 등 합성화학물질은 2퍼센트 정도에 불과하며, 의사에게 정기검진을 받으면 암에서 해방될 수 있다.'는 것이 정설로 굳어졌다.[221] 그러나 수많은 연구에 의하면 조기검진은 조기사망을 불러올 뿐이다.

끝없는 주류의사들의 거짓 연구와 주류언론의 선전으로 현대의학은 일반 대중에게 통념으로 세뇌되어 있다. 특히 '담배가 폐암의 원인이다.'라는 거짓 연구는 미국과 영국, 우리나라 등에서는 가장 거대하고 무서운 통념으로 자리 잡고 있다. 경제학자 존 K 갤브레이스는 '통념은 간단하고, 편하고, 안락하고, 편리한 경우에 만들어지며, 진실일 필요는 없다.'라고 일갈했다. 통념으로 한번 굳어지면 다중의 힘에 의해 거대한 파도로 나타나기 때문에 진실이 밝혀진다 해도 깨지기 힘들다. 그런데 문제는 이러한 통념이 대중의 작은 믿음들이 쌓여 만들어지는 것이 아니라 제약회사와 주류의사, 주류언론이라는 특정 세력에 의해 조작되고 세뇌되면서 만들어진다는 점이다.

담배논쟁이 한창이던 1998년 미연방법원의 윌리엄 오스틴 판사는 간접흡연 피해자 유가족들이 제기한 손해배상청구소송에서 '간접흡연이 암과 조기사망의 원인이다.'라는 의사들의 주장은 아무런 증거가 없는 최대의 과학적 사기로 밝혀졌으며 따라서 국립환경청(EPA)이 간접흡연을 1급 발암 요인으로 설정한 것은 부당하다.'고 판결했다. 그 후 2004년 담배로 인한 폐암 발생 환자들에 의해 제기됐던 '미국 대 필립 모리스 사건'에서, 리처드 돌은 영국에서 미국으로 건너가 원고의 증인 자격으로 법정에 출석해 담배가 폐암의 원인이 된다는 증거들을 제출했으며, 결국 이 재판에서 거액의 손해배상 판결을 이끌어냈다.

그러나 2005년 그가 사망한 후, 그가 진행했던 실험들이 거짓으로 밝혀지고 그가 수십 년간 화학회사인 몬산토의 비밀직원이었음이 드러난다. 2007년 연방대법원은 '담배가 암을 유발한다는 과학적인 증거가 없다.'는 이유로 원고 패소 판결로 소송을 끝낸다. 리처드 돌이 사망하기 전인 1998년, 뉴욕 주를 포함한 미국의 46개 주가 공동으로 담배회사를 상대로 제기한 소송에서는 원고 승소로 2,860억 달러의 배상금을 지불받았다. 그리고 텍사스 주가 단독으로 제기한 소송에서는 1,530억 달러의 배상금을 지불받았다. 그러나 2005년 이후 '폐암을 비롯한 각종 질병의 원인은 담배'라는 논문들이 대부분 거짓 연구라는 사실이 밝혀지면서 이후에는 모든 담배소송에서 원고가 패소하게 된다.[222]

우리나라에서도 1999년 9월에 담배소송이 제기됐으나 2007년 '폐암과 담배와의 인과관계가 인정되지 않는다.'는 이유로 원고 패소판결이 났다. 이어서 원고들은 항소했지만 2011년 2월 15일 항소심 법원 역시 원고 패소판결을 내렸다. 항소심은 '폐암과 담배와의 일반적인 인과관계는 인정되지만 개별적인 인과관계는 인정되지 않는다.'라고 패소 이유를 설명했다. 다시 말해 '담배가 폐암을 유발한다.'는 주장에 대해 상관관계(가능성)는 인정되지만 인과관계(과학적 증거)는 인정되지 않는다는 말이다. 이 사건은 상고심(대법원 판결)에서도 항소심과 같은 이유로 원고 패소판결이 내려짐으로써 우리나라의 담배소송은 종결됐다. 우리나라에서 1심 판결이 나기 1년 전인 2006년 2월 2일, 일본의 최고재판소도 '담배의 니코틴 등이 발암물질이라고 해도 다른 화학물질에 비해서는 그 영향력이 월등히 낮으며, 흡연은 개인의 습관으로 중독성을 인정할 수 없다.'며 원고 패소판결을 내렸다.[223] 주류의사들이 주장하는 '담배는 중독성이 강한 마약이다.'는 주장을 정면으로 부정한 판결이다.

대부분의 나라에서 수십 년간 국가와 제약회사, 화학회사의 재정지원을 받는 단체들이 집중적으로 금연 캠페인을 벌이고 담배세를 크게 올린 결과, 흡연자는 크게 줄어들었다. 영국의 경우 1950년 성인 남성 흡연자 비율이 95퍼센트에서 2001년 현재 30퍼센트로 거의 3분의 1로 줄었지만, 폐암 환자 수는 1950년 13,000명에서 2001년 37,500명으로 3배 증가했다. 미국, 일본이나 우리나라의 경우도 흡연자는 꾸준히 줄고 있지만 폐암 환자는 꾸준히 늘고 있다. 특히 미국은 흡연과 음주 비율이 OECD 국가 중 최하위인 20퍼센트 정도지만 폐암, 위암, 유방암 등의 발병률은 세계 1위다. 우리나라의 흡연률 역시 1994년 72.9퍼센트에서 2001년에는 56.7퍼센트로, 2003년에는 47.5퍼센트로, 2008년에는 20.6퍼센트로 꾸준히 줄었지만 폐암 발병률은 꾸준히 늘고 있다.

72
천연 니코틴은 항산화제다

나바호 인디언들의 암 발병률은 놀라울 정도로 낮다. 17년간 인디언 보호구역에서 의사로 활동했던 기본스에 의하면, 인디언들은 어려서부터 사망할 때까지 습관적으로 담배를 피우지만 폐암이 거의 없다고 한다. 그들은 당뇨병, 관절염, 호흡기질환 같은 질병들은 어느 정도 갖고 있지만, 폐암이나 유방암은 이상할 정도로 전혀 존재하지 않는다고 한다. 유타 주의 몬티셀로에서 병원을 개업하고 있는 의사인 군(C. D. Goon)은 '지난 32년 진료하는 동안 폐암이나 유방암에 걸린 인디언 여자를 단 한 명도 보지 못했다.'라고 회고한다. 그리고 그의 동료인 의사 제롤드 스미스도 '25년간 인디언들을 진료하면서, 단 한 건의 유방암도 보지 못했다.'라고 증언한다. 1935년 이전 50년 동안, 캐나다 원주민인 이누잇 족에게서는 단 한 건의 암도 보고된 사례가 없다. 그러나 1935년부터 가공식품과 의약품이 다량 전파되면서 현재는 캐나다와 미국 국민들과 비슷한 정도로 암이 보고되고 있다.

1496년 인디언들의 생활을 기록했던 에스파냐 신부로부터 19세기 인디언들의 문화를 기록한 문헌들까지, 모두 담배의 뛰어난 약효를 증언하고 있다. 거의 모든 아메리카 인디언들은 정신관련 질환에서부터 각종 질병 치료에 담배를 이용했으며, 긴장을 풀고 휴식을 취하는 도구로 삼았다. 그들은 담배를 신이 내려준 선물로 생각하고, 종교행사에서도 필수적으로 사용했다.[224]

　중국의 '붉은 혁명'을 주도한 마오쩌둥은 18세부터 사망하기 2년 전인 81세까지 하루 50개비 이상의 담배를 피웠다고 한다. 등소평도 '골초'로 유명했지만 93세까지 생존했다. 장개석의 오른팔이었던 장학량 역시 담배와 술을 무척 즐겼지만 103세까지 장수했다. 최규하 전 대통령도 하루 2갑 이상을 피우는 애연가였지만 88세에 폐암이 아닌 급성 심부전증으로 사망했다. 영국 수상을 역임하고 90세에 사망한 윈스턴 처칠과 2차 세계대전의 영웅으로 84세에 사망한 더글러스 맥아더도 유명한 애연가였지만 암과는 무관했다. 반면 주은래는 전혀 담배를 피우지 않았지만 암으로 73세에 사망했다. 우리나라의 법정스님*은 평생 동안 담배도 술도 입에 대지 않았지만 79세에 폐암으로 사망했다.

　미국을 비롯해 미국식 사고에 젖어 있는 영국, 캐나다, 일본, 한국 등 합성물질로 만들어지는 약과 가공식품, 화장품 등에 찌든 나라는 어떠

---

* 평소 천식 약을 복용하던 법정스님은 결국 약의 부작용으로 2007년 10월 폐암 초기 진단을 받고, 바로 미국으로 건너가 절제수술과 항암제, 방사선 투여를 받았다. 그러나 수술과 항암제, 방사선의 부작용으로 병세는 급격히 악화되어 진단 이후 2년 만인 2009년 4월 말기로 악화됐다. 법정스님은 2008년 중반부터는 수술, 항암제, 방사선의 부작용을 인지하고 수술 등을 거부한 채 강원도, 제주도에서 요양을 했으나 2010년 3월 결국 79세로 사망했다.

한가? 금연 광풍이 몰아쳐 대부분의 공항이나, 식당, 관공서 등 모든 건물은 물론 거리, 공원이 금연구역으로 지정됐고 공공기관이나 사기업은 금연을 조건으로 채용하는 경우가 많아졌다. 무지와 탐욕에 젖은 주류의사들은 챔픽스 등 금연보조제나 금연패치 또는 전자담배를 권한다. 금연보조제나 금연패치는 합성물질로 만들어진 약이어서 구토, 우울증, 신경마비, 환각, 폐암, 자살 등 각종 치명적인 부작용을 일으킨다. 전자담배의 심각한 부작용도 계속 밝혀지고 있다.[225]

전 세계 모든 주류의사들과 주류언론들은 급증하는 암, 심장질환 등 모든 질병의 원인이 담배라고 하지만 담배의 생산이나 이용 자체를 법으로 금하는 나라는 없다. 마약의 생산과 이용을 금하는 것과는 상반된다. 담배를 법으로 금해 흡연자가 사라지면 합성물질의 실체가 드러나기 때문에 영원히 이를 감추기 위해서는 담배의 생산과 이용을 법으로 보장해 일정 비율의 흡연자가 존재하는 것이 필요하다. 이런 상황에서 꾸준히 금연캠페인과 실내금연법, 거리금연법 등을 통해 담배공포를 이슈화하면서 대중의 관심을 합성물질로부터 담배로 돌리고 있다. 심지어 세계보건기구(WHO)는 매년 5월 31일을 '금연의 날'로 정해 각종 행사를 하면서 담배공포를 조장하는 데 앞장서고 있다.

담배는 마리화나(대마초)와 함께 아무런 부작용 없이 자연치유력을 회복시켜 두통, 우울증, 불안증, 간질뿐만 아니라 심장질환, 암 등도 예방, 치료해주는 훌륭한 약초다. 그러나 제약회사와 청교도의 압력으로 인해 미국 문화를 추종하는 나라에서는 대부분 마리화나를 불법 마약으로 규정해 금지하고 있다. 반면 담배는 마약으로 규정하지 않고 그

해악성을 조작, 과장해 현대의학의 치명적인 부작용을 감추기 위한 사회적 이슈로 만들고 있다.

존스홉킨스 의대 교수 바바라 스타필드는 2009년의 논문에서 '미국에서 약의 부작용과 의사의 과실로 매년 225,000명이 사망하는데, 심장질환과 암에 이어 세 번째 사망 원인이다. 그런데 사망자를 은폐하는 것까지 고려하면 약의 부작용과 의사의 과실이 첫 번째 사망원인이다.'라고 한다. 그녀는 이어서 '약의 부작용으로 인한 사망자가 특히 미국에 많은 까닭은 미국인들이 흡연과 음주를 부도덕하다고 생각하는 반면 약의 부작용에 대해서는 거의 신경을 쓰지 않기 때문이다. 결국 의사들의 무지와 탐욕으로 인해 현대의학은 이미 말기 단계로 접어들었다.'고 지적했다.[226]

주류의사들이 담배공포의 근거로 제시하는 것은 담배에 니트로사민, 다이옥신, 벤젠, 벤조피렌 등 발암물질로 분류되는 100여 가지 물질이 들어 있다는 것이다. 그러나 니트로사민이나 벤조피렌은 가공육의 방부제, 혹은 색을 선명하게 하는 용도로 쓰이는 합성물질인 아질산나트륨이 단백질 분해산물인 아민과 고온에서 결합될 때 다량 생성되는 물질이다. 따라서 니트로사민이나 벤조피렌은 담배에서만 생성되는 물질이 아니라 모든 방부처리한 물질이 연소될 때 발생한다.

중요한 사실은 담배, 나무, 종이 등이 탈 때 나오는 천연의 니트로사민이나 벤조피렌은 담배 등에 들어 있는 천연의 다른 성분들과 조화를 이루며 오히려 천연의 항암제 작용을 한다는 것이다. 니트로사민이나 벤조피렌이 발암물질이라 하는 것은 합성 니트로사민이나 합성 벤조피렌을 말하는 것이다. 이렇게 전혀 다른 합성물질과 천연물질에 동일한 명칭을 사용하는 것은 합성과 천연을 구별하지 못하는 환원주의 과학 때문이기도 하고, 용어에 혼동을 일으켜 합성물질의 위험성을 감추기 위한 음모이기도 하다.

또한 천연의 다이옥신은 모든 자연물질이 연소될 때 발생한다. 그러나 발암물질인 다이옥신은 합성물질인 플라스틱을 태울 때, 합성물질인 염소로 표백할 때 또는 고엽제에서 발생한다. 자연물질에서 발생하는 천연의 다이옥신은 극미량이고 다른 많은 성분들과 조화를 이루기 때문에 그 위험성은 거의 없다. 그러나 가공식품 또는 합성물질에서 생성되는 다이옥신은 합성물질이고 그 양도 엄청나게 많으며 상호작용을 일으키지도 않는다. 일본의 연구에 의하면 담배 20개비에서 배출되는 다이옥신의 양은 16피코그램(1피코그램은 1조분의 1)으로 같은 양의 플라스틱을 태울 때나 살충제에서 배출되는 양의 10만분의 1도 되지 않는다.[227]

그리고 담배에 들어 있는 합성 비닐크롤라이드, 나프탈아민, 니켈, 벤젠, 카드뮴** 등 발암물질은 담배에 고유하게 들어 있는 물질이 아니다. 이런 합성물질들은 비료, 살충제, 제초제 등을 사용해 재배하는 과정에서 들어가게 된다. 따라서 이러한 발암물질은 담배뿐만 아니라 다른 대부분의 농작물이나 가공식품에도 동일하게 함유되어 있다. 우리 몸속으로 들어오는 합성 다이옥신, 비스페놀A, 프탈레이트, 아스파탐,

---

** 카드뮴은 아연을 화학처리해 추출하며 주로 전지나 합성비료, 살충제, 제초제 등을 만드는 데 쓰인다. 카드뮴은 독성이 강하고 간과 신장, 뼈에 주로 축적되어 배출이 잘 되지 않으며, 수은이나 니켈, 6가 크롬 등과 함께 암을 유발하는 1급 발암물질이다. 카드뮴이 뼈에 축적되면 칼슘 흡수를 방해하기 때문에 뼈와 치아를 약화시켜 극심한 통증을 유발한다.

항생제, 성장호르몬 등 치명적인 발암물질의 99퍼센트는 의약품, 가공식품 또는 플라스틱 용기 등을 통해서이다.

반면 담배 등 식물의 잎에 함유되어 있는 니코틴***과 타르는 체내에 거의 흡수되지 않고 배출되며, 흡수된 극미량은 체내에서 산화되어 비타민B3인 니코틴산아미드(니아신)로 변환된다. 천연의 니코틴과 타르는 알칼로이드 성분으로 자연치유력을 회복시켜주는 천연의 항산화제다. 알칼로이드는 피톤치드를 형성하는 물질의 하나로 식물이 외부 침입자로부터 스스로를 지키기 위해 생성하는 강한 독성물질이다. 불에 태우거나(쑥, 담배, 대마) 끓이거나(쑥차, 담배차, 대마차 등 각종 탕제) 또는 다른 성분과 상호 조화될 때에는 아무런 해를 주지 않고 오히려 훌륭한 약으로 작용하는 것이다. 아메리카 인디언들의 언어인 'tobacco'는 약초라는 의미다.

최근 호주에서는 담배에서 암세포를 파괴하는 특정 단백질 'NaD1'이 발견됐다. NaD1은 담배에서 생성되는 단백질로 본래 곰팡이 등 각

*** 주류의사들은 혈액검사를 통해 니코틴의 대사물인 코티닌의 혈액농도를 검사한다. 코티닌의 농도가 높게 나오면 폐암 등 각종 질병의 위험이 높다고 하며 코티닌 중화제를 처방한다. 그러나 니코틴은 모든 채소와 과일에 들어 있는 물질이어서 거의 모든 사람에게서 검출된다. 사실 코티닌은 니코틴이 1차로 분해되면서 만들어지는 무해한 물질로 인체에 아무런 해를 미치지 않는다. 코티닌의 대부분은 빠르게 배출되고 일부가 남아 비타민B3인 니코틴산아미드로 변환된다.
이는 혈액 내에 항체가 많이 발견되면 에이즈 양성 환자로 판정해 항암제인 지오비단 등을 처방해 죽음으로 몰고 갔던 에이즈공포 시대의 사례와 유사하다. 영양실조나 각종 약 복용 시, 임신 중일 때는 생명을 보호하기 위해 항체를 많이 생성하는 것이 정상이다. 영양이 부족한 아프리카인, 마약을 자주 복용하는 동성애자, 항생제나 피임약을 자주 복용하는 성매매 종사자, 면역체계가 약해진 임신부 등에서 에이즈가 많이 발견된 것은 이 때문이다.

종 미생물의 감염으로부터 식물을 보호해주는 알칼로이드 성분이다. 그런데 이 단백질이 식물뿐 아니라 인간을 비롯한 포유동물의 정상세포에는 아무런 영향을 미치지 않으면서 암세포만을 파괴한다는 사실이 과학적으로 밝혀졌다.[228] 사실 담배의 약초로서의 효능은 오래 전부터 양심 있는 학자들에 의해 꾸준히 밝혀졌지만, 현대의학의 허구와 합성물질의 위험을 은폐하려는 주류의사들의 거짓 연구로 인해 사회적으로 매장당하고 철저히 무시당해 왔다.

천연의 니코틴과 비타민B3는 항산화제로, 천연 호르몬인 아세틸콜린과 같이 기능해 도파민과 세로토닌의 분비를 자극하므로 혈관이 이완되어 혈류가 좋아진다. 그 결과 정신이 맑아지고 혈압이 안정되는 효과가 나타나, 피로회복제[****]의 활성성분으로 첨가되고 있다. 다만 주의할 것은 담배의 니코틴에서 변환되는 니코틴산아미드는 천연의 물질이지만, 피로회복제에 첨가되는 니코틴산아미드는 석유폐기물의 타르에서 추출해낸 성분에 분자구조를 변형시켜 만든 합성물질이라는 점이다.

담배는 재배와 가공 과정에서 투여되는 합성첨가제로 인해 폐질환을 일으킬 위험이 미미하게 있긴 하지만 정신적 안정감을 주고 비만, 당뇨병, 위궤양, 심장질환 등의 만성질병을 예방해 준다. 천연의 항산

[****] 피로회복제에 첨가하는 아미노산의 일종인 타우린은 흥분을 억제해주고 심장근육 등 근세포를 보호해주며, 항산화작용을 하는 물질로 새우, 오징어, 조개 등에 풍부하지만, 인간도 스스로 합성해낼 수 있기 때문에 외부에서 보충해줄 필요가 없다. 흔히 피로회복제나 각성제에 첨가하는 합성 타우린은 수면장애, 복부경련, 설사, 위궤양 등의 부작용을 일으키는 것으로 밝혀졌다. 게다가 피로회복제엔 각종 합성물질이 수십 가지 첨가되는데 이런 물질들의 상승작용에 대해서는 아직까지 연구된 사례가 없다.

화제인 니코틴은 호르몬 분비를 자극해 아세틸콜린과 엔돌핀을 증가시키므로 육체적 고통과 정신적 불안감을 감소시킨다. 또한 천연 니코틴은 염증 완화, 유방암 억제, 뇌졸중, 아토피와 천식 등 알레르기 질환 치료, 고혈압 예방, 잇몸질환 예방에도 긍정적인 작용을 하며 혈압을 낮추고 심장박동을 정상적으로 유지시켜준다. 또한 여러 연구에 의하면 흡연이 오히려 유방암, 자궁암, 알츠하이머병, 파킨슨병을 크게 예방해 주고 소화를 촉진시키는 것으로 밝혀졌다. 게다가 니코틴은 식욕을 억제하는 작용을 하는 호르몬인 렙틴의 분비를 자극하기 때문에 비만 치료에도 효능이 있다.[229]

사실 미국과 우리나라 등에서 흡연자 비율이 계속 하락함에도 불구하고 각종 질병이 급증하는 가장 중요한 원인은 약과 가공식품에 의해 자연치유력이 무너졌기 때문이다. 담배는 단지 약과 수술, 가공식품, 화학제품, 방사선, 전자파 등의 위험을 감추기 위한 희생물에 불과하다. 마치 중세시대 교회의 권위가 약해질 때마다 마녀사냥을 하며 공포 분위기를 조성했던 사례와 유사하다.

인조실록의 기록에 의하면 우리나라에서도 1620년경부터 거의 모든 사람이 담배를 이용했다고 한다. 실학자 이익의 성호사설에는 '가래가 끓거나, 소화가 안 될 때, 기생충을 제거할 때 그리고 복통이나 치통이 있을 때 담배가 좋다.'라고 기록되어 있다. 이런 효험 때문에 정조대왕은 자신은 물론 신하와 백성들이 이를 약으로 사용하도록 적극 권장했다.

2001년 호주의 연구에 의하면 담배는 도파민과 세로토닌의 분비를 자극해 정신질환자의 80퍼센트에게 효능을 나타냈다고 한다. 2007년 미국의 연구는 정신질환자의 85퍼센트에서 치료 효과가 있음을 확인했다. 정신질환인 알츠하이머병과 파킨슨병이 흡연자에게서 크게 낮은 비율로 나타난다는 사실이 여러 연구를 통해 확인됐다. 그리고 흡연할 때 흡입하는 낮은 농도의 일산화탄소는 혈전을 용해시켜주고 헤모글로빈의 산소 운반 능력을 향상시키기 때문에 심장마비를 막아준다는 사실도 확인됐다.[230]

이런 이유로 세계보건기구나 미국암협회, 환경보호청은 니코틴이나 타르를 발암물질에서 제외했다. 영국에서 금연운동에 앞장서고 있는 왕립대학 학장 존 브리튼은 담배의 해악성을 과장하면서도 '담배가 암을 유발한다는 과학적인 증거는 없다.'고 인정한다.[231] 니코틴은 항산화제의 일종인 천연의 비타민B3에 해당하지만, 제조과정에서 첨가되는 방부제, 향미제, 착색제, 보존제, 방염제***** 등 수십 가지의 합성물질이 들어 있어****** 미미하게 건강에 해로울 수 있다.

***** 화재 예방을 위해 담배가 타들어 가는 속도를 늦추어 주는 저발화성 담배는 담배종이에 브롬화합물(PBDE)을 첨가한다. 2005년 캐나다가 저발화성 담배를 의무화하자 우리나라도 이를 생산하고 있으나 현재는 전량 수출하는 것으로 확인됐다. 할로겐족 원소인 브롬(Br)은 천연의 소금이나 온천수에 많이 들어 있는데 과거에는 소금물을 증발시키고 남은 간수에서 천연으로 추출했으나 현재는 해수를 염소로 산화시켜 화학적으로 대량 생산한다. 1930년대부터 휘발유 첨가제로 사용되다가 치명적인 발암물질로 확인되면서 금지됐고, 1960년대부터 살충제로 사용되다가 역시 금지됐다. 그러나 1980년대부터 미국과 우리나라에서는 의류나 가구, 건축자재, 전기자재 등의 방염제와 사진 필름, 의약품, 가공식품 보존제 등으로 사용되고 있다. 그러나 유럽연합에서는 2004년부터 법으로 생산과 사용을 금지하고 있다. 몬산토가 독점 생산하다가 전 세계적으로 사용이 금지된 PCB도 브롬으로 만든 방염제다. 화학적으로 추출해낸 브롬은 지방층의 세포에 축적돼 유전자를 변형시키고 암 등 각종 질병을 유발시키며, 남성 성기능을 크게 악화시킨다.
****** 필자는 2012년 4월 16일, 한국담배인삼공사(KT&G)에 담배 첨가물에 대한 자료를 요청했으

담배에 들어 있는 천연의 니코틴이나 타르는 천연의 알칼로이드로 항산화제이지 발암물질이 아니다. 사실 담배는 그 자체가 천연의 약초이기 때문에 합성첨가제로 인해 그 효능이 다소 줄어든다 해도 약초의 작용은 그대로 남게 된다. 마치 인삼을 가공해 홍삼으로 만드는 과정에서 여러 가지 합성첨가물이 들어간다 해도 약초로서의 효능은 살아 있는 것과 마찬가지다. 따라서 담배는 합성비료, 살충제, 제초제 등으로 재배되는 상추, 배추, 사과 등 모든 채소 및 과일보다 안전하며, 또한 약이나 가공식품보다 더욱 안전하고 효능이 크다.

그러나 전자담배에 들어가는 액상 물질은 100퍼센트 합성물질로, 자동차 부동액에 사용되는 치명적인 독극물이다. 전자담배의 액상 물질은 합성 니코틴에 합성 글리세린, 합성 프로필렌글리콜 등을 혼합해 만들어지는데, 합성 니코틴과 합성 글리세린이 고온해서 상승작용을 일으키면 포름알데히드라고 하는 1급 발암물질이 생성된다. 포름알데히드는 실명, 암 등을 유발하는 유해물질이다. 또한 담배 파이프에도 리튬[*******]건전지, 납 등 치명적인 유해 금속이 사용된다. 리튬건전지는 폭발의 위험성이 높아 전자담배로 인해 손가락과 입, 치아, 턱 등에 큰

나 기업 비밀이라는 이유로 거절당했다. 인체에 치명적인 합성물질 수십 가지가 첨가되는 것으로 추정된다.

[*******] 최근 조울증치료제로 처방되는 물질은 부작용이 심해 한동안 자취를 감추었던 리튬(lithium)으로, 1990년대 초반 조울증(양극성장애) 처방약의 80%를 차지할 정도였다. 그런데 리튬을 복용하는 과정에서 갑상선기능 저하, 신부전증, 당뇨병, 관절염, 심장질환, 탈수증, 구토, 손떨림, 무기력증, 판단력 감소, 기억장애 등 부작용이 나타나면서 시장에서 사라졌다. 그러나 우울증약 복용자에게 많이 나타나는 자살이나 폭력 등의 부작용이 리튬에서는 적게 나타난다는 이유로 다시 관심을 받고 있다. 치명적 독극물인 리튬을 복용하는 사람들은 정기적인 혈액검사를 통해 리튬의 축적량을 검사받아야 한다.

부상을 당하는 사고가 종종 보고되고 있다. 이런 이유로 전자담배는 두통, 구토, 탈수증, 갑상선기능저하, 불면증, 신부전증, 심장질환, 잇몸질환, 신경마비, 뇌세포 파괴, 폐암 등 각종 질병을 유발시킨다. 사실 전자담배는 담배가 아니라 또 하나의 합성 약이지만 나이도, 장소도 규제를 받지 않는다.[232] 천연의 약초인 담배를 금기시하고 치명적인 전자담배를 권장하는 행태는 주류의사와 화학산업의 더러운 음모 중 하나다.

◆ 마무리하며

1. 현대의학의 알몸을 드러내다

우리나라 사람들이 현대의학에 대해 환상을 갖게 된 근원에는 침략자인 일본의 강요, 그리고 해방 이후 점령군으로 한반도에 들어온 미국이 전파한 서구문화에 대한 선망이 자리 잡고 있다. 해방과 좌우대립, 내전, 그리고 이어지는 전쟁이라는 질곡을 겪던 우리의 눈에 비친 미국은 부러움의 대상이었다. 특히 제2차 세계대전의 승전국이자 대한민국의 점령군으로 나타난 미국은 선진 문명의 물량 공세로 우리의 혼을 송두리째 빼앗아 갔다. 정치, 경제, 사회, 문화, 종교, 도덕 등 모든 부문에서 우리의 신념과 정신은 하루아침에 무너지고 모두가 빠르게 미국식으로 바뀌어 갔다. 특히 현대의학은 물량 공세를 앞세운 기독교를 배경으로 거대한 폭풍으로 밀려들어 왔다.

이로 인해 3만 년의 임상시험을 통해 안전성과 효능이 입증된 자연의학은 수술과 합성 마약으로 증상만 잠시 없애주는 미국식 현대의학에 의해 언저리로 밀려날 수밖에 없었다. 사실 주류의사들이 알고 있는 현대의학이라는 신흥종교에 대한 지식은 환원주의 입장에서 조작에 의해 만들어진 가설이고, 합성물질로 만들어진 마약으로 증상만 임시 완화시키는 대중요법일 뿐이다. 현대의학이 주장하는 '근거 중심의 의학'은 제약회사와 주류의사들이 만든 기준과 거짓 연구일 뿐이다. 그들의 '근거'란 철학과 생명이 철저하게 배제된, 수익 중심의 이데올로기에 부합된 것이다.

한때 첨단과학이라는 환상 때문에 엄청난 특권과 명예를 누려왔던 주류의사들은 이제 대중들로부터 그 환상의 옷이 벗겨진 채 알몸을 드러내고 있다. 감기 하나 치료하지 못하고 타이레놀이나 아스피린 등 합성 마약인 진통제로 잠시 통증만 가라앉히는 그들에게 암 또는 심장질환 등의 치료를 의뢰한다는 것이 얼마나 위험한 일인지 대중들도 서서히 깨닫기 시작했다. 이제 우리 대중은 발가벗은 주류의사들의 실체를 알게 됐다. 이의를 제기할 수 없게 만드는 힘인 '하얀 가운'의 실체가 벗겨지면서 가운 안에 숨겨둔 거대한 탐욕과 무지를 본 것이다.

그럼에도 불구하고 주류의사들은 황금탑에 눈이 멀어 자신이 알몸이라는 사실도 깨닫지 못하고 있다. 주류의사들이 규제완화라는 희미한 유령과 '마법의 탄환'이라는 합성 마약에 매몰되어 무지를 덮고 탐욕을 불태울 수 있는 까닭은 현대의학이라는 신흥종교가 받쳐주고 있기 때문이다. 거대한 자본을 앞세운 현대의학은 지금 이 순간도 최첨단 기계와 시설에 의존한 채 장기 고객인 만성질환자를 양산하고 있다. 종합병원에서 줄을 서서 기다리는 환자들 대부분은 암, 골다공증, 비만, 우울증, 폐경, 신부전증 등 만성질환자들이다. 그런데 사실 이들 대부분은 환자가 아니다. 주류의사들에게 속아 자신이 환자인 줄 알고 마약과 수술을 기다리고 있는 것이다.

만성질환은 주류의사들이 선전하는 약과 가공식품 등을 통해 섭취하는 합성물질에 의해 면역체계가 무너지기 때문에 발생한다. 합성물질이 인체에 해롭지 않다는 거짓 연구를 통해 환자를 만들어내고, 또한 부작용이 반드시 따르는 약으로 치료하기 때문에 질병의 악순환은 끝없이 되풀이된다. 수술을 하면 많은 질병이 완치되는 줄로 알지만 사실 수술을 통해 많은 신경조직과 근육, 호르몬선, 혈관, 경락이 절단되기 때문에 단지 통증만 느끼지 못하는 것이다. 통증이 사라졌기 때문에 대중은 치료된 것으로 오해한다. 현대의학이 외형적으로 성장할수록, 주류언론이 띄워주는 유명한 의사가 많아질수록 환자는 늘어나고 인류의 고통은 더해지면서 삶의 질은 끝없이 추락하고 있다.

2. 이제는 의사에게 속지 말자

이제 인류는 갈림길에 서 있다. 얼마나 오랫동안 많은 사람들이 주류의사들에게 속아 콜레스테롤 저하제인 크레스토와 합성지방인 마가린으로 죽어갔던가? 얼마나 많은 사람들이 감기약인 타이레놀, 비만치료제인 리덕스와 당뇨병치료제인 리줄린, 호르몬치료제인 프렘프로, 돼지독감 예방제인 타미플루, 관절염치료제인 비옥스, 심장병치료제인 스타틴, 그리고 관상동맥우회술, 뢱상 위우회술, 항암제로 죽어갔던가? 또한 얼마나 많은 사람들이 조기검진의 방사선 노출로 환자가 되고, 거짓 유전자검사에 속아 10대 소녀가 유방과 자궁을 절제당한 채 남은 생애를 눈물로 보내야 했던가?

사실 주류의사들은 암환자에게는 수술, 항암제투여, 방사선투여를 권하지만 자신들이 암에 걸렸을 때는 대부분 항암치료와 방사선치료를 거부한다. 항암제와 방사선투여가 비용은 고가지만 아무런 치료효과가 없고 오히려 고통 속에서 생명만 단축시킨다는 사실을 알기 때문이다. 사실 예전에 매독환자나 결핵환자는 매독이나 결핵으로 죽어간 것이 아니라 강독성 물질인 수은이나 비소의 부작용으로 죽어갔다. 오늘날에도 암환자는 암으로 죽는 것이 아니라 항암제와 방사선의 부작용으로 죽어간다.

현대 문명이 만들어낸 가장 치명적인 독은 '의학이 모든 것을 해결해 줄 것이다.'라는 미신이다. 이러한 미신은 미국식 사고를 가지고 있는 지식인들에게 특히 두드러져서 의학에 대해서는 거의 검증을 하려고 하지 않는다. 이러한 미신 때문에 감기만 걸려도 항생제라는 농약을 집중적으로 쏟아 붓지만 그 결과는 건강한 세포를 파괴시키고, 몸안의 좋은 박테리아를 변형시켜 독성이 강한 살모넬라균이나 이콜리균을 만들어내는 것이다. 사실 현대의학과 주류의사가 해결해줄 수 있는 질병은 5퍼센트도 되지 않는다. 대부분의 당뇨병, 고혈압, 신부전증, 심장병, 관절염 등 만성질환자들은 주류의사들에게 속아 재산과 생명만 빼앗길 뿐이다. 주류의사들은 모든 질병을 기계에 의한 수치로만 판단하고, 모든 사람을 동일한 방법으로 치료하려고 한다. 그들은 비만을 약이나 수술로 치료해야 할 질병이라고 하고, 우울증을 합성마약으로 치료해야 할 정신질환이라고 한다.

데카르트가 창시하고 록펠러대학교와 제약회사가 발전시킨 환원주의라는 이데올로기는 의학이라는 또 다른 종교를 등에 업고 인류의 의식 속에 굳게 자리 잡았다. 의도적으로 만들어진 이데올로기는 객관적으로 입증되지 않은 가설에 근거하여 인류의 삶을 조작했다. 신흥종교인 현대의학의 이데올로기에 세뇌 당한 대중은 무기력하게 건강에 관한 모든 권한을 주류의사들에게 위탁해버렸다. 생명에 대한 애정이 전혀 없는 의사들에게!

3. 보고 싶은 것만 보다

1622년 피렌체의 의사인 안토니오 두라치니가 정부에 제출한 보고서에 따르면 '의사들에게 전 재산을 바치면서 치료 받는 사람들이 치료를 전혀 받지 못하는 가난한 사람들에 비해 더 일찍 사망한다.'고 한다. 앰브로즈 비어스는 '진단이란 의사가 한 손으론 환자의 맥을 짚고, 한 손으론 환자의 지갑을 털어내는 과정'이라고 했다. 그럼에도 불구하고 환자가 자연치유력으로 회복될 경우, 그들은 의사 덕분에 회복이 되었다고 믿을 것이다. 이런 현상은 현대에 들어와 더 심각하게 전개된다. 대중이 의사들을 전문가집단으로 숭배하기 때문에, 그들은 장막 뒤에서 진단에 부담을 느끼지 않는다. 오로지 기계에 의해 나타나는 수치로만 진단을 내리고 설령 그 치료가 잘못되어 죽음으로 이어진다 해도 잘못은 환자와 함께 묻히기 때문이다.

이런 잘못된 의학이 오래도록 인류를 기만할 수 있었던 까닭은 현대의학에 대한 신념이 하나의 종교로 자리 잡았기 때문이다. 주류의사들은 부작용이나 잘못에 대한 지적을 결코 받아들이지 않는다. 전문가집단이라는 두텁고 높은 벽이 그들로 하여금 '보고 싶은 것만 보고, 듣고 싶은 것만 듣게' 만들었기 때문이다. 이렇듯 말기 증상을 보이는 현대의학은 왜곡된 유물론을 바탕으로 제약회사라는 대군주의 노예로 전락한 채, 약이라는 칼에 미쳐 인류를 지배하려고 한다. 그들은 수만 년의 임상시험을 통해 안전성과 효능이 입증된 음식과 약초, 침술, 뜸, 부항 등을 거부하고 자신들의 무지와 탐욕을 청교도식의 집단사고로 덮으려 하고 있다.

19세기 비엔나의 이그나스 세멜바이스는 여성들이 병원에서 출산하는 경우, 집에서 출산하는 경우보다 산욕열에 의한 사망률이 3배 이상 높다는 사실을 알게 되었다. 결국 그는 시체를 부검한 의사들이 곧바로 출산실로 가서 아이를 받기 때문에 시체로부터 옮겨지는 세균에 의해 사망률이 높다는 사실을 알아냈다. 그러나 그는 곧 해고됐다. '의사들이 환자의 죽음을 초래했다.'는 천기를 누설했기 때문이다. 세멜바이스는 계속된 연구를 통해 의사들이 부검실에서 나와 출산실로 들어갈 때는 반드시 몸을 소독할 것을 주장했지만, 보고 싶은 것만 보고 듣고 싶은 것만 들으려는 동료 의사들의 조롱과 음모 속에 그는 정신병원에 수감된 채 47세의 나이로 눈을 감고 만다.

이제는 더 이상 주류의사들이 만들어낸 이데올로기에 속지 말고 우리 스스로 현명한 판단으로 건강과 재산을 지켜야 할 것이다. 눈을 뜨면 조작된 이데올로기에서 벗어나 있는 그대로의 진실을 볼 수 있다. 독소를 제거하기 위해서는 비타민 보충제를 복용하는 것이 아니라, 약과 가공식품을 중단하고 천연의 음식을 먹는 것이 가장 현명하다는 사실도 알게 될 것이다. 이제 진솔하면서 소박한 대중의 힘으로 세상을 이끌어가야 한다. 평화와 행복의 길로!

◆ 참고문헌

1) WHOLE FOOD VITAMINS: Ascorbic Acid is Not Vitamin C, By Dr. Tim O'Shea
   http://www.whale.to/a/shea1.html
2) 천연 vs 합성, 똑 소리 나는 비타민 선택법. p47~56, 브라이언 R. 클레멘트 지음, 김소정 옮김, 전나무숲 발행.
   한국일보. 2006년 3월 30일, "비타민 음료수서 벤젠 검출"
   http://media.daum.net/society/others/newsview?newsid=20060330085207879
3) 천연건강식품 합성건강식품, 어떻게 구별하나? p116, 남부 데루유끼 지음, 최혜선 옮김, MOONJIN 발행.
4) 건강의 적들. p279, 287, 안네테 자베르스키 지음, 신혜원 옮김, 열대림 발행.
   의사들이 해주지 않는 이야기. p153, 린 맥타가크 지음, 진선미 옮김, 허원미디어 발행.
   The Truth About Vitamins in Nutritional Supplements
   http://www.doctorsresearch.com/articles4.html
5) 화학으로 이루어진 세상. p188, K. 메데페셀헤르만 지음, 권세훈 옮김, 에코리브르 발행.
   불량의학. p82~92, 크리스토퍼 완제크 지음, 박은영 옮김, 열대림 발행.
   by Joel D Wallach, B.S, D.V.M., N.D., "Vitamins and Minerals Influence the Health and Vibrancy of Nearly Every Organ in the Body!"
   http://www.preventativeconcept.com/library/nutrition/minerals_influence.shtml
6) 닥터 골렘. p127~161, 해리 콜린스 외 지음, 이정호 외 옮김, 사이언스북스 발행.
   슈퍼토마토와 백신바나나. p마르크스 브라이언 지음, 김일형 옮김, 열음사 발행.
   천연 vs 합성, 똑 소리 나는 비타민 선택법. p40~42.
7) 슈퍼토마토와 백신바나나. p77~78.
   내추럴리 데인저러스. p69~70.
8) The Battlefront for Better Nutrition Reprint No. 30-E Lee Foundation for Nutritional Research.
   http://www.soilandhealth.org/02/0203CAT/royal.lee.lets.live.articles.htm
   Natural Whole Food Vitamins: Ascorbic Acid Is Not Vitamin C
   http://www.thedoctorwithin.com/vitaminC/Ascorbic-Acid-Is-Not-Vitamin-C/
9) 위대한 자연요법. p74, 김융웅 지음, 토트 발행.
   과잉진단. p65, 길버트 웰치 지음, 홍영준 옮김, 진성북스 발행.
   암혁명. p113~114, 116~118, 기준성 외 지음, 박혜림 옮김, 중앙생활사 발행.
   사람을 살리는 대체의학. p265~266, 최경송 지음, 창해 발행.
10) 간암, 간장병 이렇게 하면 산다. p309~316, 신동환 지음, 한국방송출판 발행.
11) 생각의 함정. p53, 자카리 쇼어 지음, 임옥희 옮김, 에코의 서재 발행.
    마이클 폴란의 행복한 밥상. p35, 마이클 폴란 지음, 다른세상 2009년 8월 발행.
    옥수수의 습격. p152, 유진규 지음, 황금물고기 발행.
12) 건강, 음식, 질병에 관한 오해와 진실. p329~330.
13) 과자, 내 아이를 해치는 달콤한 유혹2. p35, 안병수 지음, 국일미디어 발행.
14) Vitamins E and C in the Prevention of Prostate and Total Cancer in MenThe Physicians' Health Study II Randomized Controlled Trial
    http://jama.jamanetwork.com/article.aspx?volume=301&issue=1&page=52
15) 식품진단서. p268~276, 조 슈워츠 지음, 김명남 옮김, 바다출판사 발행.
16) 건강의 적. p279~284.
    어느 채식의사의 고백. p201, 존 맥두걸 지음, 강신원 옮김, 사이몬북스 발행.
    The effect of vitamin E and beta carotene on the incidence of lung cancer and other cancers in male smokers.
    http://www.ncbi.nlm.nih.gov/pubmed/8127329
    Oxford Journals of Medicine, Volume88, Issue21
    http://jnci.oxfordjournals.org/content/88/21/1560.short
17) 식품진단서. p133~137.
    Harvard Study Links Tomato-Rich Foods and Carrots to Reduced Risk of Lung Cancer
    http://www.riskworld.com/pressrel/2000/00q4/PR00a011.htm
    Beta Carotene
    http://encognitive.com/node/2466

18) 100년 동안의 거짓말. p218~219, 169.
식품정치. p448, 463.
무엇을 먹을 것인가. p297~301, 콜린 캠벨 외 지음, 유지화 옮김, 열린과학 발행.
19) 질병의 종말. p193~196, 데이비드 B. 아구스 지음, 김영설 옮김, 청림life 발행.
20) 음식 그 두려움의 역사. p190, 하비 라벤스테인 지음, 김지향 옮김, 지식트리 발행.
Dietary Guidelines for Americans: A Historical Overview September 2008
http://www.nal.usda.gov/fnic/pubs/bibs/gen/DGA.pdf
21) 과다복용하면 오히려 몸에 좋지 않은 것들, 조경진 MK 헬스 기자.
http://www.dkasda.com/?document_srl=7879
건강 백세 시대 내 몸 관리. p335.
헬스메디. 2011년 10월 11일, "비타민에 관한 불편한 진실"
Synthetic VS. Whole Food Vitamins
http://www.squidoo.com/vitaminwisdom
22) 신동아. 2012년 12월(639호). p289.
23) 우리 몸은 석기시대. p142~144, 테트레프 간텐 외 공저, 중앙북스 2011년 1월 발행.
"Does Vitamin C Prevent Colds?" From Mark Stibich, Ph.D.
http://longevity.about.com/od/antiagingsupplements/f/vitamin-c-colds.htm
Cochrane Summaries "Vitamin C for preventing and treating the common cold"
http://summaries.cochrane.org/CD000980/vitamin-c-for-preventing-and-treating-the-common-cold
24) 100년 동안의 거짓말. p44.
독소. p282.
불량의학. p64, 크리스토퍼 완제크 지음, 박은영 옮김, 열대림 발행.
25) 암은 병이 아니다. p148~162, 안드레아스 모리츠 지음, 장진근 옮김, 에디터 발행.
아시아경제. 2012년 10월 6일, 지연진 기자, "인공 태닝, 피부암과 직결"
http://www.asiae.co.kr/news/view.htm?idxno=2012100415165373098
헬스조선. 2012년 07월 31일, "피부암 일으키는 자외선, 자연선탠 vs 인공선탠 중 더 위험한 것은?"
http://health.chosun.com/site/data/html_dir/2012/07/30/2012073002295.html
26) 독성프리. p175~178, 데브라 린 데드 지음, 제효영 옮김, 윌컴퍼니 발행.
Tribune. November 18, 2012. "The dark side of energy-saving light bulbs"
http://tribune.com.pk/story/467607/the-dark-side-of-energy-saving-light-bulbs/
27) 전자파가 내 몸을 망친다. p69~71, 앤 루이스 기틀먼 지음, 윤동구 옮김, 랜덤하우스 발행.
28) 어느 채식의사의 고백. p202~212.
29) 위대한 자연요법. p182~190.
하루 10분 일광욕 습관. 책 전부, 우쓰노미야 미쓰아키 지음, 성백희 옮김, 전나무숲 발행.
우리 몸은 석기시대. p208~210, 테트레프 간텐 외 지음, 조경수 옮김, 중앙books 발행.
Vitamin D: The "sunshine" vitamin, by Rathish Nair and Arun Maseeh
http://www.ncbi.nlm.nih.gov/pmc/articles/PMC3356951/
30) 살아있는 야생. p114, 118, 신디 엥겔 지음, 최장욱 옮김, 양문 발행.
The NIH Human Microbiome Project
http://www.ncbi.nlm.nih.gov/pmc/articles/PMC2792171/
31) 좋은 균 나쁜 균. p153, 제시카 스나이더 색스 지음, 김정은 옮김, 글항아리 발행.
32) Diet, Escherichia coli O157:H7, and Cattle: A Review After 10 Years
http://www.horizonpress.com/cimb/v/v11/67.pdf
33) 좋은 균 나쁜 균, p227.
34) 감염. p36, 제럴드 N.캘러헌 지음, 강병철 옮김, 세종서적 발행.
아주 중요한 거짓말. p392, 398, 실리아 파버 지음, 박지훈 옮김, 씨앗을 뿌리는 사람 2010년 발행.
우리 몸은 석기시대. p65.
35) 사라진 문명의 치료지식을 찾아서. p36~37, 기젤라 그라이헨 지음, 박해영 옮김, 아가서 발행.
36) 동아일보. 2013년 7월 15일, "노인 사망 전 평균 8년간 병치레, 기대수명과의 격차 줄여라."
http://news.donga.com/3/all/20130715/56448807/1
과잉진단. p23, 길버트 웰치 지음, 홍영준 옮김, 진성북스 발행.
37) 감염. p36.
아주 중요한 거짓말. p392, 398, 실리아 파버 지음, 박지훈 옮김, 씨앗을 뿌리는 사람 2010년 발행.

우리 몸은 석기시대. p65.
38) 나는 현대의학을 믿지 않는다. p89~92, 로버트 멘델존 지음, 남점순 옮김, 문예출판사 2010년 발행.
위험한 의학, 현명한 치료. p61~62, 김진목 지음, 전나무숲 발행.
위대한, 그러나 위험한 진단. p184, 리사 샌더스 지음, 장성준 옮김, 랜덤하우스 발행.
39) 살아 있는 야생. p166~167, 신디 엥겔 지음, 최장욱 옮김, 양문출판사 발행
40) 우리 몸은 석기시대. p265~273.
기생충, 우리들의 오래된 동반자. p140, 정준호 지음, 후마니타스 발행
41) 살아 있는 야생. p20~22.
42) 야생의 몸, 벌거벗은 인간. p39~41, 롭 던 지음, 김정은 옮김, 열린과학 발행.
43) 청결의 역습. p33~38, 유진규 글, 김영사 발행.
44) 기생충, 우리들의 오래된 동반자. p37.
45) 질병예찬. p102~103, 베르트 에가르트너 지음, 홍이정 옮김, 성균관대학교 출판부, 2011년 발행.
불량의학, p101~108.
46) 전북중앙신문, 2009년 3월 25일, 박효익 기자, "감기 등에 항생제 처방비율 여전히 높아"
좋은 균 나쁜 균, p237.
47) 상처는 절대 소독하지 마라. p83~90, 니쓰이 마코토 지음, 이근아 옮김, 이아소 발행.
48) 우리 몸에 좋은 야생초 이야기. p21, 전동명 지음, 화남 발행.
식물은 위해한 화학자. p186~188, 스티븐 해로드 뷔흐너 지음, 박윤정 옮김, 양문 발행.
당신의 의사도 모르는 117가지 약의 비밀. p115~116, 마이클 머레이 지음, 이영래 옮김, 다산초당 발행.
49) 좋은 균 나쁜 균, p57~60.
50) 당신의 의사도 모르는 117가지 약의 비밀. p83~103.
51) 좋은 균 나쁜 균, p83~92.
청결의 역습. p163~165.
52) 우리 시대의 몸, 삶, 죽음. p39~40, 김진국 지음, 한티재 발행.
53) Nasal Carriage of Staphylococcus aureus and Methicillin-Resistant S aureus in the United States
http://www.annfammed.org/content/4/2/132.full
54) 감염. p128~133.
아파야 산다. p150~151, 샤론 모알렘 지음, 김소영 옮김, 김영사 발행.
환경의 역습. p285, 박정훈 지음, 김영사 발행.
55) 식물은 위대한 화학자. p285~288.
56) 식물은 위대한 화학자. p87~91.
57) 아파야 산다. p156.
좋은 균 나쁜 균, p21~26, 355~357.
58) 야생의 몸, 벌거벗은 인간. p65~67.
59) 좋은 균 나쁜 균, p279~285.
60) Environmental impact of pesticides
http://en.wikipedia.org/wiki/Environmental_impact_of_pesticides
Herbicides - Environmental Effects Of Herbicide Use
http://science.jrank.org/pages/3305/Herbicides-Environmental-effects-herbicide-use.html
61) 질병예찬. p105~106.
Antibiotic Exposure by 6 Months and Asthma and Allergy at 6 Years: Findings in a Cohort of 1,401 US Children
http://aje.oxfordjournals.org/content/early/2010/12/28/aje.kwq400.full
62) BEYOND ANTIBIOTICS, by Lawrence Wilson, MD
http://www.drlwilson.com/Articles/antibiotics.htm
63) 질병예찬. p280~282.
64) 질병예찬. p27, 63.
나는 현대의학을 믿지 않는다. p29.
65) BEYOND ANTIBIOTICS, by Lawrence Wilson, MD
http://www.drlwilson.com/Articles/antibiotics.htm
질병예찬. p64.
66) 국민일보, 2014년 5월 25일, "보이지 않는 건강 위험 요소, '전자파' 멀리 하기"
전자파가 내 몸을 망친다. p155~163, 앤 루이스 기틀먼 지음, 윤동구 옮김, 랜덤하우스 발행.
67) 전자파가 내 몸을 망친다. p92~120.

68) The Telegraph, March 27, 2012, "How heat helps in cancer treatment"
http://blogs.telegraph.co.uk/news/judithpotts/100054974/how-heat-helps-in-cancer-treatment/
69) 백혈병 스스로 고칠 수 있다. p147, 임교환 지음, 동약 발행.
70) 질병예찬. p34~35.
71) 중앙일보. 황운하 기자, 2011년 10월 17일, "뚱뚱한 엄마는 저체중아 낳아, 그 아이는 천식 아토피로 고통"
Siblings, day-care attendance, and the risk of asthma and wheezing during childhood.
http://www.ncbi.nlm.nih.gov/pubmed/10954761
72) 국민일보, 2009년 7월 15일, "GSK 말라리아치료제 '말라론정' 우울증 등 부작용"
http://news.kukinews.com/article/view.asp?page=1&gCode=kmi&arcid=1247647090&cp=du
The New York Times, Published: January 16, 2012, "For Intrigue, Malaria Drug Gets the Prize"
http://www.nytimes.com/2012/01/17/health/for-intrigue-malaria-drug-artemisinin-gets-the-prize.html?pagewanted=all&_r=1&
73) 감염. p42~47.
Healthy horrors: the benefits of parasites, by brown on 23 August 2011.
http://www.scienceinschool.org/2011/issue20/horrors
74) 질병의 한방적 진단과 처방. p110~118, 임교환 지음, 여약사신문 발행.
75) 연합뉴스, 2011년 8월 31일, "타이레놀, 말처럼 안전한가"
Side Effects of Tylenol - for the Consumer
http://www.drugs.com/sfx/tylenol-side-effects.html
76) 몸을 살리는 의학, 몸을 죽이는 의학. p90~91.
77) 좋은 균 나쁜 균. p214~224.
78) New York Times, January 4, 2012, "Citing Drug Resistance, U.S. Restricts More Antibiotics for Livestock"
http://www.nytimes.com/2012/01/05/health/policy/fda-restricts-use-of-antibiotics-in-livestock.html
New York Times, April 4, 2012, "Arsenic in Our Chicken?"
http://www.nytimes.com/2012/04/05/opinion/kristof-arsenic-in-our-chicken.html?_r=1
헬스코리아뉴스, 2008년 1월4일, "바이엘 '시프로' 등 문제로 FDA 혼쭐"
http://www.hkn24.com/news/articleView.html?idxno=7586
79) Are You Eating Cloned Beef? Meat And Dairy From Cloned Animals Invades Food Supply Posing Safety Issues.
http://www.jbbardot.com/are-you-eating-cloned-beef-meat-and-dairy-from-cloned-animals-invades-food-supply-posing-safety-issues/
80) 동물을 먹는다는 것에 대하여. p142, 조너선 사프란 포어 지음, 송은주 옮김, 민음사 발행.
Essay/Term paper: Vegetarianism
https://www.dreamessays.com/customessays/Philosophy/10695.htm
육식의 종말. p210. 제레미 리프킨 지음, 신현승 옮김, 시공사 발행.
어느 채식 의사의 고백. p56.
81) 청결의 역습. p89~91.
82) Measuring the social impact of research
http://www.ncbi.nlm.nih.gov/pmc/articles/PMC1121118/
What errors do peer reviewers detect, and does training improve their ability to detect them?
http://www.ncbi.nlm.nih.gov/pmc/articles/PMC2586872/
83) 진실을 배반한 과학자들. p115.
간암, 간장병 이렇게 하면 산다. p325~329.
84) 거짓말을 파는 스페셜리스트. p155~158.
불량제약회사. p365~386, 벤 골드에이커 지음, 안형식 외 옮김, 공존 발행.
Guest Authorship and Ghostwriting in Publications Related to Rofecoxib
http://www.destinationsante.com/IMG/pdf/JAMA-Rofecoxib.pdf
Ghost Authorship in Industry-Initiated Randomised Trials
http://www.plosmedicine.org/article/info:doi/10.1371/journal.pmed.0040019
85) 거짓말을 파는 스페셜리스트. p176.
86) 밀가루 똥배. p232~234, 윌리엄 데이비스 지음, 안윤희 옮김, 에코에브르 발행.
밀가루만 끊어도 100가지 병을 막을 수 있다. p94~95, 스티븐 왕겐 지음, 박지훈 옮김, 끌레마 발행.

87) 밀가루 똥배. p8~9, 51, 54~55, 63, 90~93.
88) Malignancy in coeliac disease—effect of a gluten free diet.
http://www.ncbi.nlm.nih.gov/pmc/articles/PMC1378455/Intestinal Cancer and Celiac Disease.
http://www.celiaccentral.org/Celiac-Disease/Related-Diseases/Intestinal-Cancer/46/
89) 통섭. p88, 115, 에드워드 윌슨 지음, 최재천 등 옮김, 사이언스북스 발행.
거짓말을 파는 스페셜리스트. p70~71.
90) 생명공학, 판도라 상자의 열쇠인가? p25, 찰스 콜슨 외 지음, 정서영 옮김, 홍성사 발행.
91) 괴짜생태학. p56, 브라이언 클레그 지음, 김승욱 옮김, 웅진지식하우스 발행.
92) 음식혁명. 존 로빈스 지음, 안의정 옮김, 시공사 발행.
93) THE SELFISH COMMERCIAL GENE
http://www.psrast.org/selfshgen.htm
94) rats fed with GMO giant corn from Monsanto. July 19, 2012
http://www.englishforum.ch/general-off-topic/157127-rats-fed-gmo-giant-corn-monsanto.html
Health Press, Study Claiming GMOs Caude Cancer, Dec 9th 2013.
http://www.doctorshealthpress.com/food-and-nutrition-articles/study-claiming-gmos-cause-cancer
95) 몬산토. p322~325, 마리-모니크 로뱅 지음, 이선혜 옮김, 이레 발행.
96) 음식혁명. p존 로빈스 지음, 안의정 옮김, 시공사 발행.
Comparison of Percutaneous Coronary Intervention with Medication in the Treatment of Coronary Artery Disease in Hemodialysis Patients
http://jasn.asnjournals.org/content/17/8/2322.full
Comparison of angioplasty with medical therapy in the treatment of single-vessel coronary artery disease. Veterans Affairs ACME Investigators.
http://www.ncbi.nlm.nih.gov/pubmed/1345754
97) 콜레스테롤은 살인자가 아니다. p41~43, 우패 리본스코프 지음, 김지원 옮김, 애플북스 발행.
식물은 위대한 화학자. p134~135.
98) 현대의학의 역사. p399~439.
99) 빈곤한 만찬. p179~180, 피에르 베일 지음, 양영란 옮김, 궁리 발행.
100) 건강 백세시대 내 몸 관리. p274, 김항선 지음, 문무사 2011년 발행.
CLEAN. p64, 378, 알렉하드르 융거 지음, 쌤앤파커스 2010년 발행.
의사들이 해주지 않는 이야기. p148, 린 맥타가트 지음, 진선미 옮김, 허원미디어 발행.
101) 술은 약이다. p360~361.
식품정치. p485~490.
Dangers of Benecol
http://www.ehow.com/list_7368367_dangers-benecol.html
102) Detection Technology Aids Polyphenol Identification and Characterization
http://www.foodquality.com/details/article/817059/Policing_Polyphenols.html?tzcheck=1
103) 100년 동안의 거짓말. p213~215.
The New York Times, November 30, 1999, "MARK J. PLOTKIN; A Romance With a Rain Forest and Its Elusive Miracles(page1~5)"
http://www.nytimes.com/1999/11/30/science/scientist-work-mark-j-plotkin-romance-with-rain-forest-its-elusive-miracles.html?src=pm
104) 웰컴 투 정글. p46, 54~55, 167~171, 마거릿 D. 로우먼 지음, 유인선 옮김, 갤리온 발행.
105) Bad Science. p137~138.
106) Bad Science. p137~138.
107) 아파야 산다. p22, 39.
108) The New York Times, March 12, 1981, "STUDY LINKS COFFEE USE TO PANCREAS CANCER"
http://www.nytimes.com/1981/03/12/us/study-links-coffee-use-to-pancreas-cancer.html?pagewanted=all
Does Drinking Coffee Increase Pancreatic Cancer Risk?
http://www.second-opinions.co.uk/coffee-cancer.html
109) 밥상의 유혹. p183~188
Coffee's Liver Benefits
http://ezinearticles.com/?Coffees-Liver-Benefits&id=237147

110) 내추럴리 데인저러스. p200~201.
    Selenium Supplements: Diabetes Risk?
    http://diabetes.webmd.com/news/20070709/selenium-supplements-diabetes-risk
    News From Annals Of Internal Medicine: May 17, 2011
    http://www.medicalnewstoday.com/releases/225518.php
111) 먹고 마시고 숨쉬는 것들의 반란. p260~261.
    화학으로 이루어진 세상. p315.
112) Carbon nanoparticles can damage kidney cells
    http://www.tgdaily.com/general-sciences-features/58499-carbon-nanoparticles-can-damage-kidney-cells
113) BMJ 2007; 334 doi: 10.1136/bmj.39147.604896.55(Published 26 April 2007)
    http://www.bmj.com/content/334/7599/885.full
    미국 의학계가 감춘 진실. p20. 호트 지음, 김태수 옮김, 건강신문사 2009년 발행.
114) 헬스조선. 2013년 1월 22일, "저염이 건강한 식습관의 답이다"
    http://health.chosun.com/healthyLife/column_view.jsp?idx=7378
115) 오행단의 비밀. p48, 김형석 편저, 광산출판사 발행.
116) Low salt diet does not reduce heart disease, study finds. by Mary West,
    http://www.naturalnews.com/032394_low_salt_diet_blood_pressure.html
    It's Time to End the War on Salt,
    http://www.scientificamerican.com/article.cfm?id=its-time-to-end-the-war-on-salt
117) 간수가 답이다. p44~47, 54~55, 64, 김송수 지음, 생각나눔 발행.
    몬산토. p121~122.
    물, 치료의 핵심이다. p180~194, F.뱃맹겔리지 지음, 김성미 옮김, 물병자리 발행.
118) Dietary sodium intake and mortality: the National Health and Nutrition Examination Survey (NHANES I)
    http://archive.is/tX1wU
119) 불량식품. p133~135.
    내 몸을 살리는 물 백과사전. p14, 후지타 고이치로 지음, 이전은 옮김, 아르고나인 발행.
    생명의 소금. p54~55, 61, 정종희 지음, 올리브나무 발행.
    물, 치료의 핵심이다. p37.
120) 건강 백세시대 내 몸 관리. p234~251.
121) The impact of religious fasting on human health.
    http://www.nutritionj.com/content/9/1/57
122) 개, 고양이 사료의 진실. p49~51, 앤 마틴 지음, 이지묘 옮김, 책공장더불어 발행.
    개, 고양이 자연주의 육아백과. p28, 리처드 피케른 외 지음, 양현국 외 옮김, 책공장더불어 발행.
123) 맛있는 햄버거의 무서운 이야기. p134~135, 에릭 슐로서 외 지음, 노순옥 옮김, 모멘토 발행.
    인간은 왜 병에 걸리는가. p214, R. 네스 외 지음, 최재천 옮김, 사이언스북스 발행.
124) 당신의 의사도 모르는 11가지 약의 비밀. p242.
125) 좋은 균 나쁜 균. p69, 74.
126) 식품진단서. p163~164. 조 슈워츠 지음, 김명남 옮김, 바다출판사 발행.
127) 우리 집 주치의 자연학. p553, 이경원 지음, 동아일보사 발행.
    몸을 살리는 의학, 몸을 죽이는 의학. p240~243, 윤승일 지음, 북라인 발행.
    PRNewswire, July 27, 2011, "Magnesium Deficiency Linked to Higher Risk of Osteoporosis, Says Doctor"
    http://www.nutritionalmagnesium.org
128) 어느 채식 의사의 고백. p151.
129) 슬로우 데스. p48.
    대기오염, 그 죽음의 그림자. p261.
    원전을 멈춰라. p101~106, 히로세 다카시 지음, 김원식 옮김, 이음 발행.
    The New York Times, November 11, 2003, "In Baby Teeth, a Test of Fallout; A Long-Shot Search for Nuclear Peril in Molars and Cuspids"
130) 간은 부활된다. p70~72, 김광남 외 지음, 건강신문사 발행.
131) Journal of Clinical Periodontology 2002; 29(2):129-136, "Smoking Does Not Increase Risk Of Receding Gums"
    http://www.data-yard.net/10o/gums.htm

132) CLEAN. p78, 81.
　　식품진단서. p260~267.
133) 먹고 마시고 숨 쉬는 것들의 반란. p292.
　　불량의학. p71~79.
134) 수돗물불소화사업의건강영향에 대한 의과학적 검토-대한의사협회 용역보고서 1999년 9월.
　　http://cafe.daum.net/nofluoride/3F5Z/415?docid=4Cus|3F5Z|415|20020201162252&q=%BC%F6%
　　B5%BE%B9%B0%BA%D2%BC%D2%C8%AD%BB%E7%BE%F7%C0%C7%20%B0%C7%B0%AD%20
　　%BF%B5%C7%E2%BF%A1%20%B4%EB%C7%D1%20%C0%C7%C7%D0%C0%FB%20
　　%B0%CB%C5%E4
135) 암은 병이 아니다. p237, 안드레아스 모리츠 지음, 정진근 옮김, 에디터 발행.
　　녹색평론. 1998년 9-10월 제42호
　　http://cafe.daum.net/nofluoride/6zlX/24?docid=4Cus|6zlX|24|20020110120615&q=%BA%D2%BC
　　%D2%C0%C7+%C0%A7%C7%E8
136) 식품진단서. p260~267.
　　100년 동안의 거짓말. p86~87, 159~164.
　　Time, Oct. 17, 2005, "Health: Not in My Water Supply"
　　http://www.time.com/time/magazine/article/0,9171,1118379,00.html
137) 중금속 오염의 진실. p43~44, 오모리 다카시 지음, 서승철 옮김, 에코리브르 발행.
　　환경의 역습. p211~230, 박정훈 지음, 김영사 발행.
　　의사들이 해주지 않는 이야기. p345~346.
138) 환경호르몬의 반격. p139~142.
　　환경의 역습. p208~230.
　　의사들이 해주지 않는 이야기. p321~326, 331~332.
　　슬로우 데스. p220.
　　A Bill Has Been Passed To Ban Mercury Amalgam Fillings in California
　　http://www.wicfs-me.org/mercury_ban.htm
139) Bad Science. p374.
　　슈퍼마켓이 우리를 죽인다. p89~90, 낸시 드빌 지음, 이강훈 옮김, 기린원 발행.
140) 환경호르몬의 반격. p443.
　　환경의 역습. p208~249.
　　Will We Ever Know the Truth About Amalgam?
　　http://dentistry.about.com/b/2010/01/06/will-we-ever-know-the-truth-about-amaglam.htm
　　THE REAL SCIENTIFIC TRUTH OF AMALGAM
　　http://www.laleva.cc/choice/mercury_cronicdis.html
141) 좋은 균 나쁜 균. p340.
142) 항암제로 살해당하다. p154~156, 172.
　　CLEAN. p104~106.
　　Amalgam / Mercury Dental Filling Toxicity.
　　http://www.holisticmed.com/dental/amalgam/
　　TOXIC TEETH?
　　http://www.arthritiscured.com/mercury.php
143) 우리 몸은 석기 시대. p91~94.
　　이브의 몸. p242~244, 메리앤 J. 리가토 지음, 임지원 옮김, 사이언스북스 발행.
144) 치아를 남겨라. p97, 111~112. 이와타 아리히로 지음, 박재현 옮김, 한문화 발행.
145) 건강, 음식, 질병에 관한 오해와 진실. p68~69.
146) 100년 동안의 거짓말. p312.
　　헬스조선. 2010년 4월 30일, "카레, 항암효과 탁월, 전 세계 의사들 극찬"
　　BBC News, Oct 28th, 2009, "Curcumin Kills Cancer Cells"
　　http://www.truthistreason.net/curcumin-kills-cancer-cells
　　The Truth Behind Curcumin Powder and Health
　　http://ezinearticles.com/?The-Truth-Behind-Curcumin-Powder-and-Health&id=2052863
147) 슈퍼마켓이 우리를 죽인다. p106~113.
　　Soy Protein Health Claim
　　http://www.soya.be/soy-protein-health-claim.php

148) BMJ, 2006;332doi: 10.1136/bmj.38755.366331.2F(Published 30 March 2006)
http://www.bmj.com/content/332/7544/752
149) 이브의 몸. p.206.
면역혁명. p113, 237. 아보 도오루 지음, 이정환 옮김, 부광 발행.
내 몸 희망보고서. p118. 아보 도오루 외 지음, 이윤정 옮김, 부광 발행.
150) 건강, 음식, 질병에 관한 오해와 진실. p153~156.
음식혁명. p44~45.
Prevent and Reverse Heart Disease Caldwell B. Esselstyn, Jr., M.D.
http://www.heartattackproof.com/
151) 음식혁명. p42~44.
이브의 몸. p195.
JAMA, Intensive Lifestyle Changes for Reversal of Coronary Heart Disease
http://jama.ama-assn.org/content/280/23/2001.short
Review: Eat More, Weigh Less.
http://www.webmd.com/diet/ornish-diet-what-it-is?page=1,2,3
152) 식물은 위대한 화학자. p153, 412~413.
153) 질병 예찬. p29,103.
감염. p126.
154) 미국 의학계가 감춘 진실. p25.
155) 사람을 살리는 대체의학. p94~98, 108. 최경송 지음. 창해 발행.
156) 제약회사는 어떻게 거대한 공룡이 되었는가. p380~381.
내 몸 사용 설명서. p147.
157) 불량 제약회사. p19~136, 벤 골드에이커 지음, 안형식 외 옮김, 공존 발행.
158) Vaccine Shrinks Tumors In Kidney Cancer Study, Washington Post, February 29, 2000
http://www.washingtonpost.com/wp-srv/WPcap/2000-02/29/014r-022900-idx.html
Cancer researcher found guilty of negligence, June 30, 2014 Nature
http://www.nature.com/drugdisc/news/articles/420258a.html
159) 정신병을 만드는 사람들. p308~311, 앨런 프랜시스 지음, 김명남 옮김, 사이언스북스 발행.
160) 거짓말을 파는 스페셜리스트. p57~96.
식물은 위대한 화학자. p72.
161) 정신병을 만드는 사람들. p148~156.
162) 술, 알고 마시면 건강이 보인다. p185~186, 고정삼 지음, 유한문화사 2005년 5월 발행.
물, 치료의 핵심이다. p177~183.
Evaluating Risks and Benefits: Aspirin and Alcohol, by W. Lewis Perdue
http://www2.potsdam.edu/alcohol/HealthIssues/1043187153.html#.U5bKRfI_uoE
163) Liver Disease, Hepatitis, and Liver Failure, by Doctor Mcdougall.
http://www.drmcdougall.com/med_liver.html
164) 술은 약이다. 29~33, 이종수 지음, 동아일보사 2003년 12월.
식품진단서. p34~35.
The Daily Focus, 2008년 1월 28일, "와인 많이 마시는 프랑스인 심장병 덜 걸려"
http://www.fnn.co.kr/content.asp?aid=a721b620d4b847788e931c6075daba05&strParnt_id=40301000000
165) Alcohol and cancer: the evidence
http://info.cancerresearchuk.org/healthyliving/alcohol/howdoweknow/
Frequent nut consumption and risk of coronary heart disease in women: prospective cohort study
http://www.ncbi.nlm.nih.gov/pmc/articles/PMC28714/
166) The Truth about Taking Aspirin for your Heart
https://secure.eznettools.net/D305742/X367201/science/health-issues/aspirin-rebound.html
167) 술은 약이다. p164~169.
168) The role of nutritional therapy in alcoholic liver disease.
http://findarticles.com/p/articles/mi_m0CXH/is_4_29/ai_n21041740/
169) 불량지식이 내 몸을 망친다. p179, 최낙언 지음, 지호 발행.
170) 술은 약이다. p108~116, 126~134.
술, 알고 마시면 장수한다. p63~65.

영양제 119. p189. 정비환 지음, 부키 2011년 11월 발행.
Category: Drinking Alcohol and Diabetes
http://www2.potsdam.edu/hansondj/categories/Diabetes.html
Blondell, R. et al. Ethanol in formularies of U.S. teaching hospitals. Journal of the American Medical Association 2002, 289, 552.
http://www2.potsdam.edu/hansondj/AlcoholAndHealth.html
Moderate Drinking Reduces Diabetes Risk
http://www2.potsdam.edu/hansondj/InTheNews/MedicalReports/Diabetes/1114475994.html

171) All in Moderation When it Comes to Alcohol and Diabetes
http://diabetes.about.com/od/nutrition/a/Alcohol_and_Diabetes.htm
Living with type 2 diabetes
http://www.nhs.uk/Conditions/Diabetes-type2/Pages/Living-with.aspx
Many Health Benefits of Drinking Beer
http://www.diabetesreader.com/many-health-benefits-of-drinking-beer/

172) 술은 약이다. p148.

173) 술은 약이다. p40~76, 101~104.
내 몸 사용설명서. p67.
데일리팜. 2010년 11월 15일, 이영이 기자, "완화한 알코올 섭취, 심장질환 남성에 유익"
International Business Times, 2011년 12월 27일, 김효미 기자, "와인 vs 맥주, 어느 것이 건강에 좋을까?"
http://www.uptodate.com/contents/patient-information-risks-and-benefits-of-alcohol
Alcohol Sharply Reduces Risk of Heart Disease in Men
http://www.naturalnews.com/027938_alcohol_heart_disease.html

174) 술은 약이다. p102~103, 107.
Drinking Alcohol can Help Prevent Stroke
http://www2.potsdam.edu/hansondj/InTheNews/MedicalReports/other/1040130126.html
"Long-term effects of alcohol" From Wikipedia, the free encyclopedia
http://en.wikipedia.org/wiki/Long-term_effects_of_alcohol
Linus Pauling Institute
http://lpi.oregonstate.edu/infocenter/foods/alcohol/
Healthy Aging : Drinking and Stroke Risk
http://www.muschealth.com/healthyaging/drinkstroke.htm

175) 식품진단서. p116~120.

176) 내 아이의 뇌를 공격하는 나쁜 식품들. p331. 한스 올리히 크림 지음, 이수영 옮김, 시대의창 발행.
Drinking Alcohol And Benefits
http://www.medicalnewstoday.com/releases/3968.php
Long-term effects of alcohol
http://en.wikipedia.org/wiki/Long-term_effects_of_alcohol

177) 항암제로 살해당하다(상식편). p81. 후나세 슌스케 지음, 김하경 옮김, 중앙생활사 2007년 발행.
Doctors Are The Third Leading Cause of Death in the US, Causing 225,000 Deaths Every Year
http://www.axisofgreed.org/?p=229

178) World Health Organization, Media centre. 2, 2011, "Alchol"
http://www.who.int/mediacentre/factsheets/fs349/en/
술은 약이다. p361.
연합뉴스. 2010년 8월 19일, 김세영 기자, "주류 속 발암물질 관리 딜레마"

179) 술은 약이다. p333, 360~361.
미국이 감추고 싶은 비밀 50가지. p148~157, 최성욱 지음, 미래를 소유한 사람들 발행.
22 Million Americans are Drug-Alcohol Dependent
http://usgovinfo.about.com/cs/healthmedical/a/drugabuse.htm

180) 대기오염, 그 죽음의 그림자. p259~304.
State of the Evidence: What is the Connection between Chemicals & Breast Cancer?
http://www.vaccinationnews.com/DailyNews/2003/July/24/StateOfThe24.htm

181) 술은 약이다. p21~22.
조선일보. 2013년 11월 25일, "담배 46만 개비 피우고도 100세 넘긴 할머니 장수비결은 담배와 위스키"
http://news.chosun.com/site/data/html_dir/2013/11/25/2013112502794.html

182) 내 아이의 뇌를 공격하는 나쁜 식품들. p253~268, 303.
183) 술은 약이다. p241~243.
　　의학상식 오류사전. p204.
　　Talk : Binge drinking
　　http://en.wikipedia.org/wiki/Talk:Binge_drinking
　　Binge drinking Britain: surge in women consuming harmful amounts of alcohol
　　http://www.guardian.co.uk/society/2009/may/06/binge-drinking-women
184) Lennart Hardell, Martin J. Walker… "Secret ties to industry and conflicting interests in cancer research." 「American Journal of Industrial Medicine」2006년 11월 3일.
　　Medical research and big business: The case of Sir Richard Doll
　　http://www.wsws.org/articles/2007/jan2007/doll-j09.shtml
　　Peter Downs "Cover up : story of dioxin seems intentionally murky."「St. Louis Journalism Review」. 1998.6.1.
　　http://www.thefreelibrary.com/Cover+up%3A+story+of+dioxin+seems+intentionally+murky.-a020857892
185) 더러운 손의 의사들. 제롬 캐시러 지음, 최보문 옮김, 양문출판사 발행.
186) 대기오염 그 죽음의 그림자. p91~107.
　　슬로우 데스. p34, 39~40.
187) 의학의 진실. p351, 353. 데이비드 우튼 지음, 윤미경 옮김, 마티 2007년 5월 발행.
　　현대의학의 역사. p436. 제임스 르 파누 지음, 조윤정 옮김, 아침이슬 발행.
　　the Causes of Cancer: Quantitative Estimates of Avoidable Risks of Cancer in the United States Today (http://tobaccodocuments.org/pm/2025030544-0660.html)
188) 대기오염 그 죽음의 그림자. p117~141.
　　Mary O. Amdur, Ph.D. http://www.inhalation.net/Publications/amdur.htm
189) 현대의학의 역사. p78.
　　의혹을 팝니다. p46, 53, 나오미 오레스케스 외 공저, 미래북스 2012년 1월 발행.
　　제약회사는 어떻게 거대한 공룡이 되었는가. p349.
　　A comparative guide to science denial
　　http://rationalwiki.org/wiki/A_comparative_guide_to_science_denial
　　Experimental Production of Carcinoma with Cigarette Tar
　　http://cancerres.aacrjournals.org/content/13/12/855.abstract
190) 배드 사이언스. p296.
　　The Nazi War on Smoking
　　http://www.lcolby.com/nazi.html
191) 히틀러가 바꾼 세계. p33. 매튜 휴즈 외 지음, 박수민 옮김, 플래닛 미디어 발행.
192) 현대의학의 역사. p79.
　　파시즘. p240, 305. 로버티 O. 팩스턴 지음, 손명희 외 옮김, 교양인 발행.
　　악마의 눈물, 석유의 역사. p399~402. 귄터 바루디오 지음, 최은아 외 옮김, 뿌리와이파리 발행.
　　Anti-tobacco movement in Nazi Germany
　　http://ko.wikipedia.org/wiki/%EB%82%98%EC%B9%98_%EB%8F%85%EC%9D%BC%EC%9D%98_%EB%8B%B4%EB%B0%B0_%EB%B0%98%EB%8C%80_%EC%9A%B4%EB%8F%99
193) 현대의학의 역사. p81.
　　대기오염 그 죽음의 그림자. p101.
　　의학의 진실. p351.
194) 의학의 진실. p353.
　　현대의학의 역사. p83.
195) 대기오염 그 죽음의 그림자. p240.
　　암을 이겨내는 지혜와 암 정복 성공 비결 10가지. p106. 최옥병 지음, 건강신문사 2003년 발행.
　　현대의학의 역사. p84.
　　Sir Richard Doll (1912-2005)
　　http://www.sciencemuseum.org.uk/broughttolife/people/richarddoll.aspx
196) 먹고 마시고 숨쉬는 것들의 반란. p386~388.
　　배드 사이언스. p139, 296.
197) 의학의 진실. p351.

198) 여성신문. 2006년 6월 7일, 오종남 전 통계청장 "이혼율 세계 최고, 통계의 허구"
http://blog.naver.com/river0113/50005037894
통계가 전하는 거짓말. p66~69, 정남구 지음, 시대의 창 2010년 9월 발행.
http://en.wikipedia.org/wiki/Anti-tobacco_movement_in_Nazi_Germany
199) 대기오염 그 죽음의 그림자. p156~157.
거짓 나침반. p 327, 셸던 램튼 외 공저, 이후 2006년 7월 발행.
200) 대기오염, 그 죽음의 그림자. p251, 336~337.
먹고 마시고 숨쉬는 것들의 반란. p214~215.
과학전쟁. p99~114, 크리스 무니 지음, 심재관 옮김, 한얼미디어 발행.
The American Council on Science and Health
http://www.smokershistory.com/ACSH.htm
Paging Dr. Ross
http://motherjones.com/politics/2005/11/paging-dr-ross
201) 거짓 나침반. p322~327, 353~354.
ACSH Dispatches Round-Up: Spring Brings Thoughts Unscientific
http://www.acsh.org/factsfears/newsID.1160/news_detail.asp
FACTSHEET: THE ADVANCEMENT OF SOUND SCIENCE COALITION, TASSC
http://www.exxonsecrets.org/html/orgfactsheet.php?id=6
202) 방사선조사 식품 (IRRADIATED FOODS)
http://mediamob.co.kr/HeadLineView.aspx?ID=3343
청부과학. p25, 데이비드 마이클스 지음, 이홍상 옮김, 이마고 2009년 1월 발행.
203) 식품정치. p199, 매리언 네슬 저, 김정희 옮김, 고려대학교 출판부 2011년 9월.
거짓 나침반. p322~327, 345.
American Council on Science and Health
http://www.sourcewatch.org/index.php?title=American_Council_on_Science_and_Health#Supporters
204) 이브의 몸. p364, 375~376.
먹고 마시고 숨쉬는 것들의 반란. p263~267, 439.
Study examines lung cancer among lifelong nonsmokers
http://esciencenews.com/articles/2008/09/09/study.examines.lung.cancer.among.lifelong.nonsmokers
205) Perspectives in Disease Prevention and Health Promotion Workplace Smoking Survey
— New York City
http://www.cdc.gov/mmwr/preview/mmwrhtml/00000831.htm
206) 거짓 나침반. p333~335.
대기오염 그 죽음의 그림자. p21.
과학전쟁. p100~101.
BULLITT COUNTY BOARD OF HEALTH REGULATION NO. 10-01
http://bullittcountyhealthdept.com/Bullitt%20County%20Smoke%20Free%20Ordinance.pdf
207) 감기에서 백혈병까지의 비밀. p541. 김성동 지음, 건강신문사 2008년 6월 발행.
백신 그리고 우리가 모르는 이야기. p65~66, 팀 오시 지음, 오경석 옮김, 여문각 2009년 발행.
나는 고백한다. 현대의학을. p274, 아툴 가완디 지음, 김미화 옮김, 동녘 사이언스 2010년 발행.
Vaccination Myths
http://www.relfe.com/vaccine.html
208) 청부과학. p154.
209) 기생충, 우리들의 오래된 동반자. p162.
210) ACSH Dispatches Round-Up: Spring Brings Thoughts Unscientific
http://www.acsh.org/factsfears/newsID.1160/news_detail.asp
211) 청부과학. p150~152.
현대의학의 위기. p336.
212) Safeguards At Risk: John Graham and Corporate America's Back Door to the Bush White House
http://www.citizen.org/documents/grahamrpt.pdf
213) INTERNATIONAL PROGRAMME ON CHEMICAL SAFETY
http://www.inchem.org/documents/ehc/ehc/ehc008.htm

Lung Cancer Death Rates among Non-Smokers and Pipe and Cigarette Smokers
http://www.ncbi.nlm.nih.gov/pmc/articles/PMC1981086/?page=7
214) 대기오염 그 죽음의 그림자. p175~185, 188~196, 203~206, 246~247, 255~256, 324, 408, 429.
의학의 진실. p353.
215) 의혹을 팝니다. p39~45.
부정한 동맹. p249~250, 셸던 크림스키, 궁리 2010년 5월 발행.
RJR's Suppot of Biomedical Research International Advisory Board November, 1979
http://tobaccodocuments.org/ness/29154.html?zoom=750&images_per_page=8&ocr_
position=above_foramatted&start_page=1&end_page=8
216) "PASSIVE SMOKING DOESN'T CAUSE CANCER - OFFICIAL"
http://www.forces.org/evidence/files/pas-smok.htm
Press Releases WHO/29, 9 March, 1998
http://www.who.int/inf-pr-1998/en/pr98-29.html
217) The making of ETS: Lying about passive smoking, by Henry R. Sturman
http://henrysturman.com/english/articles/passivesmoking.html
218) 제약회사는 어떻게 거대한 공룡이 되었는가. p351.
100년 동안의 거짓말. p46.
중앙일보 2003년 11월 7일, 서울-연합뉴스. "포름알데히드 노출, 백혈병-폐암 위험"
219) Environmental Protection Agency Says People in Large Cities Face the Highest Risk
http://www.webmd.com/cancer/news/20090625/epa-pollution-cancer-risk-is-falling?src=RSS_
PUBLIC
220) 거짓말, 새빨간 거짓말, 그리고 과학. p셰리 시세일러 지음, 이충호 옮김, 부키 발행.
221) Avoidable Occupational and Environmental Cause of Cancer
www.pitt.edu/~super7/32011-33001/32741.ppt
222) Second Hand Smoke, Daily News Op-Ed
http://www.smokingaloud.com/lies.html
The Ten Biggest Lies about Smoke &Smoking, By Robert Hayes Halfpenny
http://www.smokersclubinc.com/modules.php?file=article&name=News&sid=518
The Daily Caller, January 22, 2011, "Don't believe the lies about secondhand smoke"
http://dailycaller.com/2011/01/22/dont-believe-the-lies-about-secondhand-smoke/
The EPA's ETS Lies
http://www.smokershistory.com/etslies.htm
223) 경향신문. 2011년 2월 16일, 10면, 구교형 기자.
http://cafe.daum.net/4.1.0.1.0.2.1/47NS/24?docid=1Hz6p|47NS|24|20110403114533&q=%B4%E
3%B9%E8%BC%D2%BC%DB
연합뉴스. 2014년 4월 10일, '담배소송' 흡연자 패소 확정 '개별인과 입증 안 돼'
224) 나바호 인디언과 암
http://www.sostv.net/survivors/survivors1-50/48-suvivors-41/442-survivors41-8.html
100년 동안의 거짓말. p85.
인디언 자연치료법. p91~94, 도리스 이딩 지음, 전재성 옮김, 나무심는사람 발행.
225) 헬스조선. 2013.11.13, "전자담배, 금연효과 없고 발암물질 여전"
http://health.chosun.com/site/data/html_dir/2013/11/12/2013111202102.html
226) THE REST DOCTOR, MAY 12, 2014, Marijuana - the Panacea of Our Times?
http://therestdoctor.wordpress.com/2014/05/12/marijuana-the-panacea-of-our-times-51214/
Doctors Are The Third Leading Cause of Death in the US, Causing 225,000 Deaths Every Year
http://www.axisofgreed.org/?p=229
227) 환경호르몬과 다이옥신. p231~234, 정해상 역편, 겸지사 발행.
228) 서울신문. 2014년 5월 16일, "담배잎에서 '암치료 성분' 발견했다."
http://nownews.seoul.co.kr/news/newsView.php?id=20140516601004
229) 의학상식 오류사전. p226~227, 베르너 바르텐스 지음, 제여매 옮김, 믿음in 발행.
How can nicotine be good for me?
http://health.howstuffworks.com/wellness/drugs-alcohol/nicotine-health-benefits.htm
NICOTINE BENEFITS
http://www.forces.org/evidence/hamilton/other/nicotine.htm

Smoking Facts - Nicotine Is Good For Your Health!
http://ezinearticles.com/?Smoking-Facts----Nicotine-Is-Good-For-Your-Health!&id=328202
Smoking and the risk of breast cancer in BRCA1 and BRCA2 carriers: an update
http://www.ncbi.nlm.nih.gov/pmc/articles/PMC3033012/
Health Benefits of Smoking Tobacco
http://www.sott.net/articles/show/221013-Health-Benefits-of-Smoking-Tobacco

230) Health benefits of smoking
http://en.wikipedia.org/wiki/Health_benefits_of_smoking
THERAPEUTIC EFFECTS OF SMOKING AND NICOTINE
http://www.forces.org/evidence/evid/therap.htm
Benefits of smoking
http://novascone.com/benefits-of-smoking.html

231) MAIL ONLINE, 28 October 2013, "Yes, it's better than smoking, but that doesn't make your e-cigarette healthy."
http://www.dailymail.co.uk/health/article-2478527/E-cigarettes-better-smoking-doesnt-make-healthy.html

232) 헬스조선. 2013.11.13, "전자담배, 금연효과 없고 발암물질 여전"
http://health.chosun.com/site/data/html_dir/2013/11/12/2013111202102.html